临床常用管道维护实践手册

主编 韩江英 刘爱华

时代出版传媒股份有限公司
安徽科学技术出版社

图书在版编目(CIP)数据

临床常用管道维护实践手册 / 韩江英,刘爱华主编. --合肥:安徽科学技术出版社,2024.9
ISBN 978-7-5337-8865-0

Ⅰ.①临… Ⅱ.①韩…②刘… Ⅲ.①导管治疗-护理学-手册 Ⅳ.①R473-62(样书)

中国国家版本馆 CIP 数据核字(2023)第 225025 号

LINCHUANG CHANGYONG GUANDAO WEIHU SHIJIAN SHOUCE
临 床 常 用 管 道 维 护 实 践 手 册　　　主编　韩江英　刘爱华

出 版 人:王筱文	选题策划:杨 洋	责任编辑:杨 洋
责任校对:陈会兰	责任印制:梁东兵	装帧设计:武 迪

出版发行:安徽科学技术出版社　　http://www.ahstp.net
(合肥市政务文化新区翡翠路 1118 号出版传媒广场,邮编:230071)
电话:(0551)63533330

印　　制:合肥创新印务有限公司　　电话:(0551)64321190
(如发现印装质量问题,影响阅读,请与印刷厂商联系调换)

开本:889×1194　1/16　　印张:14　插页:4　　字数:289 千
版次:2024 年 9 月第 1 版　　印次:2024 年 9 月第 1 次印刷

ISBN 978-7-5337-8865-0　　　　　　　　　　　　　定价:68.00 元

版权所有,侵权必究

编 委 会

主　编　韩江英　刘爱华
副主编　王守丽　王永荣　谷一梅
编　委　(按姓氏笔画排序)
　　　　丁金霞　马寒香　王瑞琪　王蓓蓓　王慧贤　方　雪
　　　　方文娟　方业香　孔德彬　邓东宇　左雪峰　叶阳阳
　　　　匡大林　朱祥聪　庆启婷　刘　卓　江　玲　芮红霞
　　　　李　珺　李　静　李德勤　杨　洁　杨昭云　肖　婷
　　　　吴　霞　吴小云　汪忆珍　张小敏　张义菊　张素娟
　　　　陆彩云　陈雪梅　郑小燕　郑红霞　赵晓云　赵婷婷
　　　　胡　月　胡玉洁　胡兵兵　胡锦秀　姚　雯　袁　媛
　　　　崔李娜　董　莉　鲁义玉　潘玉芹

序言

2024年8月

健康是促进全面发展的必然要求,是经济社会发展的基础条件,是民族昌盛和国家富强的重要标志,也是广大人民群众的共同追求。安徽医科大学第一附属医院(以下简称"安医大一附院")作为一所集医疗、教学、科研、预防、康复、急救为一体的大型综合性教学医院,不仅是国家卫生应急医疗的重要力量,也是安徽省紧急医疗救治的坚实后盾。安医大一附院高新院区护理团队遵循"逊志时敏,弘德善医"的院训,始终坚持以患者为中心,致力于提升医疗护理质量和安全。

临床管道作为医疗实践中的关键工具,其应用范围日益广泛。如何确保导管使用的安全性,是医疗护理领域新的挑战。《患者十大安全目标(2023年版)》中提出了"提升导管安全,建立并完善导管安全的管理制度和风险评估流程,加强导管的使用监控,预防并及时处置导管事件,减少对患者的伤害……"的目标,为此我们在系统总结标准化管理经验的基础上,组织编写了本书,以客观、准确地传递导管安全管理的知识和技能,更好地帮助临床护理人员提升管道维护的安全性和品质,进而维护患者安全。

愿本书能给临床一线的护理人员提供帮助和指导,为患者提供更好的安全照护。

前言

编写组
2024年5月

  保证临床导管应用安全是医院护理的重要工作。随着医学科学不断向纵深方向拓展及新技术、新方法的应用，管道的种类亦在不断丰富中。管道维护和管理是否适当影响患者的安全及治疗效果。临床出现的意外拔管、管道堵塞、移位等问题常给护理工作带来一定的挑战。因此，对管道进行标准化维护可以预防意外拔管等的发生。但在临床实际工作中，如何维护临床管道尚无相对完整、规范的规定。

  安医大一附院高新院区护理团队在护理专科发展中，创建了一支目标明确、技术精湛、拼搏进取、团结协作的管道维护团队。自2018年启动管道维护项目以来，我们组织各临床科室对各类常用的管道维护现状进行调研，比较了不同的管道维护标准，历经循证研究与反复讨论并参考最新管道固定的相关规定，最终确立了一套适合临床实际的管道维护标准。现将其编写成册，旨在规范临床各科管道维护的标准流程，从根本上减少管道使用过程中的不安全因素，进而有效维护患者安全。

  本书凝结了全体编写者宝贵的临床经验，内容丰富，贴近临床，基于循证，具有一定的广度与深度，有很强的实用性，可作为临床护士管道维护的参考用书。由于编者水平有限，难免存在疏漏之处，恳请广大读者不吝批评、指正，以便再版时改进与完善。

目录

第一篇
外科管道篇 001

第一章　腹腔引流管的维护 002
　　第一节　腹腔引流管维护技术 002
　　第二节　腹腔引流管维护技术评分标准 005
　　第三节　腹腔引流管维护技术风险防范流程 006

第二章　腹腔穿刺引流管的维护 008
　　第一节　腹腔穿刺引流管维护技术 008
　　第二节　腹腔穿刺引流管维护技术评分标准 011
　　第三节　腹腔穿刺引流管维护技术风险防范流程 012

第三章　盆腔引流管的维护 014
　　第一节　盆腔引流管维护技术 014
　　第二节　盆腔引流管引流维护技术评分标准 017
　　第三节　盆腔引流管维护技术风险防范流程 018

第四章　空肠造瘘管的维护 020
　　第一节　空肠造瘘管维护技术 020
　　第二节　空肠造瘘管维护技术评分标准 023
　　第三节　空肠造瘘管维护技术风险防范流程 024

第五章　T形引流管（T管）的维护 　027

第一节　T形引流管维护技术 　027
第二节　T形引流管维护技术评分标准 　030
第三节　T形引流管维护技术风险防范流程 　031

第六章　鼻肠营养管的维护 　033

第一节　鼻肠营养管维护技术 　033
第二节　鼻肠营养管维护技术评分标准 　036
第三节　鼻肠营养管维护技术风险防范流程 　037

第七章　PTCD引流管的维护 　040

第一节　PTCD引流管维护技术 　040
第二节　PTCD引流管维护技术评分标准 　044
第三节　PTCD引流管维护技术风险防范流程 　045

第八章　脑室引流管的维护 　047

第一节　脑室引流管维护技术 　047
第二节　脑室引流管维护技术评分标准 　050
第三节　脑室引流管维护技术风险防范流程 　051

第九章　硬膜外引流管的维护 　053

第一节　硬膜外引流管维护技术 　053
第二节　硬膜外引流管维护技术评分标准 　056
第三节　硬膜外引流管维护技术风险防范流程 　057

第十章　硬膜下引流管的维护 　059

第一节　硬膜下引流管维护技术 　059
第二节　硬膜下引流管维护技术评分标准 　062
第三节　硬膜下引流管维护技术风险防范流程 　063

第十一章　腰大池引流管的维护　　065
第一节　腰大池引流管维护技术　　065
第二节　腰大池引流管维护技术评分标准　　068
第三节　腰大池引流管维护技术风险防范流程　　069

第十二章　负压封闭引流管的维护　　071
第一节　负压封闭引流管维护技术　　071
第二节　负压封闭引流管维护技术评分标准　　074
第三节　负压封闭引流管维护技术风险防范流程　　075

第十三章　导尿管置管及维护　　077
第一节　导尿管置管及维护技术　　077
第二节　导尿管置管及维护技术评分标准　　082
第三节　导尿管置管及维护技术风险防范流程　　083

第十四章　肾造瘘管的维护　　088
第一节　肾造瘘管维护技术　　088
第二节　肾造瘘管维护技术评分标准　　091
第三节　肾造瘘管维护技术风险防范流程　　093

第十五章　膀胱造瘘管的维护　　095
第一节　膀胱造瘘管维护技术　　095
第二节　膀胱造瘘管维护技术评分标准　　098
第三节　膀胱造瘘管维护技术风险防范流程　　100

第十六章　胸腔闭式引流管的维护　　102
第一节　胸腔闭式引流管维护技术　　102
第二节　胸腔闭式引流维护技术评分标准　　105
第三节　胸腔闭式引流管维护技术风险防范流程　　106

第十七章　胸腔穿刺引流管的维护　112

第一节　胸腔穿刺引流管维护技术　112

第二节　胸腔穿刺引流管维护技术评分标准　115

第三节　胸腔穿刺引流管维护技术风险防范流程　116

第十八章　纵隔引流管的维护　118

第一节　纵隔引流管维护技术　118

第二节　纵隔引流管维护技术评分标准　120

第三节　纵隔引流管维护技术风险防范流程　121

第十九章　Bakri产后止血球囊的维护　123

第一节　Bakri产后止血球囊（以下简称"球囊"）维护技术　123

第二节　Bakri产后止血球囊维护技术评分标准　125

第三节　Bakri产后止血球囊维护技术风险防范流程　126

第二篇　内科管道篇　129

第二十章　胃管的维护　130

第一节　胃管维护技术　130

第二节　胃管维护技术评分标准　133

第三节　胃管维护技术风险防范流程　133

第二十一章　鼻胆管的维护　137

第一节　鼻胆管维护技术　137

第二节　鼻胆管维护技术评分标准　139

第三节　鼻胆管维护技术风险防范流程　140

第二十二章　血液透析用中心静脉导管的维护　142

第一节　血液透析用中心静脉导管维护技术　142

第二节　血液透析用中心静脉导管维护技术评分标准　145

　　第三节　血液透析用中心静脉导管维护技术风险防范流程　146

第二十三章　腹膜透析管的维护　148

　　第一节　腹膜透析管维护技术　148

　　第二节　腹膜透析管维护技术评分标准　151

　　第三节　腹膜透析管维护技术风险防范流程　152

第二十四章　心包引流管的维护　154

　　第一节　心包引流管维护技术　154

　　第二节　心包引流管维护技术评分标准　156

　　第三节　心包引流管维护技术风险防范流程　157

第三篇　急危重症管道篇　159

第二十五章　漂浮导管的维护　160

　　第一节　漂浮导管维护技术　160

　　第二节　漂浮导管维护技术评分标准　163

　　第三节　漂浮导管维护技术风险防范流程　164

第二十六章　动脉导管的维护　167

　　第一节　动脉导管维护技术　167

　　第二节　动脉导管维护技术评分标准　170

　　第三节　动脉导管维护技术风险防范流程　172

第二十七章　经口气管插管的维护　177

　　第一节　经口气管插管维护技术　177

　　第二节　经口气管插管维护技术评分标准　180

　　第三节　经口气管插管维护技术风险防范流程　181

第二十八章　气管切开套管的维护　185
第一节　气管切开套管维护技术　185
第二节　气管切开套管维护技术评分标准　188
第三节　气管切开套管维护技术风险防范流程　189

第二十九章　主动脉球囊反搏的维护　194
第一节　主动脉球囊反搏维护技术　194
第二节　主动脉球囊反搏维护技术评分标准　197
第三节　主动脉球囊反搏维护技术风险防范流程　198

第三十章　体外膜肺氧合管路的维护　201
第一节　体外膜肺氧合管路维护技术　201
第二节　体外膜肺氧合管路维护技术评分标准　204
第三节　体外膜肺氧合管路维护技术风险防范流程　205

参考文献　210

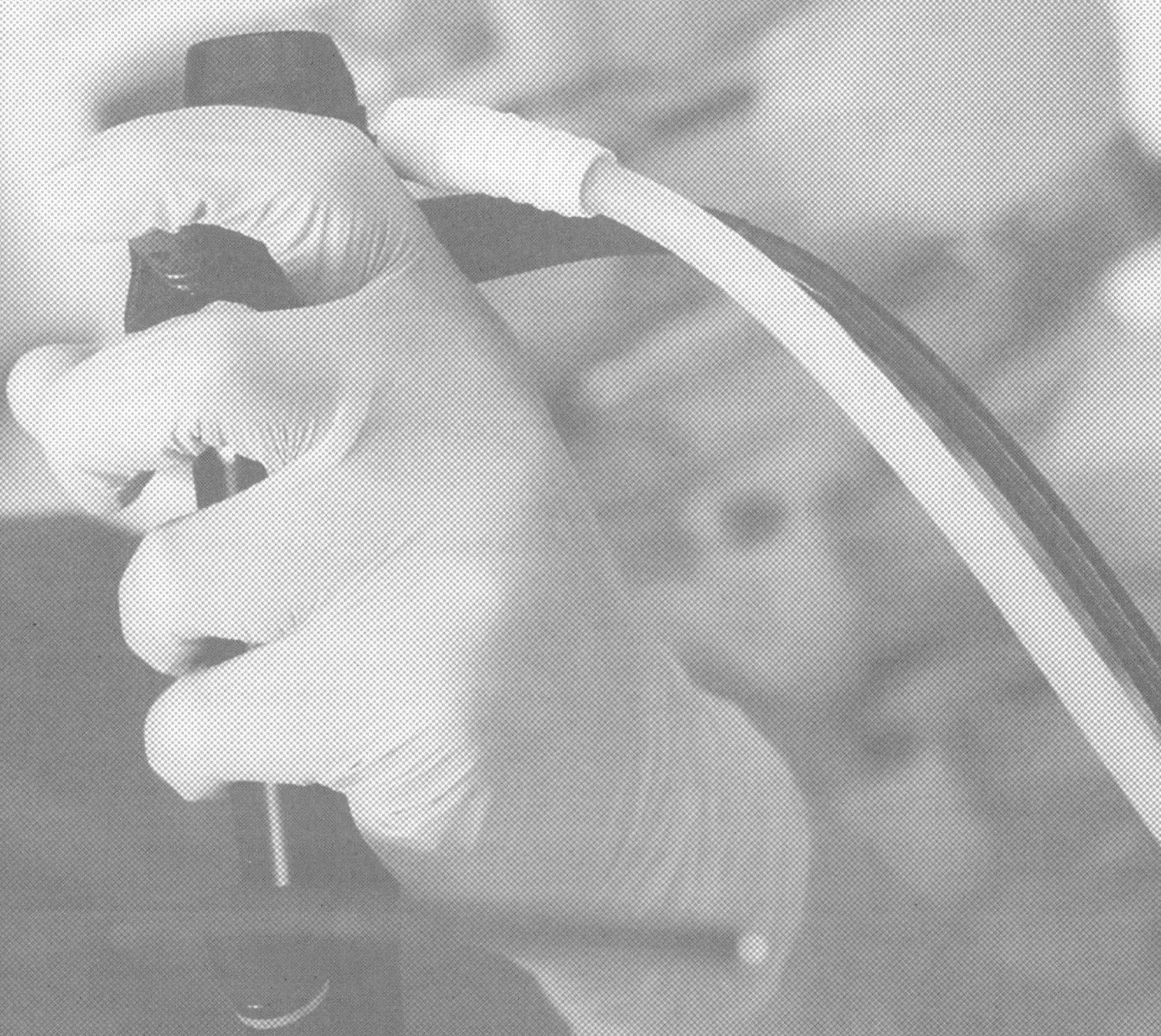

第一篇

外科管道篇

第一章 腹腔引流管的维护

第一节 腹腔引流管维护技术

【适用范围】

腹部手术止血不彻底，有较多的渗血、渗液或有可能继续渗血、渗液者；消化道吻合或修补后，有消化液渗漏者（放置引流管可减少其对周围组织的刺激和腐蚀作用）；腹腔或腹腔脏器积脓、积液切开者（放置引流管可使伤口腔隙逐渐缩小、愈合，可减少并发症的发生）；腹部伤口清创处理后，仍有残余感染者；坏死病灶未能被彻底清除或有大量坏死组织无法被清除者；肝、胆、胰手术后，有胆汁或胰液从缝合处渗出或有积聚者；已形成局限性脓肿者。

【目的】

将腹腔内的渗血、渗液、脓液或残留液等通过引流管排出体外，减少人体对毒素的吸收，减轻腹腔感染，防止术后发生腹腔脓肿。

【定义】

此技术是指在腹部手术中或在B超定位下，经穿刺点置入引流管，接引流袋，进而将腹腔内积液排出体外的技术。

【操作前准备】

1. 患者准备：了解手术及治疗情况、腹腔引流情况；了解腹腔引流管护理的目的、注意事项及配合要点。
2. 环境准备：舒适、安静，光线充足，温湿度适宜。
3. 护士准备：工作衣、帽、鞋穿戴整齐，符合规范，洗手，戴口罩。
4. 用物准备：弯盘、棉签、0.5%碘伏消毒液、治疗巾、血管钳、手套、无菌纱布、别针、引流袋、速干手消毒液、量杯、生活垃圾桶和医用垃圾桶。

【操作步骤】

1. 携用物至患者床旁,核对患者姓名,做好后续治疗工作的解释。
2. 关好门窗,患者取合适的体位(低半卧位或平卧位),注意保暖,保护患者隐私。
3. 检查伤口,暴露引流管,观察引流液的颜色、性质和量。
4. 检查无菌引流袋的密闭性和有效期,打开外包装,检查引流袋有无破损或管道有无扭曲,将引流管挂于床沿。
5. 用血管钳夹住引流管尾端上3 cm处。
6. 用棉签消毒引流管连接处,先以接口为中心做环形消毒,然后向接口上下做纵形消毒2.5 cm。
7. 用左手取消毒纱布,捏住连接处的引流管,脱开连接处。
8. 用棉签消毒引流管管口横断面。
9. 连接无菌引流袋,松开血管钳并挤压引流管,观察引流管是否通畅,并用别针将引流管固定于床边,注明引流管更换时间。
10. 整理用物,妥善安置患者,交代注意事项。
11. 终末处理用物。
12. 洗手,记录。

【观察和护理要点】

1. 妥善固定:正确连接引流装置,贴好标签,注明引流管名称,用高举平台法固定引流管(图1-1)。患者卧床时,用别针将引流管固定于床沿(图1-2);床上翻身活动时,避免牵拉、折叠引流管,高度不超过腋中线;离床活动时,将引流管固定于衣服下角,高度不超过引流管出口平面。搬动患者时,应先夹闭引流管,防止发生逆行感染。
2. 保持引流通畅:按时巡视病房,检查引流管是否通畅,避免引流管受压、扭曲和折叠,确保引流袋低于引流管出口平面,防止发生引流液逆流。经常挤捏引流管,防止术后血凝块、脱落的组织碎屑堵塞引流管。
3. 加强观察:引流期间观察引流液的颜色、性质、气味及有无残渣等,准确记录24 h引流量。引流液的量及性质的变化可用来判断患者病情发展的趋势。如有异常,应及时通知医生。
4. 定时更换引流袋:每日更换引流袋。更换时,应严格执行无菌操作,先夹闭引流管,消毒引流管管口,再连接新引流袋,以防发生感染。

5.严格执行无菌操作:消毒和保护引流管管口周围皮肤,观察皮肤有无红肿、损伤、渗出等情况。

【注意事项】

1.做好患者及家属关于管道重要性的宣教,家属应24 h陪护,防止患者因术后麻醉未完全清醒或睡梦中将引流管当作异物而无意识地将其拔出体外,必要时使用约束带。

2.标记引流管外露长度,以便及时发现有无脱出。引流管长度适宜,过短易在患者翻身活动时脱出,过长易发生扭曲而影响引流效果。

3.若有脱落坏死组织、稠厚脓液或血块堵塞管腔,应及时汇报医生,必要时用20 mL生理盐水缓慢冲洗管腔。

4.了解引流液的颜色、性质、量与可能出现的并发症的关系。如腹腔引流管短时间内引流出鲜红色血液且速度较快,患者脉搏细速,提示腹腔内出血;如腹腔引流液出现金黄色或黑绿色,提示胆漏;如腹腔引流液出现稀薄的肠内容物或粪便类臭味渗出物,提示肠漏;如放置胰周的引流管出现透明、清亮或大米汤样液体,提示胰漏。若出现以上现象,均应立即报告医生,并予相应的处置,必要时做好二次手术的准备。

5.若放置双腔或三腔引流管做腹腔冲洗,冲洗液的量和速度取决于引流液的量及性质。持续冲洗时,注意负压吸引力不宜过大。

【操作流程】

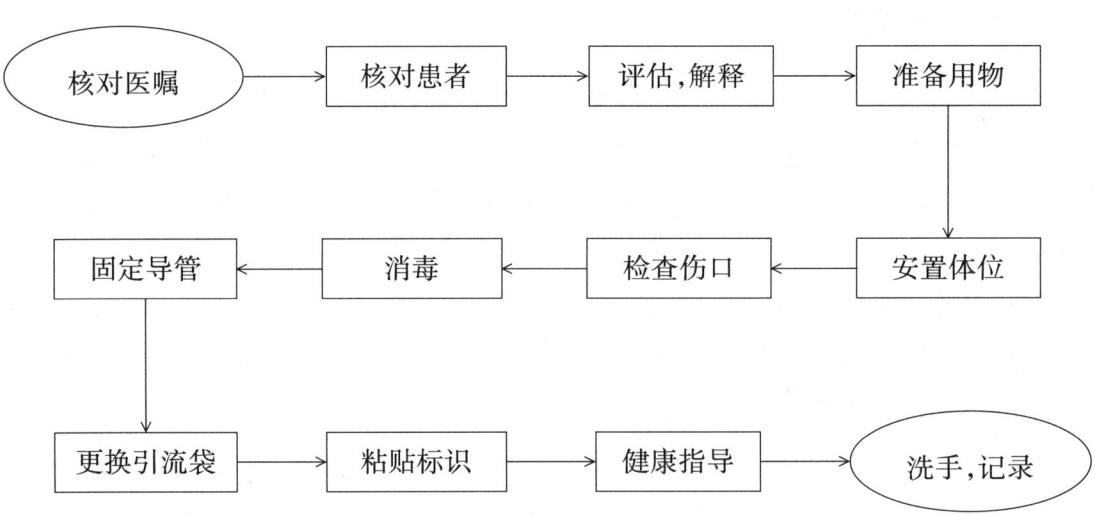

第二节　腹腔引流管维护技术评分标准

姓名_____　层级_____　科室_____　得分_____

项目	项目总分	操作要求	评分等级及分值 A	B	C	D	实际得分
仪表	5	工作衣、帽、鞋穿戴整齐,符合规范	5	4	3	2~0	
操作前准备	5	环境舒适、安静,光线充足,温湿度适宜	5	4	3	2~0	
	5	洗手,戴口罩	5	4	3	2~0	
	5	备齐用物,放置合理	5	4	3	2~0	
操作过程	3	确认患者身份	3	2	1	0	
	3	向患者、家属做好宣教	3	2	1	0	
	5	患者取合适的体位,检查伤口,观察引流液的颜色、性质和量	5	4	3	2~0	
	10	松开原固定引流袋的别针,检查要更换的引流袋是否密封、过期,打开外包装,检查引流袋有无破损或管道有无扭曲,将引流管挂于床沿	10~8	7~5	4~3	2~0	
	12	铺治疗巾于引流管连接处,用血管钳夹住引流管尾端上3 cm处。戴手套,用棉签消毒引流管连接处,先以接口为中心做环形消毒,再向接口上下做纵形消毒2.5 cm	12~10	9~6	5~3	2~0	
	12	用左手取消毒纱布,捏住连接处的引流管,脱开连接处。正确消毒引流管管口横断面	12~10	9~6	5~3	2~0	
	8	正确连接无菌引流袋,松开血管钳,并予妥善固定	8	7~5	4~3	2~0	
	6	挤压引流管(由近端向远端),观察引流是否通畅,妥善固定	6	5	4	3~0	
	5	协助患者取舒适卧位,整理床单位,告知患者注意事项	5	4	3	2~0	
	3	正确处理用物,操作结束时再次核对,感谢患者的配合	3	2	1	0	
操作后	8	洗手,记录	8	7~5	4~3	2~0	
质量控制	5	对患者的态度,与患者的沟通,对患者的关心,操作的熟练程度	5	4	3	2~0	
总计	100						

第三节　腹腔引流管维护技术风险防范流程

维护腹腔引流管时,存在感染、出血、滑脱、堵塞等风险,具体防范流程如下。

【感染】

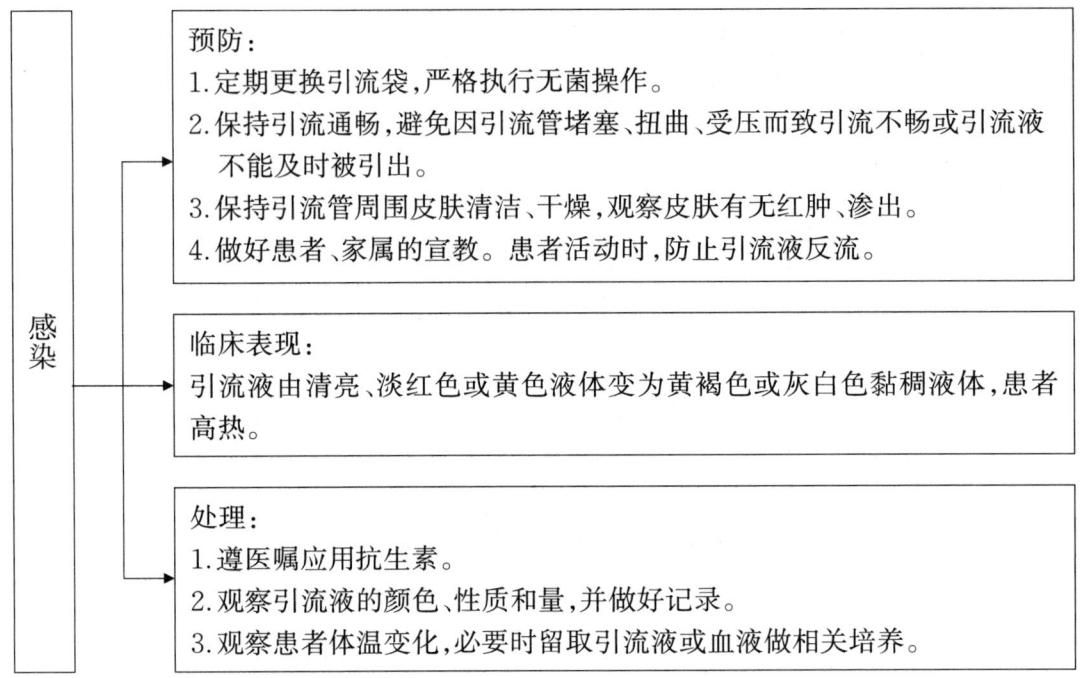

感染

预防:
1. 定期更换引流袋,严格执行无菌操作。
2. 保持引流通畅,避免因引流管堵塞、扭曲、受压而致引流不畅或引流液不能及时被引出。
3. 保持引流管周围皮肤清洁、干燥,观察皮肤有无红肿、渗出。
4. 做好患者、家属的宣教。患者活动时,防止引流液反流。

临床表现:
引流液由清亮、淡红色或黄色液体变为黄褐色或灰白色黏稠液体,患者高热。

处理:
1. 遵医嘱应用抗生素。
2. 观察引流液的颜色、性质和量,并做好记录。
3. 观察患者体温变化,必要时留取引流液或血液做相关培养。

【出血】

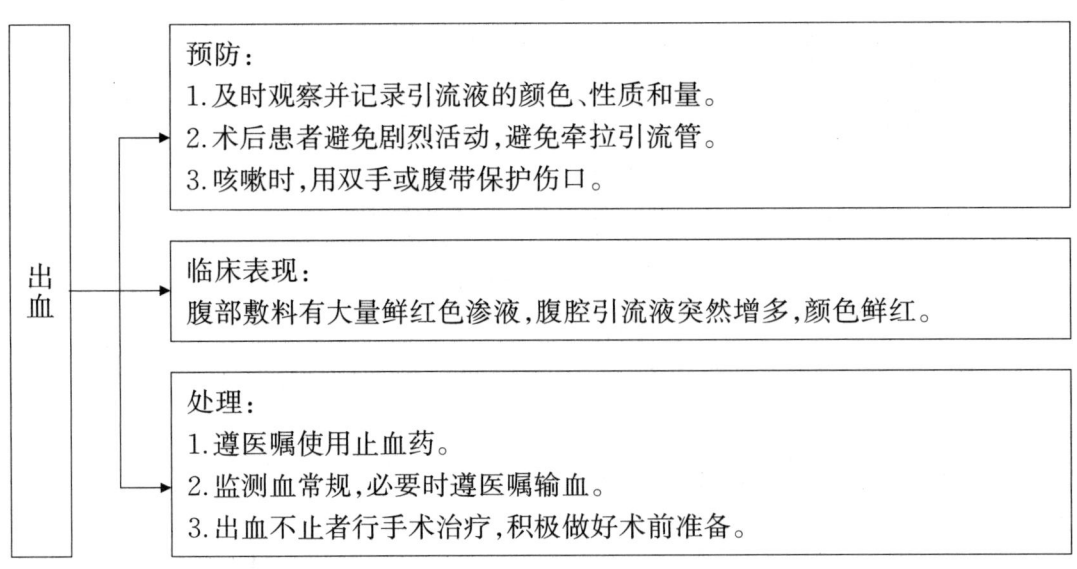

出血

预防:
1. 及时观察并记录引流液的颜色、性质和量。
2. 术后患者避免剧烈活动,避免牵拉引流管。
3. 咳嗽时,用双手或腹带保护伤口。

临床表现:
腹部敷料有大量鲜红色渗液,腹腔引流液突然增多,颜色鲜红。

处理:
1. 遵医嘱使用止血药。
2. 监测血常规,必要时遵医嘱输血。
3. 出血不止者行手术治疗,积极做好术前准备。

【滑脱】

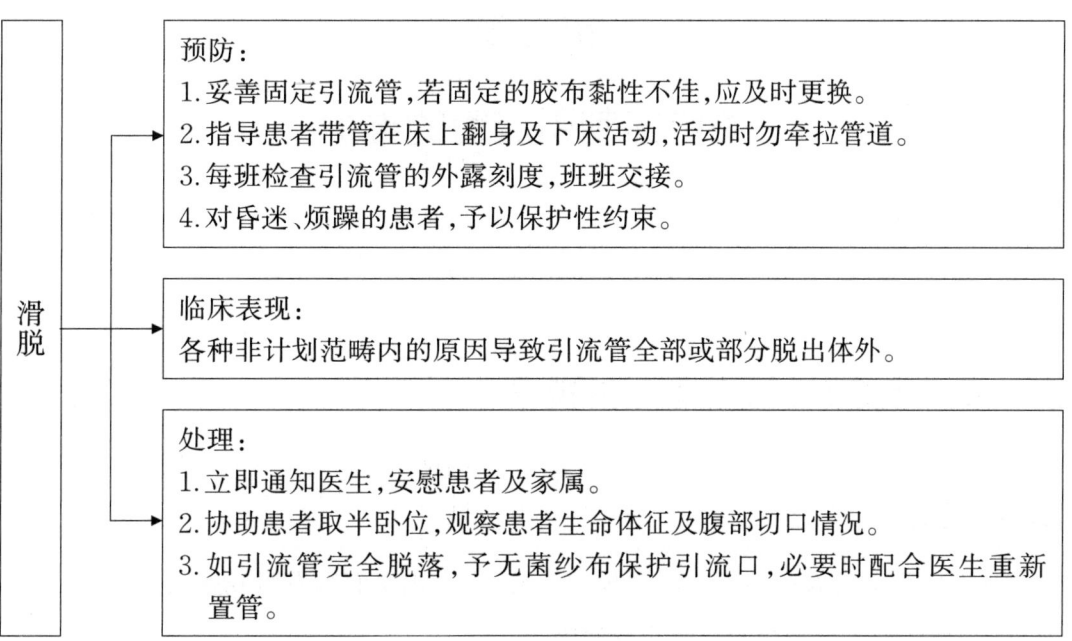

滑脱

预防：
1. 妥善固定引流管，若固定的胶布黏性不佳，应及时更换。
2. 指导患者带管在床上翻身及下床活动，活动时勿牵拉管道。
3. 每班检查引流管的外露刻度，班班交接。
4. 对昏迷、烦躁的患者，予以保护性约束。

临床表现：
各种非计划范畴内的原因导致引流管全部或部分脱出体外。

处理：
1. 立即通知医生，安慰患者及家属。
2. 协助患者取半卧位，观察患者生命体征及腹部切口情况。
3. 如引流管完全脱落，予无菌纱布保护引流口，必要时配合医生重新置管。

【堵塞】

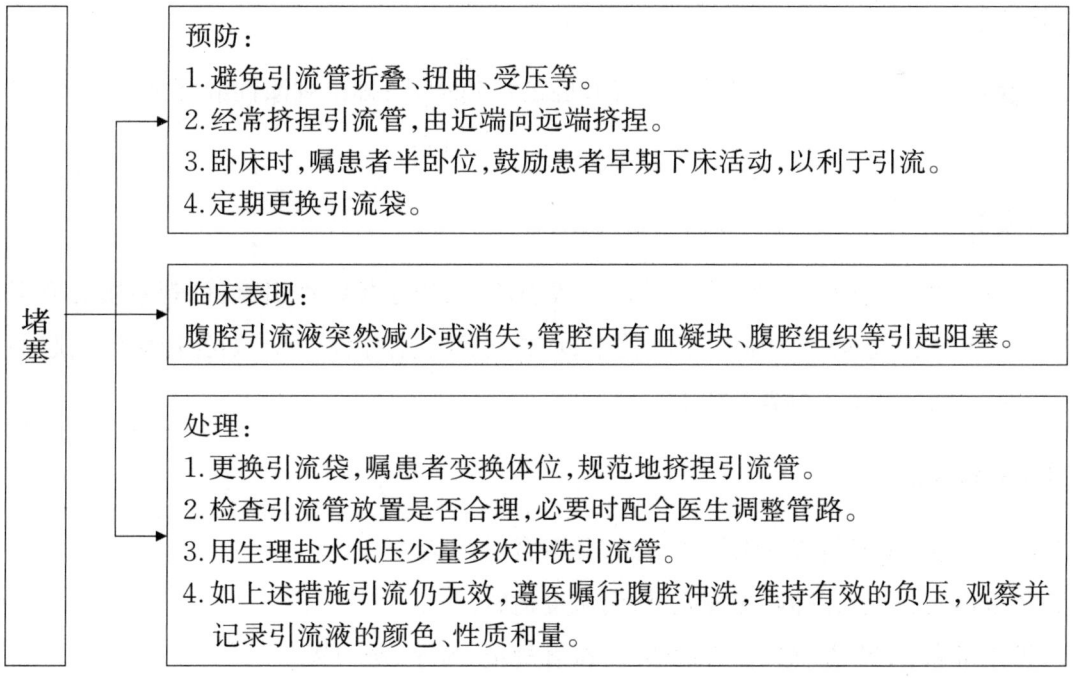

堵塞

预防：
1. 避免引流管折叠、扭曲、受压等。
2. 经常挤捏引流管，由近端向远端挤捏。
3. 卧床时，嘱患者半卧位，鼓励患者早期下床活动，以利于引流。
4. 定期更换引流袋。

临床表现：
腹腔引流液突然减少或消失，管腔内有血凝块、腹腔组织等引起阻塞。

处理：
1. 更换引流袋，嘱患者变换体位，规范地挤捏引流管。
2. 检查引流管放置是否合理，必要时配合医生调整管路。
3. 用生理盐水低压少量多次冲洗引流管。
4. 如上述措施引流仍无效，遵医嘱行腹腔冲洗，维持有效的负压，观察并记录引流液的颜色、性质和量。

第二章

腹腔穿刺引流管的维护

第一节　腹腔穿刺引流管维护技术

【适用范围】

1. 各种原因引起的腹腔渗液、渗血,预防渗液、渗血积聚而继发腹腔感染。
2. 协助诊断,确定腹腔积液的性质及病因。
3. 为腹部疾病提供治疗途径,如腹腔冲洗、腹腔注射用药等。

【目的】

明确腹腔有无积血、积液、积脓;减轻腹腔的压迫症状;排出刺激性或感染性液体,避免腹腔感染。

【定义】

此技术是指通过腹壁穿刺,在腹腔内放置引流管,用于预防性引流,可观察腹腔有无活动性出血、炎症,或可预防并发症发生的技术;或指可用于治疗性引流,如各种原因引起的腹腔积液、积血、积脓、坏死组织等的技术。

【操作前准备】

1. 患者准备:了解引流管维护的目的,并取合适卧位。
2. 环境准备:舒适、安静,光线充足,温湿度适宜。
3. 护士准备:工作衣、帽、鞋穿戴整齐,符合规范,洗手,戴口罩。
4. 用物准备:治疗巾、碘伏消毒液、棉签、无菌手套、无菌纱布、引流袋、敷贴、胶布、弯盘、导管标签、别针等。

【操作步骤】

1. 核对医嘱：双人核对医嘱，确认无误。

2. 评估，解释：

(1) 评估患者病情、意识状态、配合的程度；腹腔引流管的位置、留置时间及是否通畅；引流液的颜色、性质、量，引流管的长度及固定情况；置管部位皮肤有无红肿，穿刺点有无渗血、渗液。

(2) 向患者解释维护的目的，取得其配合。

(3) 评估环境光线是否充足及是否适宜操作。

3. 用物及患者准备：携用物至患者床旁，铺治疗巾，协助患者取合适体位。

4. 消毒及更换敷料：

(1) 戴手套，揭去敷料，暴露引流管的位置，查看引流管的局部情况。

(2) 取消毒棉签，沿引流管内口向外消毒2遍，以穿刺点为中心、直径15 cm范围内消毒。

(3) 用无菌剪口纱布或透明敷贴覆盖引流管管口周围皮肤，贴合表面皮肤并粘牢。

5. 胶布外固定：

(1) 用剪刀将胶布剪成"工"字形。

(2) 距离引流管管口5~8 cm处，以高举平台法将引流管固定于皮肤表面（图2-1）。

(3) 接引流袋时，用别针将引流袋固定于床沿或衣服上，留足活动空间。

(4) 引流管末端5~10 cm处贴上管道标识，并注明时间。

6. 更换引流袋：

(1) 暴露引流管与引流袋连接处。

(2) 用血管钳夹紧引流管管口近心端。

(3) 分离引流管与引流袋接头，由内向外消毒引流管管口及外周2遍。

(4) 连接新的引流袋，松开止血钳，观察引流情况，确认引流通畅。

(5) 在引流袋上注明有效时间。

7. 整理，记录：用物分类处置，洗手，记录引流液的颜色、性质、量。

8. 对患者及家属的宣教：

(1) 床上翻身前后、坐起、下床等时，注意保护引流管，避免引流管牵拉、打折或扭曲。

(2) 保证引流袋低于引流部位，避免摆动幅度过大，避免引流液反流。

(3) 带管期间，注意观察引流液的颜色、性质、量，短时间内出现明显变化的应及时告知医生。

(4) 保持引流管通畅，严禁自行操作，不可随意夹闭引流管。

(5) 保持营养，加强呼吸功能锻炼。

【观察和护理要点】

1. 详细告知患者及家属置入腹腔引流管的目的及重要性。

2. 严格执行无菌操作。

3. 仔细观察引流液的颜色、性质、量，引流管周围有无渗血、渗液，保持引流管周围皮肤清洁、干燥，准确测量并记录引流液的量，班班交接。

4. 保持引流袋低于引流部位，防止引流液逆流，每周更换引流袋。

5. 妥善固定引流管，避免导管滑脱。

6. 保持引流通畅，避免引流管打折、扭曲。

7. 腹腔内注射药物后，夹闭引流管，嘱患者改变体位，以利于药物在腹腔内充分发挥作用。

8. 预防并发症：如引流穿刺口或腹腔感染、出血等。

【注意事项】

1. 若引流管不慎滑脱，立即用无菌敷料覆盖穿刺处，观察患者全身反应，并及时通知医生处理。

2. 对精神异常或不能配合的患者，予以保护性约束，以防发生非计划性拔管。

【操作流程】

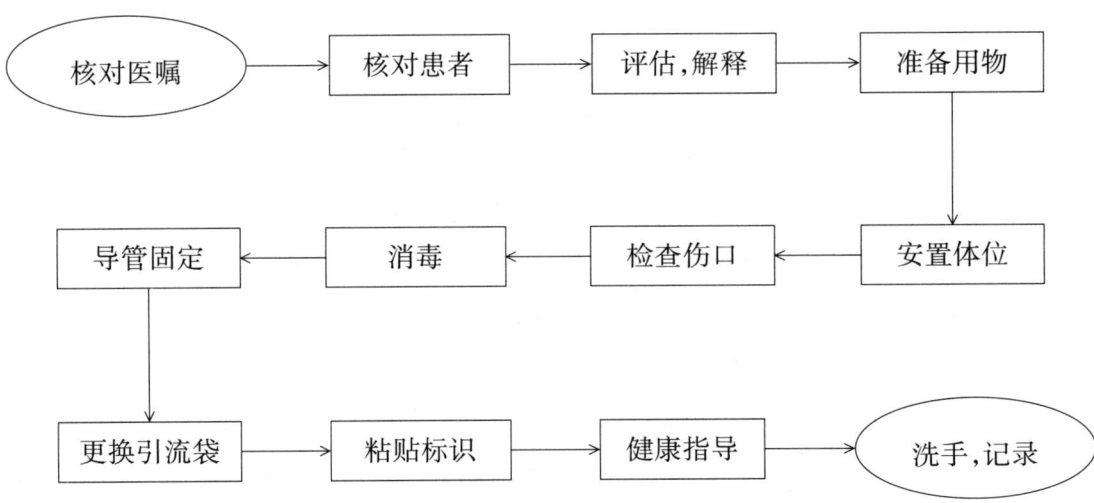

第二节　腹腔穿刺引流管维护技术评分标准

姓名_____　层级_____　科室_____　得分_____

项目	项目总分	操作要求	评分等级及分值				实际得分
			A	B	C	D	
仪表	5	工作衣、帽、鞋穿戴整齐,符合规范,洗手,戴口罩	5	4	3	2~0	
操作前准备	5	环境舒适、安静,光线充足	5	4	3	2~0	
	5	备齐用物,放置合理	5	4	3	2~0	
操作过程	3	核对腕带,确认患者身份	3	2	1	0	
	3	向患者、家属做好宣教	3	2	1	0	
	3	协助患者取合适体位,暴露引流管	3	2	1	0	
	5	评估腹腔引流管、引流液、局部皮肤等情况	5	4	3	2~0	
	5	消毒:棉签沿引流管内口由内向外消毒2遍,以穿刺点为中心、直径15 cm范围内消毒	5	4	3	2~0	
	5	无菌操作更换敷贴	5	4	3	2~0	
	6	以高举平台法妥善固定引流管,位置合理,留足活动空间	6~5	4	3	2~0	
	10	更换引流袋:用血管钳夹紧引流管管口近心端,分离引流管与引流袋接头,由内向外消毒引流管管口及外周2遍	10~8	7~5	4~3	2~0	
	10	连接新的引流袋,松开止血钳,观察引流情况,确认引流通畅	10~8	7~5	4~3	2~0	
	8	做好管道标识,注明引流袋更换时间,记录管道名称、外露长度、置管时间	8	7~5	4~3	2~0	
	8	告知患者置管及引流的用途及重要性、注意事项	8	7~5	4~3	2~0	
	4	整理床单位,妥善安置患者	4	3	2	1	
操作后	5	洗手,并正确记录	5	4	3	2~0	
	5	用物处置符合要求	5	4	3	2~0	
质量控制	5	对患者的态度,与患者的沟通,对患者的关心,操作的熟练程度	5	4	3	2~0	
总计	100						

第三节　腹腔穿刺引流管维护技术风险防范流程

维护腹腔穿刺引流管时,存在滑脱、堵塞或引流不畅、感染等风险,具体防范流程如下。

【滑脱】

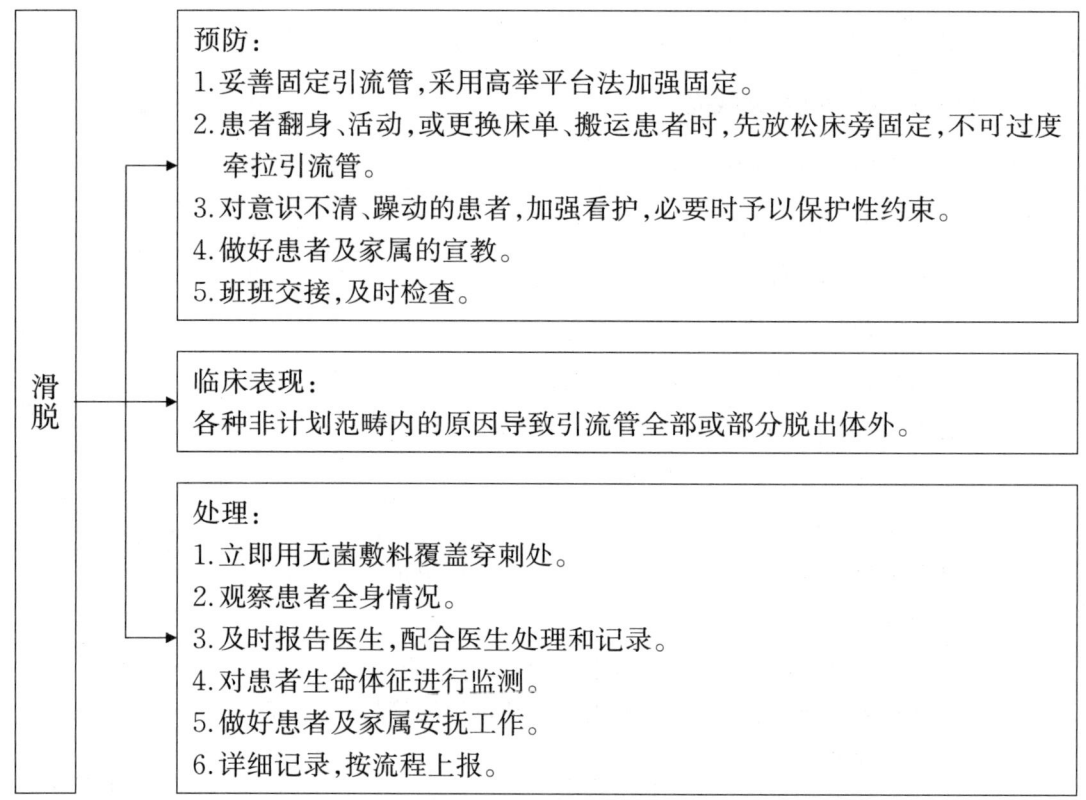

滑脱

预防:
1. 妥善固定引流管,采用高举平台法加强固定。
2. 患者翻身、活动,或更换床单、搬运患者时,先放松床旁固定,不可过度牵拉引流管。
3. 对意识不清、躁动的患者,加强看护,必要时予以保护性约束。
4. 做好患者及家属的宣教。
5. 班班交接,及时检查。

临床表现:
各种非计划范畴内的原因导致引流管全部或部分脱出体外。

处理:
1. 立即用无菌敷料覆盖穿刺处。
2. 观察患者全身情况。
3. 及时报告医生,配合医生处理和记录。
4. 对患者生命体征进行监测。
5. 做好患者及家属安抚工作。
6. 详细记录,按流程上报。

【堵塞或引流不畅】

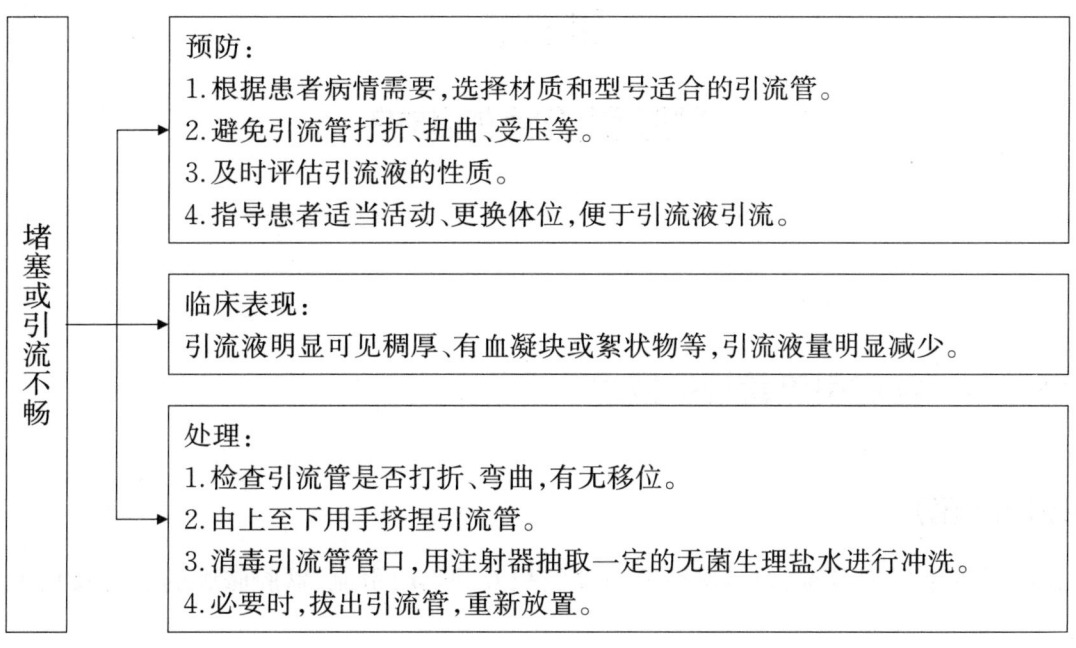

【感染】

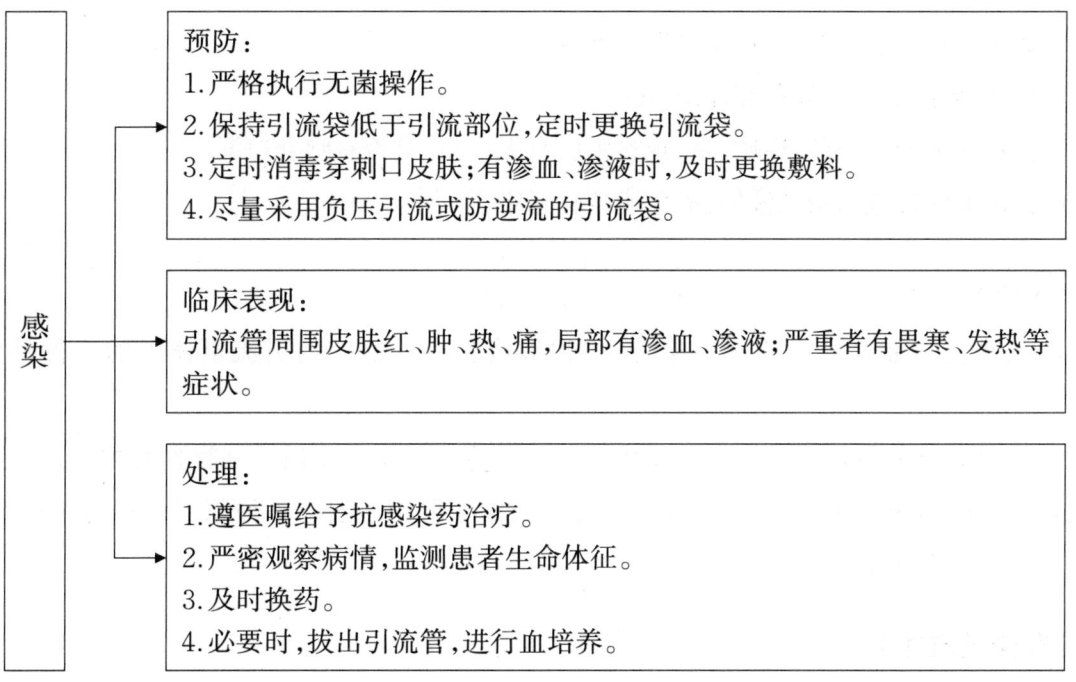

第三章

盆腔引流管的维护

第一节 盆腔引流管维护技术

【适用范围】

盆腔手术术后的引流、妇科恶性肿瘤腹腔积液的临时引流、盆腔脓肿的引流及相关治疗需要。

【目的】

1. 保证引流的有效性，防止发生逆行感染。
2. 用于治疗及检查，如盆腔冲洗、化疗等。
3. 评估引流液的颜色、性质、量，观察术后有无出血，是否有吻合口漏。
4. 排出刺激性或感染性液体，避免或减轻感染。

【定义】

此技术是指在盆腔内放置引流管，将积液或脓液从盆腔内引流至体外的一种外引流技术。

盆腔引流分为预防性引流和治疗性引流。预防性引流主要用于观察盆腔内是否有活动性出血、炎症，可早期预测有无并发症；治疗性引流主要用于治疗各种原因引起的腹腔积液、积血、积脓、组织坏死等。

【操作前准备】

1. 患者准备：了解引流管维护的目的，取合适卧位。
2. 环境准备：舒适、安静，光线充足。
3. 护士准备：工作衣、帽、鞋穿戴整齐，符合规范，洗手，戴口罩。

4.用物准备：治疗盘、治疗巾、无菌纱布、一次性引流袋、碘伏消毒液、棉签、血管钳、弯盘、导管标签、别针、黄色医疗垃圾桶等(图3-1)。

【操作步骤】

1.核对医嘱：双人核对医嘱，确认无误。

2.评估，解释：

(1)评估患者病情、意识状态和配合的程度；盆腔引流管的位置、留置时间及是否通畅；引流液的颜色、性质、量，引流管的长度及固定情况，引流袋的有效期；置管部位皮肤有无红肿，穿刺点有无渗血、渗液。如有渗液，应先通知医生更换敷料。

(2)向患者解释维护的目的，并取得其配合。

(3)评估环境光线是否充足及是否适宜操作。

3.用物准备：携用物至患者床旁，铺治疗巾。

4.核对患者身份，松开被尾，协助患者取合适体位，保护其隐私。

5.胶布外固定：

(1)用剪刀将胶布剪成"工"字形。

(2)距离引流管管口5~8 cm处，以高举平台法将引流管固定于皮肤表面。

(3)接引流袋时，用别针将引流袋固定于床沿或衣服上，留足活动空间。

(4)引流管末端5~10 cm处贴上管道标识，并注明时间(图3-2)。

6.引流袋的更换：

(1)检查引流袋的有效期，挤压包装袋，检查密闭性，打开外包装，取出引流袋，检查引流袋有无破损，将引流袋挂于床沿。

(2)用血管钳夹闭引流管尾端上3 cm处。

(3)用棉签消毒引流管连接处，先以接口为中心做环形消毒，然后向接口上下做纵形消毒2.5 cm。

(4)左手取消毒纱布，捏住连接处的引流袋，再脱开连接处，用消毒棉签消毒引流管管口。

(5)连接无菌引流袋，将换下的引流袋弃于黄色医疗垃圾桶。

(6)松开血管钳，挤压引流管，观察是否通畅。

(7)引流袋上注明床号、姓名、有效期，用别针将其固定于床边。

7.安置患者，协助其取合适卧位，整理其衣服及盖被，告知患者置管及引流的重要性及注意事项。

8.整理用物，洗手，记录。

【观察和护理要点】

1. 正确连接引流装置,做好标记。患者卧床时,用别针将引流管固定于床边;患者床上翻身活动时,避免牵拉、折叠引流管;离床活动时,将引流袋固定于上衣下角,高度不超过引流管管口。搬动患者时,应先夹闭引流管,防止引流液逆流而发生感染。

2. 加强观察引流液的颜色、性质、气味及有无残渣等,准确记录24 h引流量,注意引流液的量及性质的变化,可判断患者病情发展的趋势。如有异常,应及时通知医生。如外层敷料湿透,应及时更换并估计液体量。如无引流物流出,提示管道可能被堵塞;如引流液为血液且流速快或量多(1 h内引流量＞200 mL),颜色鲜红,提示有内出血的可能,应及时通知医生。

3. 严格执行无菌操作,注意消毒和保护引流管口周围皮肤,观察有无红肿、皮肤损伤、渗出等情况。

4. 预防性应用的引流管一般在48~72 h拔除。如引流盆腔内的脓液,时间应视具体情况而定。

【注意事项】

1. 做好患者及家属关于管道重要性的宣教,家属24 h陪护,防止患者因术后麻醉未完全清醒或睡梦中将引流管当异物拔出体外。

2. 标记引流管外露长度,以便及时发现引流管有无脱出。引流管长度要适宜,如过短,可能会限制患者的活动;如过长,引流管易发生扭曲而影响引流效果。

3. 一次性使用引流袋每周应更换一次,有污染、异味时应及时更换。

4. 需用引流管注入抗生素等药物或做管腔冲洗时,应严格执行无菌操作。

【操作流程】

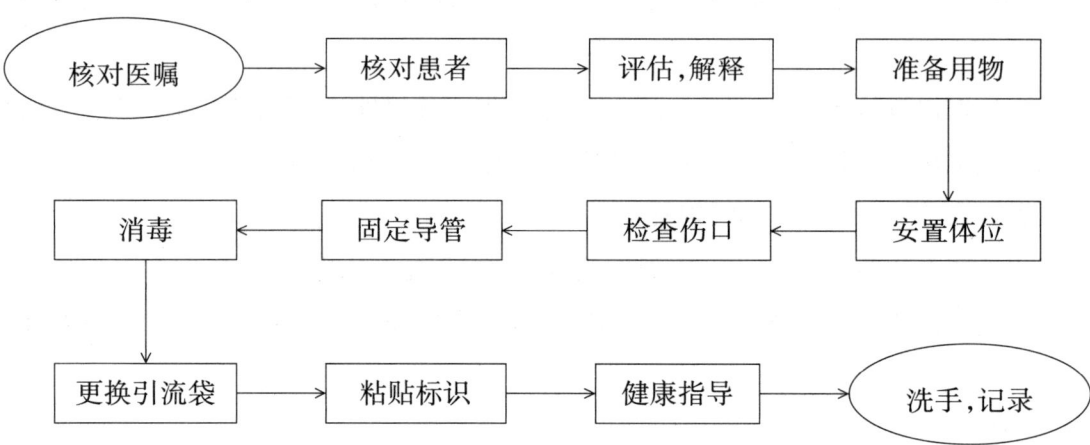

第二节　盆腔引流管维护技术评分标准

姓名_____　层级_____　科室_____　得分_____

项目	项目总分	操作要求	评分等级及分值 A	B	C	D	实际得分
仪表	5	工作衣、帽、鞋穿戴整齐,符合规范	5	4	3	2～0	
操作前准备	5	环境舒适、安静,光线充足	5	4	3	2～0	
	5	洗手,戴口罩	5	4	3	2～0	
	5	备齐用物,放置合理	5	4	3	2～0	
操作过程	3	确认患者身份	3	2	1	0	
	3	向患者、家属做好宣教	3	2	1	0	
	3	患者取合适体位	3	2	1	0	
	5	评估盆腔引流管、引流液、局部皮肤等情况	5	4	3	2～0	
	5	妥善固定导管,以高举平台法妥善固定引流管,位置合理,留足活动空间	5	4	3	2～0	
	8	松开固定引流袋的别针,检查新引流袋的有效期,打开外包装,取出并检查引流袋有无破损,将引流袋挂于床边	8	7～5	4～3	2～0	
	4	用血管钳夹闭引流管尾端上3 cm处	4	3	2	1～0	
	8	正确消毒引流管接口周围,先以接口为中心做环形消毒,再向接口上下做纵形消毒2.5 cm	8	7～5	4～3	2～0	
	5	脱开连接处,正确消毒引流管管口	5	4	3	2～0	
	8	连接无菌引流袋,将换下的引流袋弃于黄色医疗垃圾桶	8	7～5	4～3	2～0	
	4	松开血管钳,挤压引流管,观察是否通畅	4	3	2	1～0	
	4	引流袋上注明床号、姓名、有效期,用别针将其固定于床边	4	3	2	1～0	
	5	告知患者置管及引流的重要性及注意事项	5	4	3	2～0	
	5	整理床单位,妥善安置患者	5	4	3	2～0	
操作后	5	整理用物,洗手,记录	5	4	3	2～0	
质量控制	5	对患者的态度,与患者的沟通,对患者的关心,操作的熟练程度	5	4	3	2～0	
总计	100						

第三节 盆腔引流管维护技术风险防范流程

维护盆腔引流管时,存在阻塞、感染、滑脱等风险,具体防范流程如下。

【阻塞】

阻塞
- 预防:
  1. 根据患者病情需要选择材质和型号适合的引流管。
  2. 保持引流管通畅,定时挤压,避免引流管折叠、扭曲。
  3. 密切观察并记录单位时间内引流液的颜色、性质及量,有无血凝块等。
  4. 严格执行无菌操作。
- 临床表现:
  引流管液体引流不畅或没有液体被引出。
- 处理:
  1. 立即检查引流管有无移位、扭曲及血凝块堵塞。
  2. 怀疑有堵塞者,可反复挤压引流管,挤压时避免牵拉引流管。
  3. 必要时,通知医生,做出相应的处理。

【感染】

感染
- 预防:
  1. 严格执行无菌操作。
  2. 保持引流袋位置低于引流部位,引流袋每周更换一次,有污迹、异味时应及时更换。
  3. 定时消毒穿刺口皮肤,有渗血、渗液时应及时更换敷料。
  4. 尽量采用负压引流或防逆流的引流袋。
- 临床表现:
  引流管管口周围皮肤出现红、肿、热、痛或局部皮肤破溃和感染;严重者可出现全身感染症状,如畏寒、发热、败血症等。
- 处理:
  1. 遵医嘱给予抗菌药治疗。
  2. 伤口渗血、渗液明显时,予换药处理。
  3. 严密观察病情,监测生命体征。
  4. 拔除引流管后,导管尖端进行细菌培养。

【滑脱】

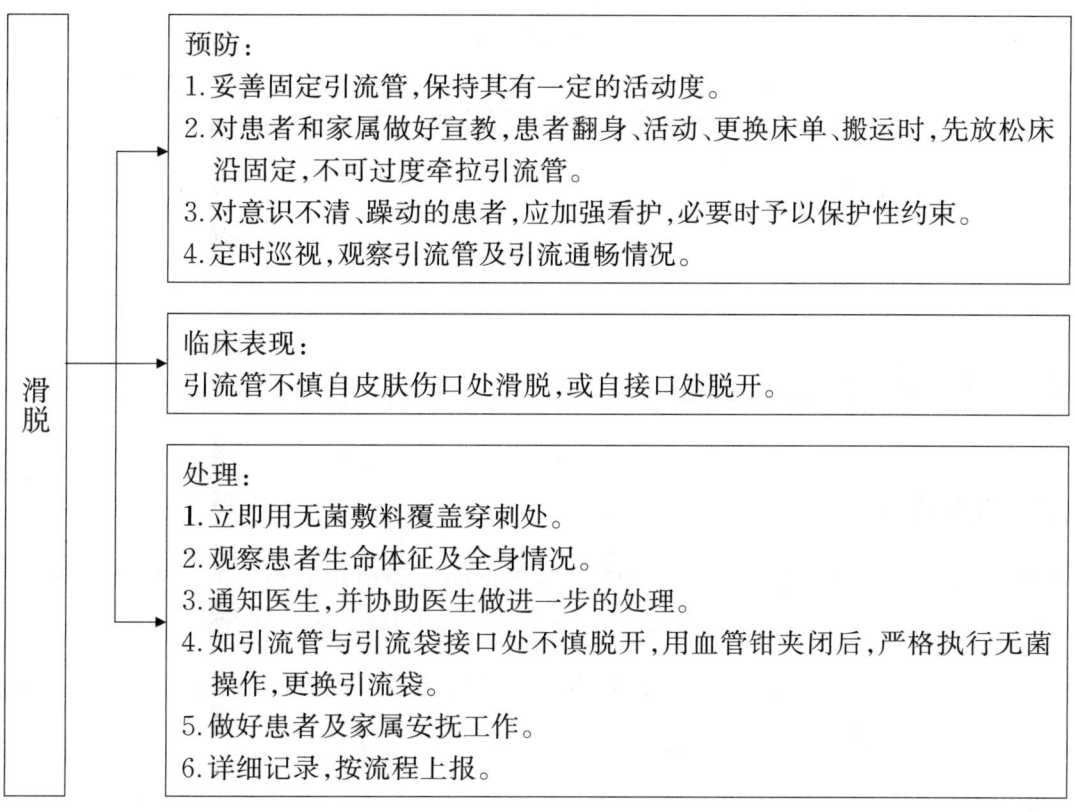

滑脱

预防：
1. 妥善固定引流管，保持其有一定的活动度。
2. 对患者和家属做好宣教，患者翻身、活动、更换床单、搬运时，先放松床沿固定，不可过度牵拉引流管。
3. 对意识不清、躁动的患者，应加强看护，必要时予以保护性约束。
4. 定时巡视，观察引流管及引流通畅情况。

临床表现：
引流管不慎自皮肤伤口处滑脱，或自接口处脱开。

处理：
1. 立即用无菌敷料覆盖穿刺处。
2. 观察患者生命体征及全身情况。
3. 通知医生，并协助医生做进一步的处理。
4. 如引流管与引流袋接口处不慎脱开，用血管钳夹闭后，严格执行无菌操作，更换引流袋。
5. 做好患者及家属安抚工作。
6. 详细记录，按流程上报。

第四章

空肠造瘘管的维护

第一节 空肠造瘘管维护技术

【适用范围】

各种原因造成的经口进食困难或不能经口进食而胃肠道功能正常的患者，如食管狭窄但又不能通过手术解除的患者、急性重型胰腺炎患者、幽门梗阻患者、高位肠瘘患者；各种疾病导致的不能吞咽或经口腔或鼻饲补充营养有困难者的患者；因胰头癌或者壶腹癌导致梗阻性黄疸而暂时无法进行切除手术的患者。

【目的】

补充营养及水分，保持水电解质平衡；减少消化液对吻合口的刺激，以利于吻合口的愈合，预防并发症。

【定义】

此技术是指通过手术或内镜/影像等技术经腹部体表、空肠前壁穿刺，置入的连接空肠与体外造瘘管路的技术。

【操作前准备】

1. 患者准备：取合适卧位。
2. 环境准备：舒适、安静，光线充足，温湿度适宜。
3. 护士准备：工作衣、帽、鞋穿戴整齐，符合规范，洗手，戴口罩。
4. 用物准备：肠内营养液、治疗杯（内盛温水）、20 mL注射器、专用营养液泵管、肠内营养泵、弯盘、输液架、加温器（必要时）、"肠内营养"标识牌、开瓶工具、网套、治疗车、治疗盘、速干手消毒液。

【操作步骤】

1. 护士洗手,向患者解释操作目的,评估患者病情、意识状态、合作程度及管道位置、深度。
2. 在治疗室准备用物,放于治疗车上。
3. 核对患者信息,向患者解释肠内营养输注的目的、配合方法。
4. 协助患者取半卧位。
5. 将营养液放入网套内,连接肠内营养泵管,将泵管装入营养泵内,启动营养泵并排气。
6. 检查空肠造瘘管深度及是否在位,有无滑脱、渗液。用20 mL的温水(37~40℃)冲洗管道,检查管路是否通畅。
7. 将营养泵管与空肠造瘘管连接,设置参数(如输入总量、速度),最后按"启动"键,悬挂"肠内营养"标识牌。
8. 在滴注过程中,加强观察,按照患者的耐受情况调整滴速;每4~6 h以20 mL温水冲洗管道,保持管道通畅。
9. 输注完毕后,停止营养泵,去除输注装置,用20 mL温水冲洗空肠造瘘管,将空肠造瘘管末端关闭,妥善固定管道(图4-1),检查敷料。如有渗出,及时更换敷料。
10. 再次核对,协助患者取舒适卧位,整理床单位。
11. 向患者交代管道护理相关注意事项。
12. 整理用物,洗手,记录。

【观察和护理要点】

1. 妥善固定引流管,防止引流管扭曲、打折,避免引流管脱出;按要求冲洗管道,防止管道堵塞;长期输注肠内营养的患者每24 h更换一次营养泵管。
2. 进行肠内营养时,注意营养液的浓度、温度(常温)、容量与滴速。浓度应从低到高,容量由少到多,滴速逐渐加快,开始20~30 mL/h,以后根据患者情况每次增加10 mL/h,最大速度为100~120 mL/h。
3. 保证营养液及输注用具清洁、无菌;营养液要在无菌环境下配置,放置于4℃以下冰箱内冷藏保存,并于24 h内用完。
4. 严格执行手卫生,防止污染营养液及输液器具。
5. 定期检查患者肝肾功能及白蛋白。留取24 h尿测定氮平衡,以评价肠内营养效果,并观察患者血糖、血脂的变化。
6. 评估患者的饮食和营养情况,观察其生命体征。

7.观察患者有无腹痛、呕吐、腹泻等症状。

8.妥善固定管道,观察管道的刻度有无变化,防止滑脱。观察管口敷料有无渗液。正确进行管道维护,冲洗管道,保持管道通畅。若管道不慎滑脱,应立即就诊,切勿私自将引流管插入肠腔内。

【注意事项】

1.妥善固定空肠造瘘管,防止导管移位、滑脱。

2.观察管口有无渗液及管口皮肤情况。

3.定时冲洗管道,采用脉冲式冲洗管道。

4.输注装置应保持密闭、无菌,并每日更换。

5.保证营养液温度适宜,避免刺激肠道。

【操作流程】

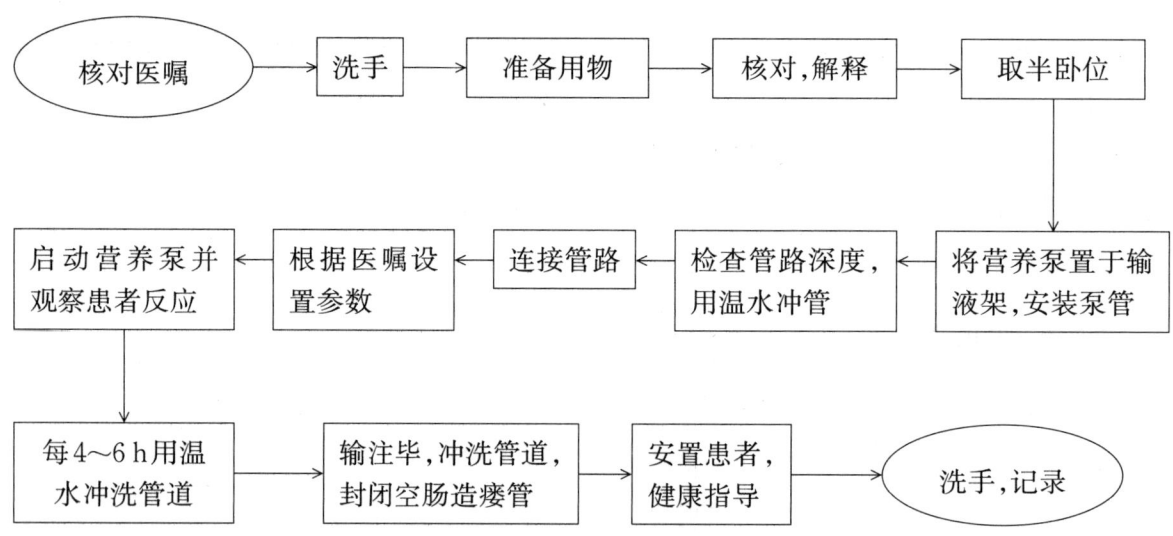

第二节　空肠造瘘管维护技术评分标准

姓名_____　层级_____　科室_____　得分_____

项目	项目总分	操作要求	评分等级及分值				实际得分
			A	B	C	D	
仪表	5	工作衣、帽、鞋穿戴整齐,符合规范	5	4	3	2~0	
操作前准备	5	环境舒适、安静,光线充足,温湿度适宜	5	4	3	2~0	
	5	洗手,戴好口罩	5	4	3	2~0	
	5	备齐用物,放置合理	5	4	3	2~0	
操作过程	3	确认患者身份	3	2	1	0	
	3	向患者、家属做好宣教	3	2	1	0	
	5	严格执行查对制度,按医嘱准备好营养液	5	4	3	2~0	
	5	查对营养液:三查八对	5	4	3	2~0	
	5	二人核对无误后,将药液标签贴于营养液瓶上	5	4	3	2~0	
	5	打开营养泵管,关闭调节器,连接营养液瓶	5	4	3	2~0	
	8	核对患者信息,向患者解释输注营养液的目的、注意事项,协助患者取合适卧位	8	7~5	4~3	2~0	
	5	将营养泵安置在输液架上,连接电源,将营养液悬挂在输液架上,正确安装营养泵管	5	4	3	2~0	
	5	打开营养泵电源开关,排气	5	4	3	2~0	
	6	检查空肠造瘘管的位置与深度,用20 mL温水冲洗管道,正确连接营养泵管	6	5	4	3~0	
	5	正确调节输液速度,预设输注量及其他参数	5	4	3	2~0	
	5	核对患者信息,按"启动"键,观察滴速,正确处理报警	5	4	3	2~0	
	5	再次核对患者信息,整理床单位	5	4	3	2~0	
	5	向患者及家属交代相关注意事项	5	4	3	2~0	
操作后	5	整理用物,洗手,正确记录药物、输注量、输注速度和启动时间	5	4	3	2~0	
质量控制	5	对患者的态度,与患者的沟通,对患者的关心,操作熟练程度	5	4	3	2~0	
总计	100						

第三节　空肠造瘘管维护技术风险防范流程

维护空肠造瘘管时,存在移位或滑脱、堵塞、渗漏、营养液污染等风险,具体防范流程如下。

【移位或滑脱】

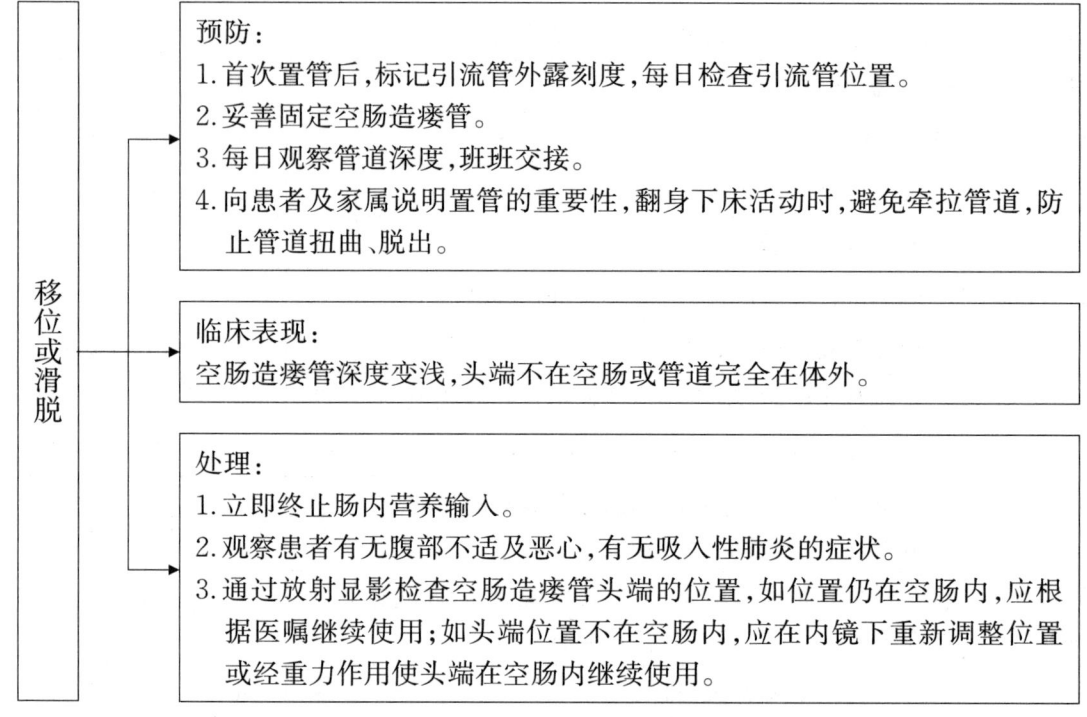

预防:
1. 首次置管后,标记引流管外露刻度,每日检查引流管位置。
2. 妥善固定空肠造瘘管。
3. 每日观察管道深度,班班交接。
4. 向患者及家属说明置管的重要性,翻身下床活动时,避免牵拉管道,防止管道扭曲、脱出。

临床表现:
空肠造瘘管深度变浅,头端不在空肠或管道完全在体外。

处理:
1. 立即终止肠内营养输入。
2. 观察患者有无腹部不适及恶心,有无吸入性肺炎的症状。
3. 通过放射显影检查空肠造瘘管头端的位置,如位置仍在空肠内,应根据医嘱继续使用;如头端位置不在空肠内,应在内镜下重新调整位置或经重力作用使头端在空肠内继续使用。

【堵塞】

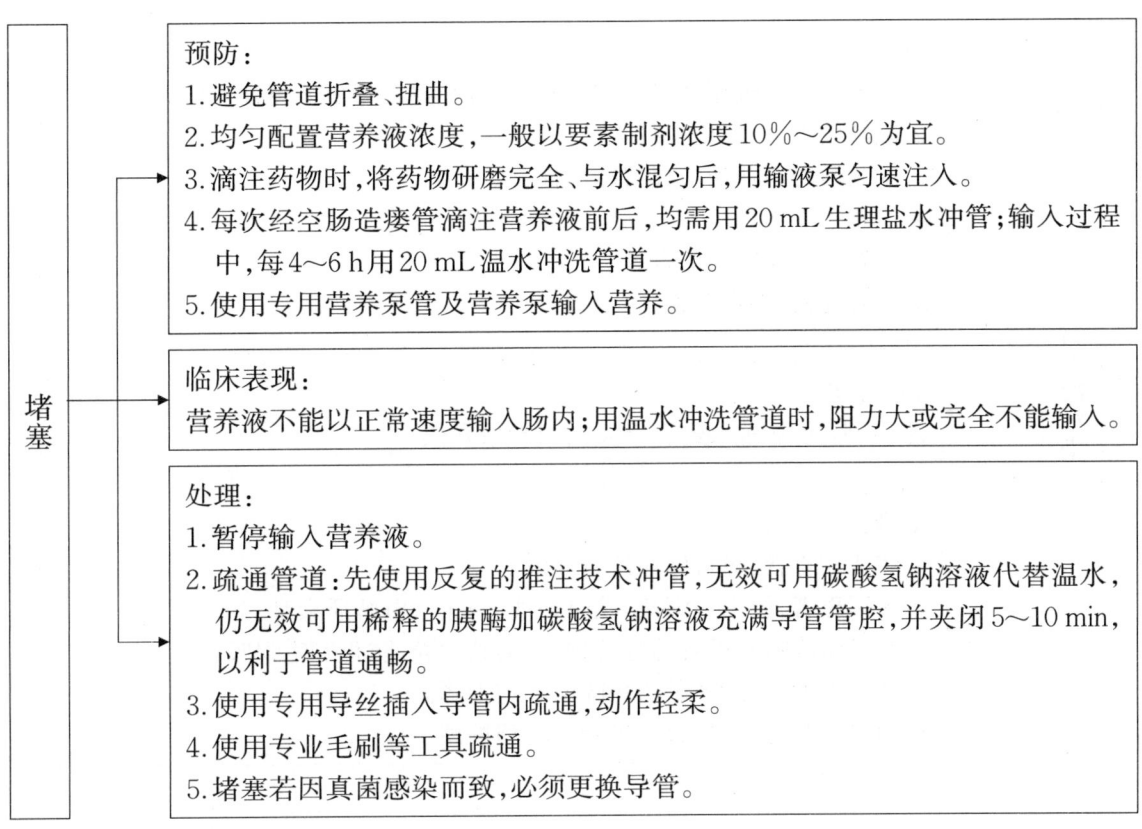

堵塞

预防：
1. 避免管道折叠、扭曲。
2. 均匀配置营养液浓度，一般以要素制剂浓度10%～25%为宜。
3. 滴注药物时，将药物研磨完全、与水混匀后，用输液泵匀速注入。
4. 每次经空肠造瘘管滴注营养液前后，均需用20 mL生理盐水冲管；输入过程中，每4～6 h用20 mL温水冲洗管道一次。
5. 使用专用营养泵管及营养泵输入营养。

临床表现：
营养液不能以正常速度输入肠内；用温水冲洗管道时，阻力大或完全不能输入。

处理：
1. 暂停输入营养液。
2. 疏通管道：先使用反复的推注技术冲管，无效可用碳酸氢钠溶液代替温水，仍无效可用稀释的胰酶加碳酸氢钠溶液充满导管管腔，并夹闭5～10 min，以利于管道通畅。
3. 使用专用导丝插入导管内疏通，动作轻柔。
4. 使用专业毛刷等工具疏通。
5. 堵塞若因真菌感染而致，必须更换导管。

【渗漏】

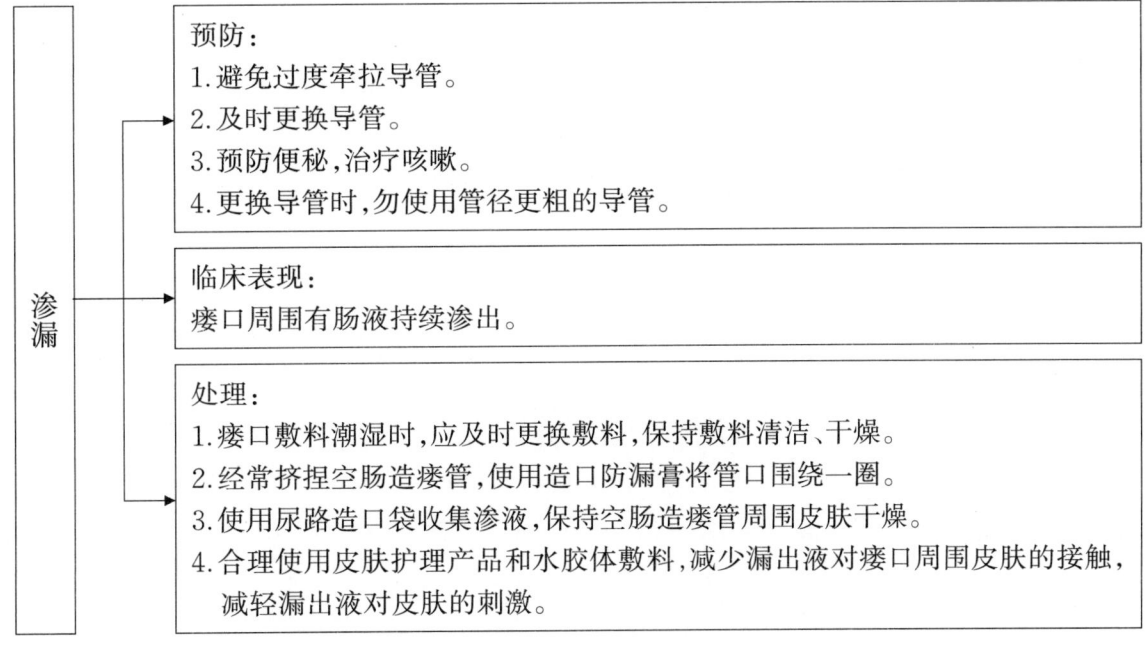

渗漏

预防：
1. 避免过度牵拉导管。
2. 及时更换导管。
3. 预防便秘，治疗咳嗽。
4. 更换导管时，勿使用管径更粗的导管。

临床表现：
瘘口周围有肠液持续渗出。

处理：
1. 瘘口敷料潮湿时，应及时更换敷料，保持敷料清洁、干燥。
2. 经常挤捏空肠造瘘管，使用造口防漏膏将管口围绕一圈。
3. 使用尿路造口袋收集渗液，保持空肠造瘘管周围皮肤干燥。
4. 合理使用皮肤护理产品和水胶体敷料，减少漏出液对瘘口周围皮肤的接触，减轻漏出液对皮肤的刺激。

【营养液污染】

营养液污染
- 预防：
  1. 营养液现配现用，输注营养液的输液装置需每24 h更换一次。
  2. 配制营养液，严格执行无菌操作。
  3. 配制后的营养液应放置冰箱保存。
  4. 注意手卫生。
  5. 做好患者及家属的宣教。
  6. 定时巡视，加强观察。

- 临床表现：
  恶心、呕吐、腹痛、腹泻，严重时可导致发热。

- 处理：
  1. 症状较重者，应暂停输注营养液。
  2. 腹泻患者，使用止泻药，及时补液，防止水电解质紊乱。
  3. 及时清除呕吐患者的分泌物，清洁其口腔，防止发生误吸。
  4. 高热患者，遵医嘱予药物降温和物理降温。
  5. 加强巡视与观察，做好患者的心理护理。

第五章

T形引流管(T管)的维护

第一节 T形引流管维护技术

【适用范围】

1. 原发性或继发性胆总管结石、胆道蛔虫、肿瘤等行胆总管探查术后。
2. 肝外胆管扩张、胆管直径在1.2 cm以上。
3. 肝总管内脓性胆汁或泥沙样胆汁。
4. 肝总管坏死、穿孔。
5. 肝外梗阻性黄疸。

【目的】

1. 引流胆汁,减轻胆管压力。
2. 支撑胆道,防止胆管狭窄。
3. 引流残余结石。

【定义】

此技术是指胆道手术后,在胆总管内置入一端通向肝管、另一端通向十二指肠的由腹壁戳孔穿出的管道的技术。

【操作前准备】

1. 患者准备:患者意识清醒,能够积极配合,取合适体位。
2. 环境准备:舒适、安静,光线充足。
3. 护士准备:工作衣、帽、鞋穿戴整齐,符合规范,洗手,戴口罩。
4. 用物准备:治疗盘、弯盘、碘伏消毒液、引流袋、棉签、血管钳、治疗巾、无菌手套、记录单、无菌纱布、3M胶布、别针、导管标签、量杯、生活垃圾桶、医用垃圾桶。

【操作步骤】

1.核对医嘱,查对患者床号、姓名、手术部位。

2.评估患者病情、意识状态、局部皮肤情况、心理状态、合作程度等。

3.洗手,戴口罩,备齐用物至患者床旁(治疗盘内放无菌引流袋、碘伏消毒液、胶布、棉签、量杯、治疗碗内放无菌纱布、血管钳)。

4.再次核对患者,说明更换引流袋的目的及方法,取得患者的配合。

5.检查伤口周围皮肤,暴露引流管,松开固定的胶布,注意保暖患者。

6.左手捏紧引流管,右手向上或向下挤捏引流管,观察有无阻力。

7.用血管钳夹住引流管尾端上3~6 cm处。

8.检查引流袋是否密封、过期;打开外包装,检查引流袋有无破损,连接管有无扭曲,将引流管挂于床旁,再将无菌治疗巾垫在引流管接口下方。

9.用碘伏棉签消毒引流管连接处,先以接口为中心做环形消毒,再向接口上下做纵形消毒2~3 cm。

10.左手取消毒纱布捏住连接处的引流管部分,脱开连接处。

11.再用碘伏棉签消毒引流管管口。

12.连接引流袋,松开血管钳,挤捏引流管,用3M胶布将T管固定于腹壁(图5—1)。

13.整理用物,妥善安置患者,协助患者取低半卧位。

14.用量杯接引流液,观察引流液的颜色、性质及量。

15.做好管道标识,记录管道名称、置管时间、签名。

16.健康教育:

(1)向患者解释置管的作用、重要性及注意事项,取得患者的配合。

(2)嘱患者穿宽松、柔软的衣服,以防引流管受压。

(3)引流袋始终保持在腹部出口以下平面,防止引流液逆流。

(4)活动时,动作轻柔,避免牵拉、扭曲、折叠导管。

(5)保持切口敷料清洁、干燥,如固定T管的胶布松开,患者应及时告知护士。

(6)若发生管道意外脱出等,患者应及时呼叫医护人员处理。

17.完成护理记录。

【观察和护理要点】

1. 告知患者及家属留置T管的目的及重要性。
2. 每班观察管道的固定情况及胶布固定处皮肤的情况,防止压伤;胶布松脱或有污迹时,应及时更换。
3. 引流管接无菌引流袋,每周更换一次,注意观察引流液的颜色、性质及量,并做好记录。如有异常情况,应及时告知医生。
4. 保持引流通畅,持续引流时,引流袋要低于引流部位。
5. 指导患者活动时,避免牵拉管道,防止管道脱出。

【注意事项】

1. 引流液中有小结石、絮状物或血凝块时,要定时挤捏,防止管道堵塞。必要时,使用生理盐水缓慢低压冲洗或用50 mL注射器缓慢抽吸,防止胆管出血。
2. 对躁动、不合作的患者,予以保护性约束,以防发生意外拔管。

【操作流程】

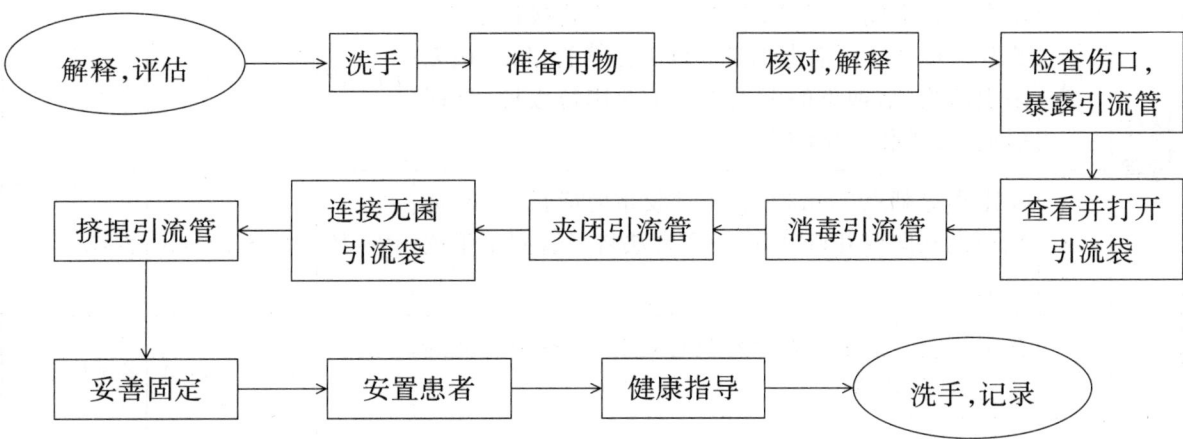

第二节 T形引流管维护技术评分标准

姓名_____ 层级_____ 科室_____ 得分_____

项目	项目总分	操作要求	评分等级及分值				实际得分
			A	B	C	D	
仪表	5	工作衣、帽、鞋穿戴整齐,符合规范	5	4	3	2~0	
操作前准备	5	环境舒适、安静,光线充足	5	4	3	2~0	
	5	洗手,戴口罩	5	4	3	2~0	
	5	备齐用物,放置合理	5	4	3	2~0	
操作过程	5	确认患者身份,向患者、家属做好宣教	5	4	3	2~0	
	5	检查伤口,暴露引流管	5	4	3	2~0	
	12	正确消毒引流管周围,先用消毒棉签围绕接口做环形消毒,再向接口上下做纵形消毒2~3 cm	12~10	9~6	5~3	2~0	
	15	用血管钳夹闭引流管,弯盘垫于引流管接口下方,脱开连接处。用消毒棉签消毒引流管管口,连接无菌引流袋,将换下的引流袋弃于医用垃圾桶,挤捏引流管,观察是否通畅	15~12	11~8	8~5	4~0	
	12	在距离穿刺点5 cm处,将3M胶布剪成长6 cm、宽4 cm的双向单开口,以高举平台法将T管固定于皮肤上	12~10	9~6	5~3	2~0	
	8	在引流袋上记录患者信息及有效期,观察引流液的颜色、性质及量	8	7~5	4~3	2~0	
	8	告知患者置管及引流的作用、重要性及注意事项	8	7~5	4~3	2~0	
	5	整理床单位,妥善安置患者	5	4	3	2~0	
操作后	5	整理用物,妥善安置患者,洗手,记录	5	4	3	2~0	
质量控制	5	严格执行无菌操作,操作动作熟练、规范,与患者沟通语言文明,态度和蔼	5	4	3	2~0	
总计	100						

第三节 T形引流管维护技术风险防范流程

维护T形引流管时,存在阻塞、滑脱、水电解质紊乱等风险,具体防范流程如下。

【阻塞、滑脱】

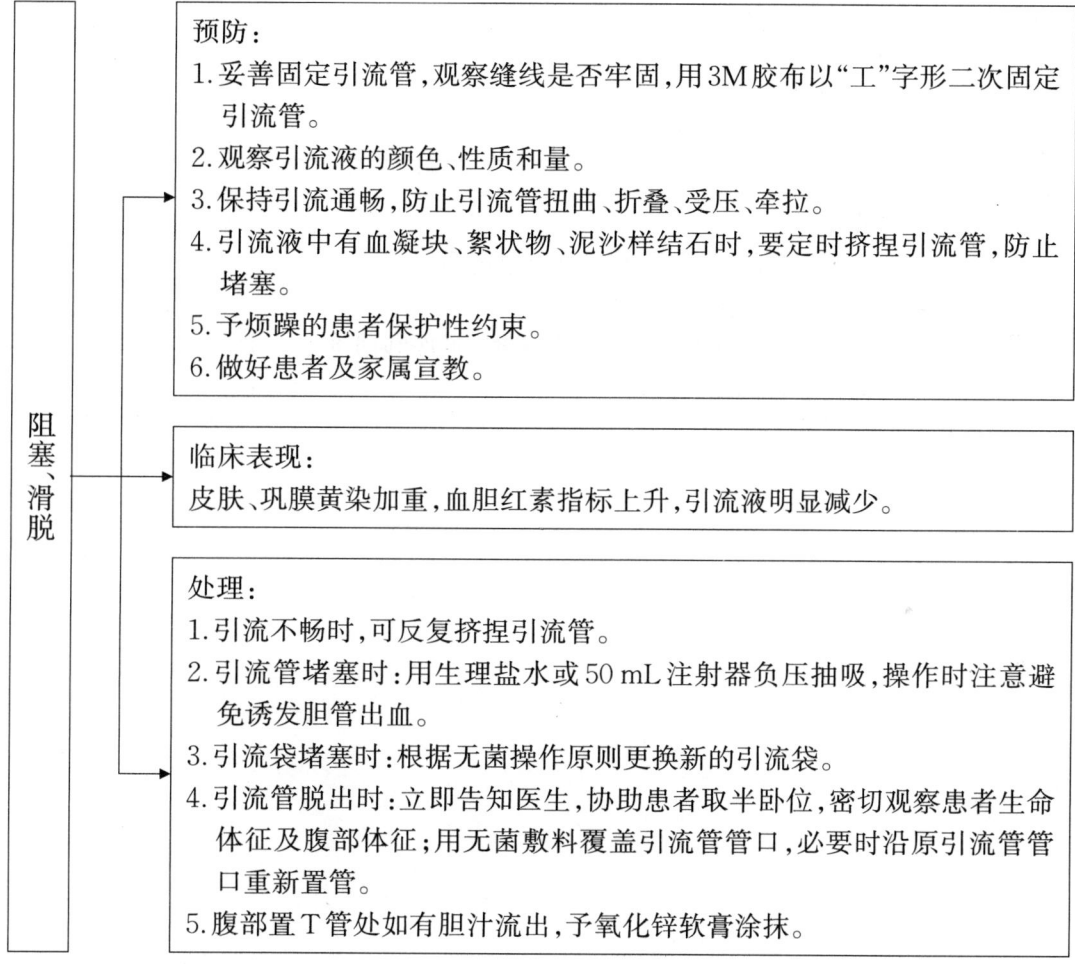

阻塞、滑脱

预防:
1. 妥善固定引流管,观察缝线是否牢固,用3M胶布以"工"字形二次固定引流管。
2. 观察引流液的颜色、性质和量。
3. 保持引流通畅,防止引流管扭曲、折叠、受压、牵拉。
4. 引流液中有血凝块、絮状物、泥沙样结石时,要定时挤捏引流管,防止堵塞。
5. 予烦躁的患者保护性约束。
6. 做好患者及家属宣教。

临床表现:
皮肤、巩膜黄染加重,血胆红素指标上升,引流液明显减少。

处理:
1. 引流不畅时,可反复挤捏引流管。
2. 引流管堵塞时:用生理盐水或50 mL注射器负压抽吸,操作时注意避免诱发胆管出血。
3. 引流袋堵塞时:根据无菌操作原则更换新的引流袋。
4. 引流管脱出时:立即告知医生,协助患者取半卧位,密切观察患者生命体征及腹部体征;用无菌敷料覆盖引流管管口,必要时沿原引流管管口重新置管。
5. 腹部置T管处如有胆汁流出,予氧化锌软膏涂抹。

【水电解质紊乱】

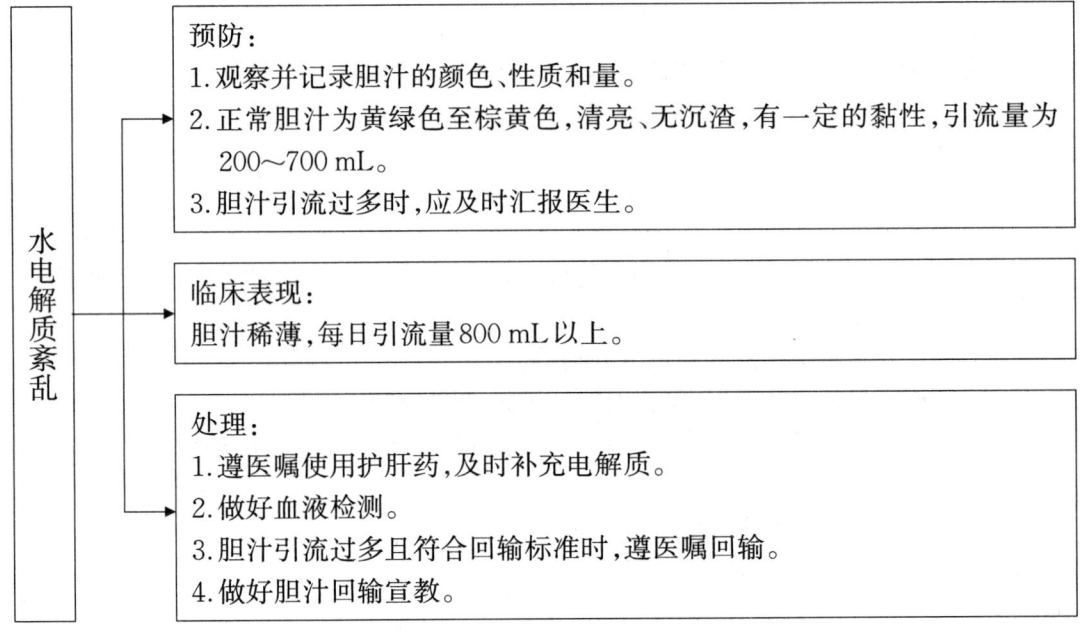

水电解质紊乱

预防：
1. 观察并记录胆汁的颜色、性质和量。
2. 正常胆汁为黄绿色至棕黄色，清亮、无沉渣，有一定的黏性，引流量为 200~700 mL。
3. 胆汁引流过多时，应及时汇报医生。

临床表现：
胆汁稀薄，每日引流量 800 mL 以上。

处理：
1. 遵医嘱使用护肝药，及时补充电解质。
2. 做好血液检测。
3. 胆汁引流过多且符合回输标准时，遵医嘱回输。
4. 做好胆汁回输宣教。

第六章

鼻肠营养管的维护

第一节　鼻肠营养管维护技术

【适用范围】

肠道功能基本正常但胃功能有损伤的,需短期肠内营养但存在误吸高风险或存在胃或十二指肠动力障碍的患者;需进行肠液分析或肠腔脱落细胞学检查的急性重症胰腺炎、消化道瘘、食管瘘、低位肠梗阻患者;或需进行机械通气、亚低温治疗的患者等。

【目的】

通过管道提供营养物质,以利于肠道运动、减少细菌的移位、降低能量消耗与高代谢水平、维护肠道完整性、迅速建立肠内营养通道,进而解决患者肠胃动力差的治疗需要。

【定义】

此技术是指在胃镜下引导,将鼻肠营养管经鼻留置于十二指肠或空肠上段进行短期治疗以减压、喂食和抽吸的一种技术。

【操作前准备】

1. 患者准备:签署《手术知情同意书》,了解手术的必要性及术后可能发生的并发症,禁食禁饮。

2. 环境准备:舒适、安静,光线充足。

3. 护士准备:工作衣、帽、鞋穿戴整齐,符合规范,洗手,戴口罩。

4. 用物准备:胃镜、鼻肠营养管(规格4.0 mm,Fr12-110 cm)、黄斑马导丝、活检钳、鼠齿形异物钳、注射器、生理盐水、胶布、无菌手套、导管标签。

【操作步骤】

1. 根据病情,评估患者。
2. 准备用物。
3. 核对姓名,向患者、家属解释操作目的、过程及方法。
4. 患者准备:去除义齿、眼镜、金属制品。
5. 常规建立静脉通路,鼻腔予利多卡因局部麻醉。患者取左侧卧位,经鼻进镜者保持一侧鼻孔通气。
6. 术中严密观察患者生命体征,听取患者主诉。治疗过程中,患者如无法配合,应举手示意。
7. 术后待患者生命体征平稳后,送回病房,做好交接。
8. 护士测量鼻肠营养管外露长度,予妥善固定:
(1)用剪刀将胶布剪成"工"字形。
(2)将"工"字形胶布上端固定于鼻翼,下端一头绕鼻肠营养管固定,再将另一头以反方向绕鼻肠营养管固定。
(3)再剪一段长形胶布,以高举平台法将鼻肠营养管固定于脸颊处(图6-1)。
(4)外露导管多余部分连接营养液。
9. 做好管道标识,记录管道名称、外露长度、置管时间,并签名。
10. 对患者及家属宣教:
(1)解释鼻肠营养管置管的目的、重要性及注意事项。
(2)指导患者活动时,动作轻柔,避免牵拉、扭曲、折叠管道;不要自行调整鼻肠营养管的深度;保持口、鼻部干燥;若有出汗等,应及时告知护士。
(3)若发生意外拔管或管道移位等,患者应及时呼叫医护人员处理。
11. 完成护理记录。

【观察和护理要点】

1. 术后半小时密切观察患者有无恶心、腹痛、呕吐等症状。如有,应及时通知医生。
2. 告知患者及家属留置鼻肠营养管的目的及重要性。
3. 每班观察管道固定情况、导管外露长度,观察胶布固定处的皮肤情况。如导管出现松脱或有污迹,应随时更换。
4. 为了防止堵管,每次滴注营养液前后均需用温水进行脉冲式冲管,每4h额外冲管一次,勿暴力抽吸。

5.持续营养泵输注,输注时抬高床头30°~40°,营养液温度以37~40℃为宜。遵循量由少到多、滴速由慢到快、浓度由低到高的原则输注。注意患者有无腹痛、肠鸣、腹泻等情况。

6.指导患者活动时,动作轻柔,避免牵拉管道,预防管道意外脱出。

【注意事项】

1.如患者已有胃管置入,应先拔出胃管后置入鼻肠营养管。

2.置管后,观察患者腹部情况,以及有无食物反流和消化道出血等症状;胰腺炎患者置管后测3 h、24 h血淀粉酶。

3.注意保持食物和药物为液体的状态,浓度不能过大,避免营养管堵塞;其次注意鼻肠营养管的使用期限,不能超过期限使用。

4.对躁动、不合作的患者,予以保护性约束,以防发生意外拔管。

【操作流程】

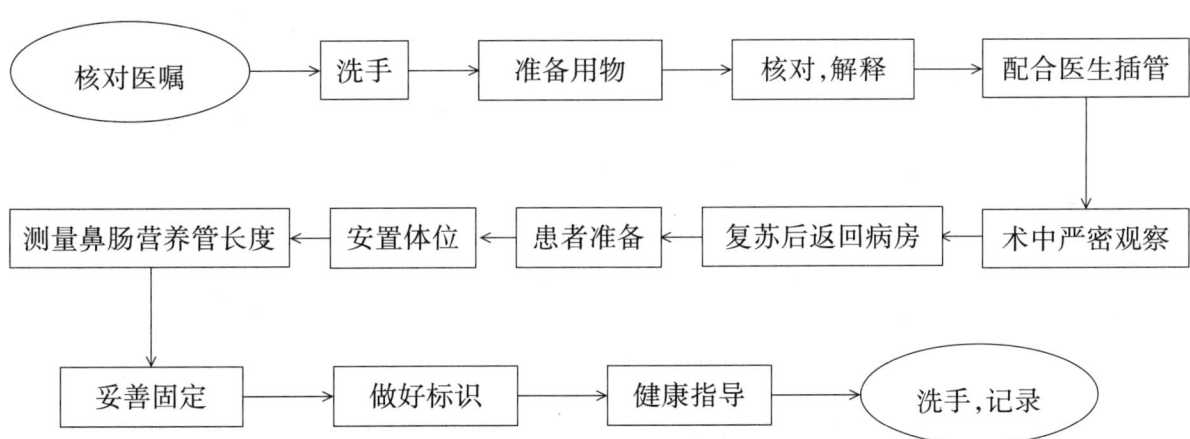

第二节 鼻肠营养管维护技术评分标准

姓名_____ 层级_____ 科室_____ 得分_____

项目	项目总分	操作要求	评分等级及分值 A	B	C	D	实际得分
仪表	5	工作衣、帽、鞋穿戴整齐,符合规范	5	4	3	2~0	
操作前准备	5	环境舒适、安静,光线充足	5	4	3	2~0	
	5	洗手,戴口罩	5	4	3	2~0	
	5	备齐用物,放置合理	5	4	3	2~0	
操作过程	5	确认患者身份	5	4	3	2~0	
	5	向患者、家属做好宣教	5	4	3	2~0	
	20	查看置管是否成功。将"工"字形胶布上端固定于鼻翼,下端一头绕鼻肠营养管固定,再将另一头以反方向绕鼻肠营养管固定,用一段长形胶布以高举平台法将鼻肠营养管固定于脸颊处	20~16	15~11	10~6	5~0	
	8	测量外露导管长度,外露导管多余部分绕圈,用胶布固定于耳后	8	7~5	4~3	2~0	
	8	使用温水冲管,检查管道通畅情况	8	7~5	4~3	2~0	
	14	做好管道标识,记录管道名称、外露长度、置管时间	14~12	11~8	7~4	3~0	
	5	向患者及家属做好宣教:置管的目的、重要性、注意事项	5	4	3	2~0	
	5	整理床单位,妥善安置患者	5	4	3	2~0	
操作后	5	整理用物,洗手,正确记录	5	4	3	2~0	
质量控制	5	对患者的态度,与患者的沟通,对患者的关心,操作熟练程度	5	4	3	2~0	
总计	100						

第三节 鼻肠营养管维护技术风险防范流程

维护鼻肠营养管时,存在阻塞、滑脱、恶心、呕吐、腹胀、腹泻、误吸、反流等风险,具体防范流程如下。

【阻塞、滑脱】

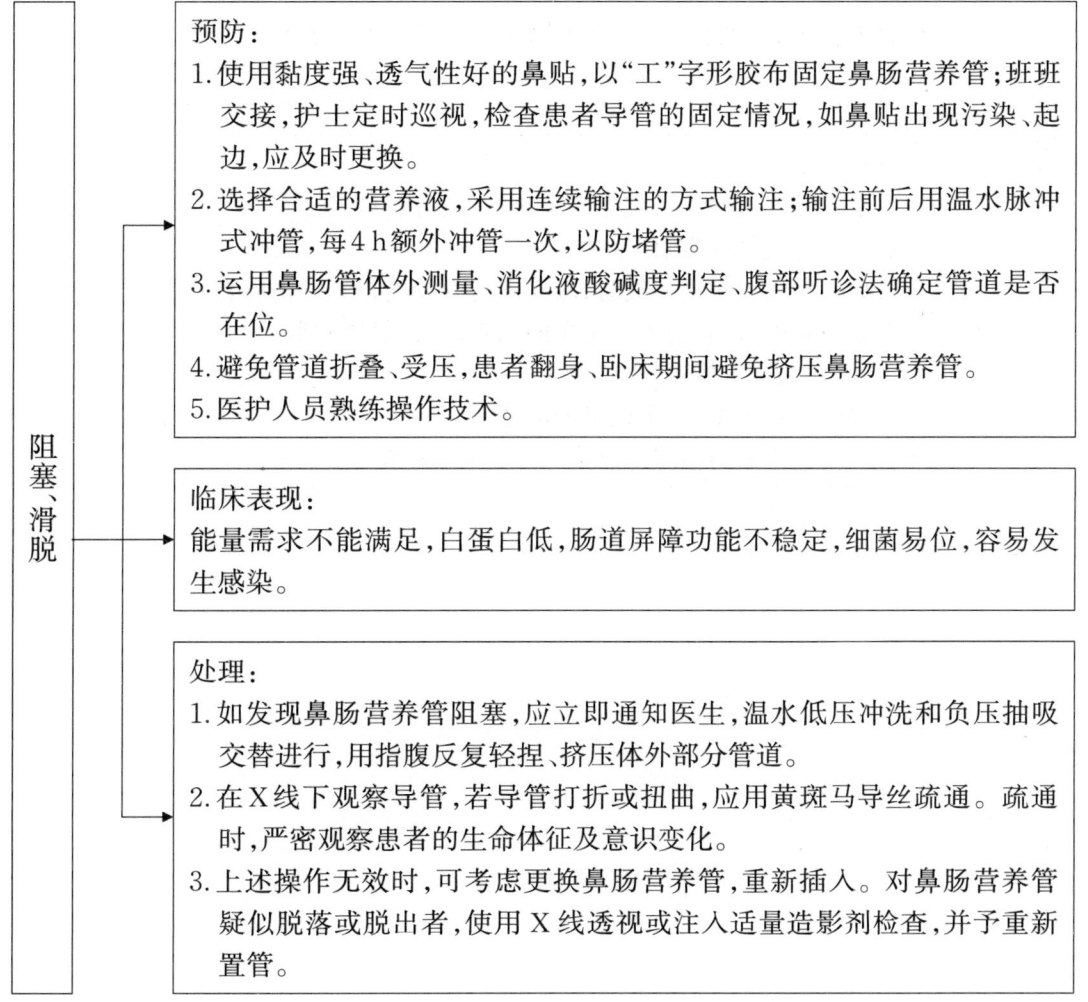

阻塞、滑脱

预防:
1. 使用黏度强、透气性好的鼻贴,以"工"字形胶布固定鼻肠营养管;班班交接,护士定时巡视,检查患者导管的固定情况,如鼻贴出现污染、起边,应及时更换。
2. 选择合适的营养液,采用连续输注的方式输注;输注前后用温水脉冲式冲管,每4h额外冲管一次,以防堵管。
3. 运用鼻肠管体外测量、消化液酸碱度判定、腹部听诊法确定管道是否在位。
4. 避免管道折叠、受压,患者翻身、卧床期间避免挤压鼻肠营养管。
5. 医护人员熟练操作技术。

临床表现:
能量需求不能满足,白蛋白低,肠道屏障功能不稳定,细菌易位,容易发生感染。

处理:
1. 如发现鼻肠营养管阻塞,应立即通知医生,温水低压冲洗和负压抽吸交替进行,用指腹反复轻捏、挤压体外部分管道。
2. 在X线下观察导管,若导管打折或扭曲,应用黄斑马导丝疏通。疏通时,严密观察患者的生命体征及意识变化。
3. 上述操作无效时,可考虑更换鼻肠营养管,重新插入。对鼻肠营养管疑似脱落或脱出者,使用X线透视或注入适量造影剂检查,并予重新置管。

【反流、误吸】

反流误吸

预防：
1. 鼻饲前，排尽气道痰液；鼻饲时，垫高头部或将上半身倾斜30°体位，借助重力防止反流、误吸出现。
2. 鼻饲时，患者勿翻身。

临床表现：
剧烈咳嗽，同时伴憋闷、呼吸困难、反常呼吸形态及三凹征，严重时出现发绀、急性肺水肿、昏迷等表现。

处理：
1. 出现反流、误吸后，应立即停止输注肠内营养液。
2. 立即行气管内吸引。
3. 如果食物颗粒进入气管，应立即行气管镜检查并清除食物颗粒。
4. 改用肠外营养，输入一定量的白蛋白，减轻肺水肿。
5. 必要时，行机械通气支持。
6. 鼓励患者咳嗽，咳出误吸的液体。
7. 应用抗生素防治肺部感染，必要时应用糖皮质激素。

【恶心、呕吐、腹胀、腹泻】

恶心、呕吐、腹胀、腹泻

预防：
1. 置管前，予患者心理护理，向患者详细介绍置管的目的及重要性。
2. 选择合适的营养液，缓慢输注，开始速度为 20 mL/h，视患者耐受情况逐渐提升速度，营养液温度保持在 40 ℃左右，避免温度过低而引起腹泻。
3. 滴注时，应从低浓度开始，根据患者胃肠道适应程度增加浓度，避免引发肠胃不适或腹泻等症状。
4. 滴注时，患者应保持头高脚低位，抬高床头 30°~40°。
5. 营养液保存及准备管路时，应严格执行无菌操作。肠内营养结束后，使用适量生理盐水冲洗鼻肠营养管。

临床表现：
水电解质紊乱、营养供给不足、吻合口破裂或合并低蛋白血症而致肠黏膜水肿、萎缩致吸收功能下降，进而出现乳糖不耐受，体内酸碱失衡。

处理：
1. 出现恶心、呕吐时，鼓励患者进行适量床上或下地运动，予适当腹部理疗，必要时加用促胃动力药。
2. 出现腹胀时，降低营养液输注速度，尽可能停用抑制胃肠动力药（如儿茶酚胺类、镇静类、阿片类镇痛药），及时发现并纠正相关危险因素（如高血糖和低钾血症）。
3. 出现腹泻时，仔细评估患者腹部症状、大便性状和次数（如发现有脓血样便、血便、黑便或假膜等可疑情况，应及时留取标本检测），立即予对症处理。

第七章 PTCD引流管的维护

第一节 PTCD引流管维护技术

【适用范围】

1. 缓解无外科手术指征的恶性梗阻性黄疸患者继发梗阻的临床症状,包括胆管炎、皮肤瘙痒、恶心及食欲减退等。
2. 降低血清胆红素水平,为后续化疗药物的应用创造条件。
3. 控制胆道感染,改善肝功能及机体状况,为外科切除肿瘤创造条件。
4. 为肿瘤活检、光动力治疗及近距离放疗等提供治疗通道。
5. 解除恶性胆道梗阻患者外科术后再次出现胆道梗阻。
6. 缓解良性梗阻性黄疸患者黄疸及胆道感染症状,为后续手术或取石等治疗做准备。
7. 促进胆瘘患者瘘口愈合。

【目的】

缓解梗阻性黄疸患者继发于胆道梗阻的临床症状,降低血清胆红素水平,促进肝肾功能的恢复,为后续手术、化疗等创造条件,同时为肿瘤活检、光动力治疗及近距离放疗等提供治疗通道,提高患者生存质量,延长生存期。

【定义】

经皮肝穿刺胆道引流术(percutaneous transhepatic cholangial drainage,PTCD)是解除梗阻性黄疸的一种介入治疗方法。它是在影像学技术的引导下,经皮肝穿刺进入胆管,在胆管内放置引流管,再将阻塞的胆汁引流出体外的一种穿刺技术。

【操作前准备】

1.患者准备:排空大小便,取低半卧位。

2.环境准备:舒适、安静,光线充足。

3.护士准备:工作衣、帽、鞋穿戴整齐,符合规范,洗手,戴口罩。

4.用物准备:治疗车、治疗盘、弯盘、无菌纱布、防返流引流袋(螺旋型接口)、3M胶布、碘伏消毒液、棉签、无菌手套、速干手消毒液、记号笔、生活垃圾桶、医用垃圾桶。

【操作步骤】

1.核对患者信息,向患者解释操作目的,取得患者的配合。

2.评估患者,协助患者取低半卧位。

3.核对患者信息,保护患者隐私,保暖患者。

4.将患者引流侧上肢放于胸前,检查伤口,暴露引流管。

5.检查引流袋有效期,挤压包装袋,检查密闭性,打开外包装,取出引流袋,检查引流袋有无破损,拧紧引流袋尾端塞子,将引流袋挂于床旁。

6.先用消毒棉签围绕引流管接口做环形消毒,再向接口上下做纵形消毒2.5 cm。

7.关闭三通接头,将弯盘垫放于引流管接口下方,脱开连接处。

8.用消毒棉签消毒引流管管口。

9.连接引流袋,将换下的引流袋弃于医用垃圾桶。

10.挤压引流管,观察是否通畅,并妥善固定。

11.在引流袋上记录患者信息及有效期。

12.协助患者整理衣服及盖被,取合适卧位。

13.指导患者带管活动和保护引流管的方法,避免管道牵拉、脱落。

14.整理用物,洗手,记录。

【观察和护理要点】

1.病情观察:观察患者的生命体征及腹部体征;观察患者引流液的颜色、性质及量;观察患者穿刺点敷料渗液、渗血情况。

2.引流管护理:

(1)每班观察管道固定情况、导管外露长度及胶布固定处的皮肤情况,如有松脱或有污迹可随时更换。

(2)及时更换穿刺点敷料,引流袋每周更换一次。

(3)保持引流管通畅,活动时动作轻柔,避免牵拉、扭曲、折叠管道。

(4)妥善固定引流管:

①用剪刀将胶布剪成"工"字形。

②将"工"字形胶布以高举平台法将引流管固定于患者腹部皮肤上(图7-1)。

③用别针将引流管固定于同一侧衣服的右下角。

(5)持续引流时,引流袋应低于腹部引流部位,防止发生感染。

(6)做好记录,如有异常情况,应及时告知医生。

3.饮食与活动指导:

(1)低脂饮食,食物应富含维生素及优质蛋白,避免高脂饮食,多饮水,冲洗尿液中过量的胆盐。

(2)术后平卧4~6 h,卧床休息24 h,腹部使用腹带加压包扎,避免增加腹压。

4.并发症的观察:

(1)严密观察引流液的颜色、性质、量及穿刺点渗血情况,腹部使用腹带加压包扎,避免腹压增加的诱因,如咳嗽、打喷嚏、便秘等。

(2)注意观察穿刺部位有无胆汁渗出,或出现发热、腹痛、腹膜刺激征等症状。

(3)密切观察生命体征的变化,定期更换引流袋,及时更换伤口敷料,严格执行无菌操作。

(4)严密观察引流液的量,当引流液量>1500 mL,易引起电解质紊乱,应给予静脉补液,并予饮食指导。

5.带管出院指导:

(1)向患者解释PTCD引流管放置的目的、重要性及注意事项,以便患者能够主动配合。

(2)嘱患者尽量穿宽松的棉质衣物,防止引流管受压。

(3)引流管及引流袋始终低于引流部位,防止引流液逆流。

(4)每日定时倾倒引流液并计量,每周至就近医疗机构更换引流袋一次,穿刺点定时换药。

(5)在PTCD引流管出皮肤处做好标记,嘱患者随时观察有无管道脱出。

(6)注意劳逸结合,避免提举重物和过度活动,防止牵拉PTCD引流管而致其脱出;沐浴时用防水贴膜覆盖置管处;予低脂高蛋白富含维生素饮食。

(7)定期复查,若PTCD引流管脱出或出现腹痛、发热、黄疸,应及时就诊。

(8)为防止引流管老化或阻塞,每隔3个月更换引流管一次。

【注意事项】

1. 置管早期因胆汁黏稠、血凝块形成等极易造成管道堵塞,可用抗生素溶液冲洗,避免暴力抽吸。

2. 对躁动、不合作的患者,予以保护性约束,以防发生非计划性拔管。

3. 若发生意外拔管或管道移位等,应及时告知医护人员处理。

【操作流程】

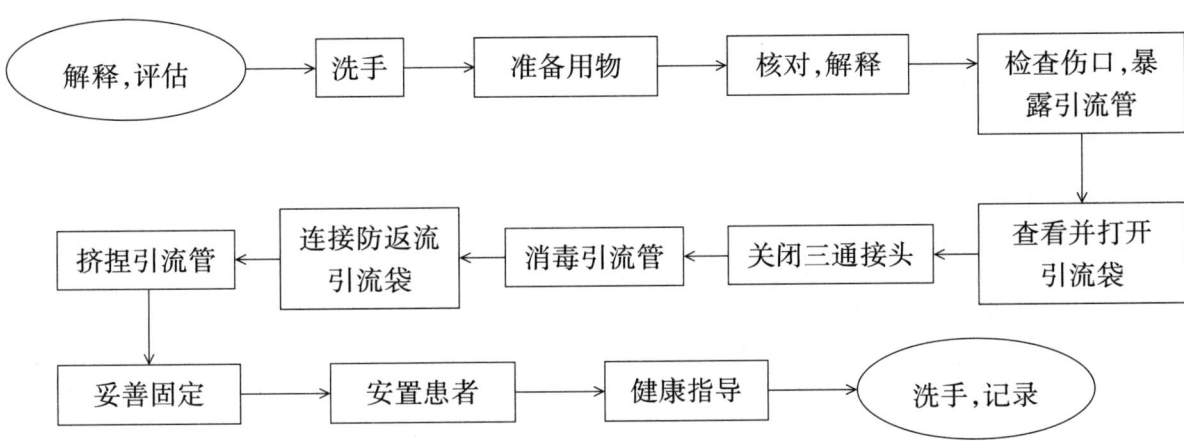

第二节　PTCD引流管维护技术评分标准

姓名_____　层级_____　科室_____　得分_____

项目	项目总分	操作要求	评分等级及分值 A	B	C	D	实际得分
仪表	5	工作衣、帽、鞋穿戴整齐,符合规范	5	4	3	2~0	
操作前准备	5	环境舒适、安静,光线充足	5	4	3	2~0	
	5	洗手,戴口罩	5	4	3	2~0	
	5	备齐用物,放置合理	5	4	3	2~0	
操作过程	5	确认患者身份,向患者、家属做好宣教	5	4	3	2~0	
	5	检查伤口,暴露引流管	5	4	3	2~0	
	12	正确消毒引流管周围,先用消毒棉签围绕接口做环形消毒,再向接口上下做纵形消毒2.5 cm	12~10	9~6	5~3	2~0	
	15	关闭三通接头,将弯盘垫于引流管接口下方,脱开连接处;用消毒棉签消毒引流管管口,连接引流袋,将换下的引流带弃于医用垃圾桶,挤压引流管,观察是否通畅	15~12	11~8	8~5	4~0	
	12	在距离穿刺点5 cm处,将3M胶布剪成长6 cm、宽4 cm的双向单开口,以"工"字形胶带及高举平台法将导管固定于皮肤上(三通接头使用纱布包裹)	12~10	9~6	5~3	2~0	
	8	在引流袋上记录患者信息及有效期,观察引流液的颜色、性质及量	8	7~5	4~3	2~0	
	8	告知患者置管及引流的目的、重要性及注意事项	8	7~5	4~3	2~0	
	5	整理床单位,妥善安置患者	5	4	3	2~0	
操作后	5	整理用物,洗手,记录	5	4	3	2~0	
质量控制	5	严格执行无菌操作,操作动作轻巧、熟练、规范,与患者沟通语言文明、态度和蔼	5	4	3	2~0	
总计	100						

第三节　PTCD引流管维护技术风险防范流程

维护PTCD引流管时,存在阻塞、滑脱、胆汁渗漏、出血等风险,具体防范流程如下。

【阻塞、滑脱】

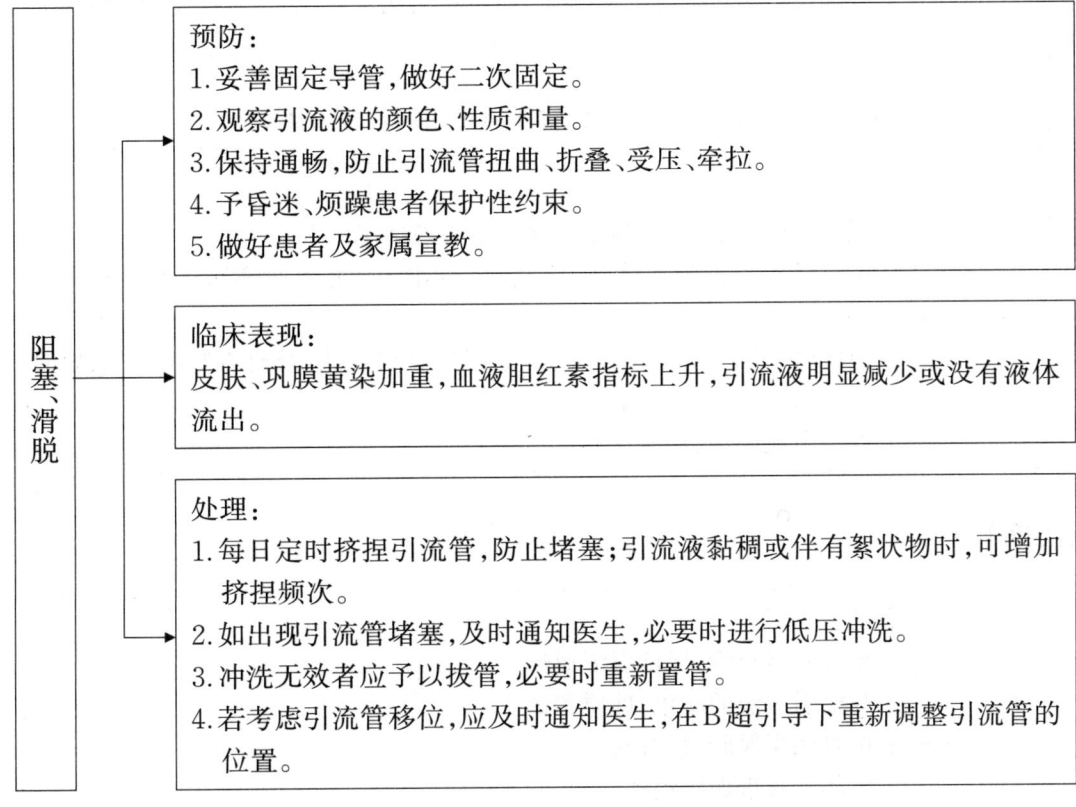

阻塞、滑脱

预防:
1. 妥善固定导管,做好二次固定。
2. 观察引流液的颜色、性质和量。
3. 保持通畅,防止引流管扭曲、折叠、受压、牵拉。
4. 予昏迷、烦躁患者保护性约束。
5. 做好患者及家属宣教。

临床表现:
皮肤、巩膜黄染加重,血液胆红素指标上升,引流液明显减少或没有液体流出。

处理:
1. 每日定时挤捏引流管,防止堵塞;引流液黏稠或伴有絮状物时,可增加挤捏频次。
2. 如出现引流管堵塞,及时通知医生,必要时进行低压冲洗。
3. 冲洗无效者应予以拔管,必要时重新置管。
4. 若考虑引流管移位,应及时通知医生,在B超引导下重新调整引流管的位置。

【感染、胆汁渗漏】

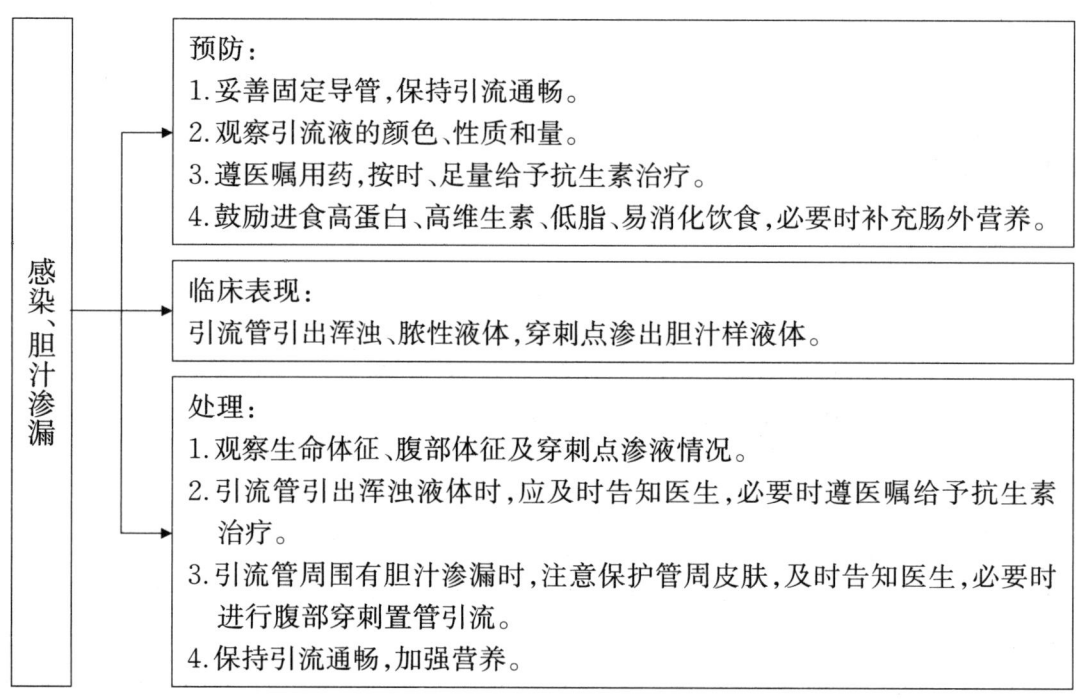

感染、胆汁渗漏

预防：
1. 妥善固定导管，保持引流通畅。
2. 观察引流液的颜色、性质和量。
3. 遵医嘱用药，按时、足量给予抗生素治疗。
4. 鼓励进食高蛋白、高维生素、低脂、易消化饮食，必要时补充肠外营养。

临床表现：
引流管引出浑浊、脓性液体，穿刺点渗出胆汁样液体。

处理：
1. 观察生命体征、腹部体征及穿刺点渗液情况。
2. 引流管引出浑浊液体时，应及时告知医生，必要时遵医嘱给予抗生素治疗。
3. 引流管周围有胆汁渗漏时，注意保护管周皮肤，及时告知医生，必要时进行腹部穿刺置管引流。
4. 保持引流通畅，加强营养。

【出血】

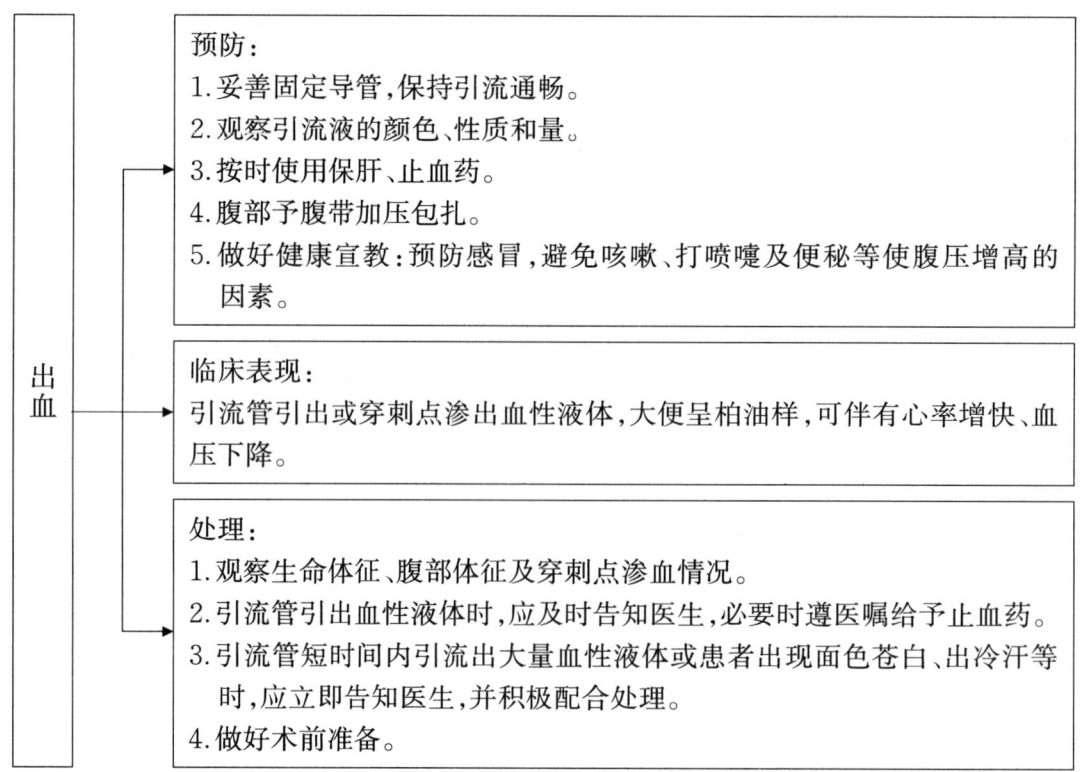

出血

预防：
1. 妥善固定导管，保持引流通畅。
2. 观察引流液的颜色、性质和量。
3. 按时使用保肝、止血药。
4. 腹部予腹带加压包扎。
5. 做好健康宣教：预防感冒，避免咳嗽、打喷嚏及便秘等使腹压增高的因素。

临床表现：
引流管引出或穿刺点渗出血性液体，大便呈柏油样，可伴有心率增快、血压下降。

处理：
1. 观察生命体征、腹部体征及穿刺点渗血情况。
2. 引流管引出血性液体时，应及时告知医生，必要时遵医嘱给予止血药。
3. 引流管短时间内引流出大量血性液体或患者出现面色苍白、出冷汗等时，应立即告知医生，并积极配合处理。
4. 做好术前准备。

第八章

脑室引流管的维护

第一节 脑室引流管维护技术

【适用范围】

急性症状性脑积水或脑出血的脑脊液释放和外引流；急性脑损伤的脑室内颅内压监测和治疗性脑脊液外引流；神经肿瘤围手术期预防小脑幕切迹上疝和术前松弛脑组织；正常压力脑积水测定脑脊液压力和脑脊液释放试验；蛛网膜下隙出血的抗脑血管痉挛治疗；因脑室炎、脑膜炎或其他疾病需经脑室进行药物治疗。

【目的】

释放脑脊液，监测颅内压和进行必要的药物治疗。

【定义】

此技术是指将带有数个侧孔的引流管前端置于经颅骨钻孔或开颅术后患者的脑室内，将超过正常容量的脑脊液或血性液体经引流管引出，以降低颅内压力，减缓或避免脑疝发生的技术。

【操作前准备】

1. 患者准备：了解脑室引流管维护的目的、注意事项和配合要点。
2. 环境准备：舒适、安静，光线充足，温湿度适宜。
3. 护士准备：工作衣、帽、鞋穿戴整齐，符合规范，洗手，戴口罩。
4. 用物准备：输液架、可调节高度的悬挂引流装置、卷尺、治疗盘、碘伏消毒液、棉签、弯盘、带有刻度的量杯、胶布、治疗巾、手套、医用垃圾桶、记录单。

【操作步骤】

1.核对患者,向患者及家属解释操作目的、过程及配合方法。

2.患者准备:取头高脚低位,床头抬高10°~30°,暴露引流管,检查引流管是否通畅。

3.评估:

(1)评估患者意识、瞳孔、肢体活动、全身皮肤情况。

(2)观察置管处敷料有无渗出、脱落等异常情况。

(3)检查脑室引流管各个连接处的密闭性,查看三通接头是否处于开放状态(图8-1),观察引流管内液面有无波动及引流管是否扭曲、折叠,确保引流管通畅。

(4)观察引流液的颜色、性质和量。

(5)评估高危管道标识是否清晰。

4.妥善固定引流管:

(1)脑室引流瓶应悬挂于床头,引流管最高点高于侧脑室平面10~15 cm(平卧:目外眦与外耳道连线中点的水平面;侧卧:正中矢状面)(图8-2)。

(2)检查脑室引流管二次固定是否良好,置管处敷料是否固定稳妥(图8-3)。

5.观察:

(1)伤口敷料是否清洁、干燥。

(2)观察引流管是否打折、受压及引流管位置是否妥当。管内液平面是否随呼吸、脉搏波动。若引流早期观察引流管中液平面无波动,多考虑为管腔堵塞所致,可适当挤压引流管,以保证引流通畅,必要时重新置管。

(3)适当限制患者头部活动范围。对躁动不能合作的患者,予以保护性约束及镇静镇痛治疗。

(4)消毒引流袋出口处,倾倒引流液。

6.做好高危管道标识,记录管道名称、置管时间并签名。

7.对患者及家属的宣教:

(1)解释脑室引流管的目的、重要性、注意事项。

(2)指导患者及家属配合的事项:

①活动时动作轻柔,避免牵拉、扭曲、折叠管道。

②避免自行调节引流管的高度。

③保持置管处敷料清洁、干燥;如有潮湿、卷边、脱落,应及时通知护士。

(3)意外情况的处理:若发生意外拔管或者管道移位等,应立即呼叫医护人员处理。

8.完成护理记录,记录引流液的颜色、性质和量。

【观察和护理要点】

1.告知患者及家属留置脑室引流管的目的及重要性。

2.每班观察管道固定情况、置管处的敷料及皮肤情况。如有松脱或污迹,应随时更换。

3.观察脑室引流液的颜色、性质及量,并做好记录。如有异常情况,应及时告知医生。

4.保持引流通畅,避免牵拉、扭曲、折叠管道。

5.保持引流系统的密闭性。搬运患者时,应夹毕引流管。

6.注意引流管的悬挂高度,引流管最高点高于侧脑室平面10～15 cm。

7.脑室引流管的放置时间一般为7～10日,不应超过2周。在计划拔管前24 h应常规夹毕引流管,同时密切观察患者意识、瞳孔及呼吸节律等变化,并复查头颅CT以确保拔管成功。

【注意事项】

1.患者需卧床休息,保持情绪稳定、大便通畅,必要时可口服缓泻剂。

2.告知家属不要随意搬动引流装置及调整床位的高低。

3.搬运患者时,应夹毕引流管,待患者安置稳定后,重新打开引流管。

4.妥善固定引流管,对意识障碍或烦躁不安的患者,予以保护性约束。

5.每日更换头部无菌治疗巾。

6.加强巡视,观察引流是否通畅,以及引流液的颜色、性质和量。如引流不畅或引流液颜色加深或引流量过多,应及时通知医生。

【操作流程】

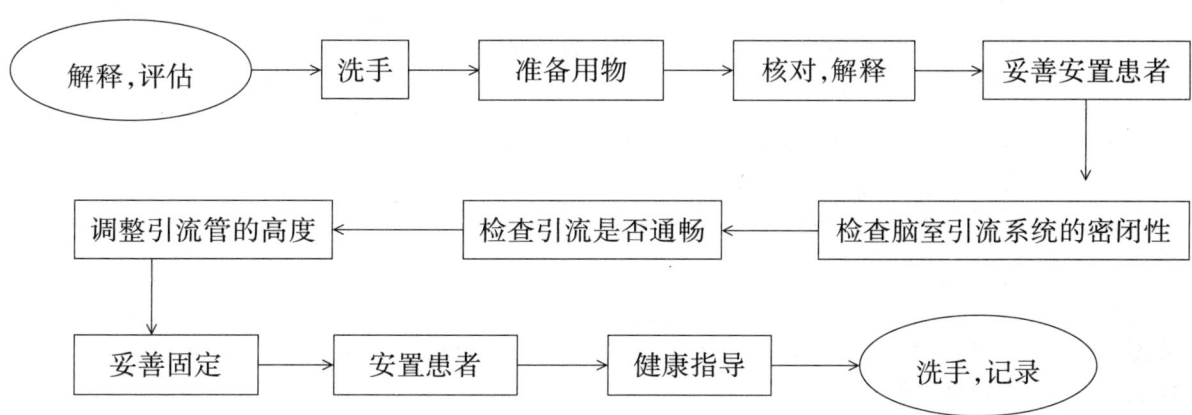

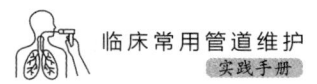

第二节 脑室引流管维护技术评分标准

姓名_____ 层级_____ 科室_____ 得分_____

项目	项目总分	操作要求	评分等级及分值				实际得分
			A	B	C	D	
仪表	5	工作衣、帽、鞋穿戴整齐,符合规范	5	4	3	2~0	
操作前准备	5	环境舒适、安静,光线充足	5	4	3	2~0	
	5	洗手,戴口罩	5	4	3	2~0	
	5	备齐用物,放置合理	5	4	3	2~0	
操作过程	5	确认患者身份,向患者及家属做好宣教	5	4	3	2~0	
	5	评估患者意识、瞳孔、肢体活动、全身皮肤情况	5	4	3	2~0	
	5	妥善安置患者,取头高脚低位,床头抬高10°~30°	5	4	3	2~0	
	5	观察置管处敷料有无渗血、渗液、卷边、脱落	5	4	3	2~0	
	10	检查脑室引流管各个连接处的密闭性,查看三通接头是否处于开放状态,观察引流管内液面有无波动,引流管是否扭曲、折叠	10	9~6	5	4~0	
	10	调节引流高度,引流管最高点高于侧脑室平面10~15 cm	10	9~6	5	4~0	
	5	倾倒引流液,观察引流液的颜色、性质和量	5	4	3	2~0	
	5	检查脑室引流管二次固定是否良好,置管处敷料是否固定稳妥	5	4	3	2~0	
	5	做好高危管道标识,记录管道名称、置管时间并签名	5	4	3	2~0	
	5	告知患者置管及引流的目的、重要性、注意事项	5	4	3	2~0	
	5	整理床单位,妥善安置患者	5	4	3	2~0	
操作后	8	洗手,正确记录	8	7~5	4	3~0	
质量控制	7	对患者的态度,与患者的沟通,对患者的关心,操作熟练程度	7	6~4	3	2~0	
总计	100						

第三节　脑室引流管维护技术风险防范流程

维护脑室引流管时,存在出血、堵塞、感染、滑脱等风险,具体防范流程如下。

【出血】

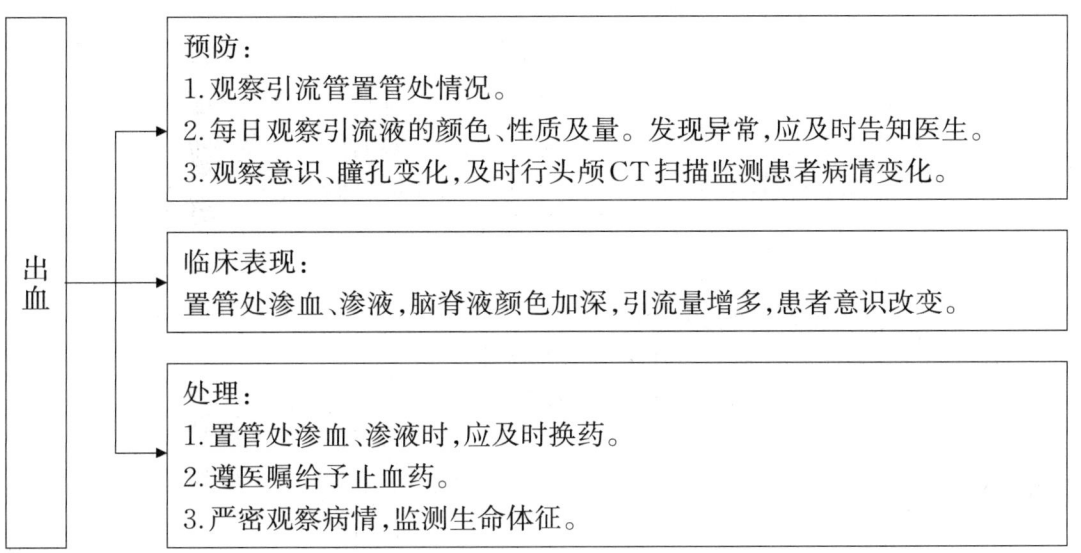

出血

预防:
1. 观察引流管置管处情况。
2. 每日观察引流液的颜色、性质及量。发现异常,应及时告知医生。
3. 观察意识、瞳孔变化,及时行头颅CT扫描监测患者病情变化。

临床表现:
置管处渗血、渗液,脑脊液颜色加深,引流量增多,患者意识改变。

处理:
1. 置管处渗血、渗液时,应及时换药。
2. 遵医嘱给予止血药。
3. 严密观察病情,监测生命体征。

【堵塞】

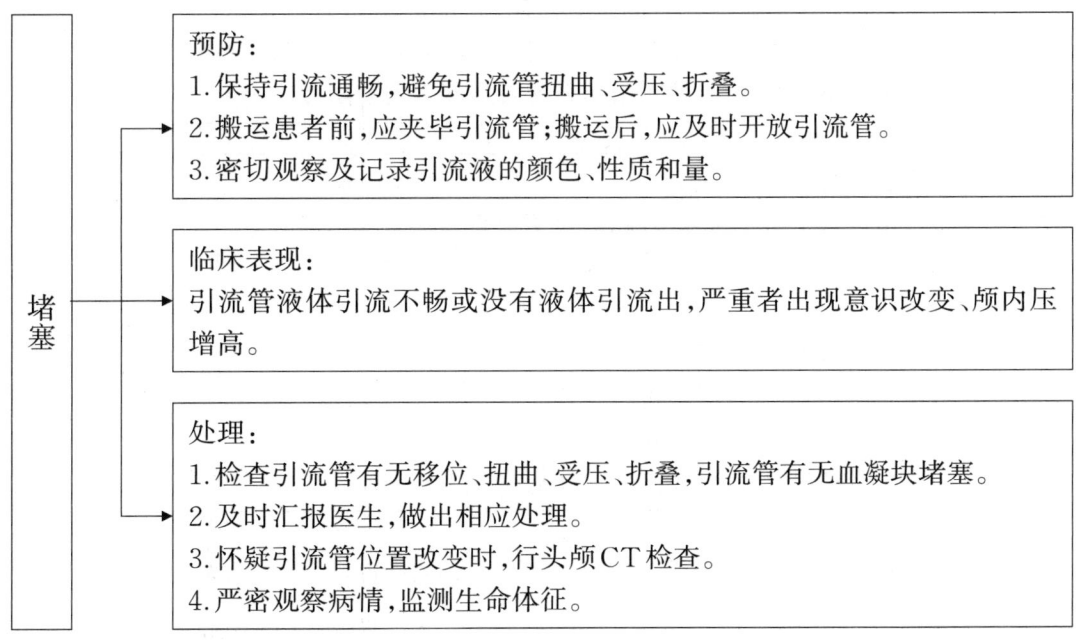

堵塞

预防:
1. 保持引流通畅,避免引流管扭曲、受压、折叠。
2. 搬运患者前,应夹毕引流管;搬运后,应及时开放引流管。
3. 密切观察及记录引流液的颜色、性质和量。

临床表现:
引流管液体引流不畅或没有液体引流出,严重者出现意识改变、颅内压增高。

处理:
1. 检查引流管有无移位、扭曲、受压、折叠,引流管有无血凝块堵塞。
2. 及时汇报医生,做出相应处理。
3. 怀疑引流管位置改变时,行头颅CT检查。
4. 严密观察病情,监测生命体征。

【感染】

感染
- 预防：
  1. 严格执行无菌操作。
  2. 保持引流系统的密闭性，避免引流管漏液和逆流，防止引流管外口与脑脊液收集瓶中的液体接触。
  3. 搬运患者时，应夹闭引流管。
- 临床表现：
  引流管周围皮肤出现红、肿、热、痛，脑脊液浑浊、产生絮状物，脑脊液检查白细胞计数高于正常范围；严重者有全身症状，如发热、畏寒、败血症等。
- 处理：
  1. 遵医嘱给予抗菌药物治疗。
  2. 置管处渗血、渗液时，应及时换药。
  3. 严密观察病情，监测生命体征。

【滑脱】

滑脱
- 预防：
  1. 妥善固定引流管。
  2. 对意识障碍或烦躁不安的患者，予以保护性约束。
  3. 保持置管处敷料清洁、干燥，如有潮湿、卷边、脱落，应及时通知护士。
  4. 加强巡视，定时检查引流系统各连接处的密闭性。
- 临床表现：
  引流管不慎从头皮滑脱，或者引流管连接处不慎断开。
- 处理：
  1. 安慰患者，取平卧位。
  2. 通知医生，遵医嘱进行处理。
  3. 准备缝合用物，必要时予头皮缝合，及时换药。
  4. 严密观察病情，监测生命体征。

第九章

硬膜外引流管的维护

第一节 硬膜外引流管维护技术

【适用范围】

适用于出血积聚于颅骨与硬脑膜之间的患者。

【目的】

预防开颅术后发生硬膜外血肿。

【定义】

此技术是指将引流管前端置于开颅术后患者的颅骨与硬脑膜之间,进而引流出颅内积血的技术。

【操作前准备】

1.患者准备:了解硬膜外引流管维护的目的、注意事项和配合要点。

2.环境准备:舒适、安静,光线充足,温湿度适宜。

3.护士准备:工作衣、帽、鞋穿戴整齐,符合规范,洗手,戴口罩。

4.用物准备:输液架、可调节高度的悬挂引流装置、治疗盘、碘伏消毒液、棉签、弯盘、带有刻度的量杯、胶布、治疗巾、手套、医用垃圾桶、记录单。

【操作步骤】

1.核对患者,向患者及家属解释操作目的、过程及配合方法。

2.患者取半卧位,暴露引流管,检查引流管是否通畅。

3. 评估:

(1) 评估患者意识、瞳孔、肢体活动、全身皮肤情况。

(2) 观察置管处敷料有无渗出、脱落等情况。

(3) 检查引流管有无扭曲、折叠,确保引流管通畅。

(4) 观察引流液的颜色、性质和量。

(5) 评估高危管道标识是否清晰。

4. 妥善固定引流管:

(1) 引流管应平放床头或遵医嘱(图9-1)。

(2) 检查引流管二次固定(图9-2)是否良好,置管处敷料是否固定稳妥。

5. 观察:

(1) 伤口敷料是否清洁、干燥。

(2) 引流管有无打折、受压及引流管位置是否妥当。

(3) 适当限制患者头部活动范围。对躁动不能合作的患者,予以保护性约束及镇静镇痛治疗。

(4) 消毒引流袋出口处,倾倒引流液。

6. 做好高危管道标识,记录管道名称、置管时间、签名。

7. 对患者及家属的宣教:

(1) 解释引流管置管的目的及重要性。

(2) 指导患者及家属需要的配合事项:

①活动时,动作轻柔,避免牵拉、扭曲、折叠管道。

②避免自行调节引流管的高度。

③保持置管处敷料清洁、干燥。如有潮湿、卷边、脱落,应及时通知护士。

(3) 意外情况的处理:若发生意外拔管或管道移位等,应立即呼叫医护人员处理。

8. 完成护理记录,记录引流液的颜色、性质和量。

【观察和护理要点】

1. 告知患者及家属留置硬膜外引流管的目的及重要性。

2. 每班观察管道固定情况,观察置管处的敷料及皮肤情况。如有松脱或污迹,应随时更换。

3. 观察硬膜外引流液的性质及量,做好记录。如有异常情况,应及时告知医生。

4. 保持引流通畅,避免牵拉、扭曲、折叠管道。

5.保持引流系统的密闭性。搬运患者时,应夹闭引流管。

6.注意引流管的悬挂高度。

7.硬膜外引流管的放置时间一般为术后1~2日。拔管前,密切观察患者意识、瞳孔及呼吸节律等变化,并复查头颅CT以确保拔管成功。

【注意事项】

1.患者需卧床休息,保持情绪稳定、大便通畅,必要时可口服缓泻剂。

2.告知家属不要随意搬动引流装置及调整床位的高低。

3.搬运患者时,应夹闭引流管;待患者安置稳定后,重新打开引流管。

4.妥善固定引流管,对意识障碍或烦躁不安的患者,予以保护性约束。

5.每日更换治疗巾。

6.加强巡视,观察引流是否通畅及引流液的颜色、性质和量。如引流不畅或引流液颜色加深或引流量过多,应及时通知医生。

【操作流程】

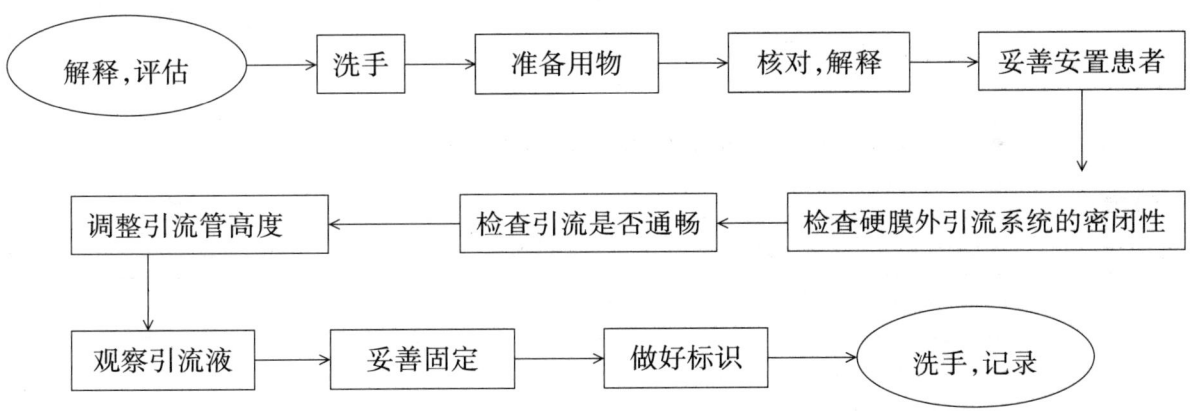

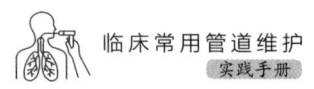

第二节 硬膜外引流管维护技术评分标准

姓名_____ 层级_____ 科室_____ 得分_____

项目	项目总分	操作要求	评分等级及分值				实际得分
			A	B	C	D	
仪表	5	工作衣、帽、鞋穿戴整齐,符合规范	5	4	3	2~0	
操作前准备	5	环境舒适、安静,光线充足	5	4	3	2~0	
	5	洗手,戴口罩	5	4	3	2~0	
	5	备齐用物,放置合理	5	4	3	2~0	
操作过程	5	确认患者身份,向患者及家属做好宣教	5	4	3	2~0	
	5	评估患者意识、瞳孔、肢体活动、全身皮肤情况	5	4	3	2~0	
	5	妥善安置患者,取半卧位	5	4	3	2~0	
	5	观察置管处敷料有无渗血、渗液、卷边、脱落	5	4	3	2~0	
	10	观察引流管内液面有无波动,引流管有无扭曲、折叠	10	9~6	5	4~0	
	10	调节引流管高度,将引流管平放床头,或遵医嘱调节	10	9~6	5	4~0	
	5	倾倒引流液,观察引流液的颜色、性质和量	5	4	3	2~0	
	5	检查引流管二次固定是否良好,置管处敷料是否固定稳妥	5	4	3	2~0	
	5	做好高危管道标识,记录管道名称、置管时间并签名	5	4	3	2~0	
	5	告知患者置管及引流的目的、重要性、注意事项	5	4	3	2~0	
	5	整理床单位,妥善安置患者	5	4	3	2~0	
操作后	8	洗手,正确记录	8	7~5	4	3~0	
质量控制	7	对患者的态度,与患者的沟通,对患者的关心,操作熟练程度	7	6~4	3	2~0	
总计	100						

第三节　硬膜外引流管维护技术风险防范流程

维护硬膜外引流管时,存在出血、堵塞、感染、滑脱等风险,具体防范流程如下。

【出血】

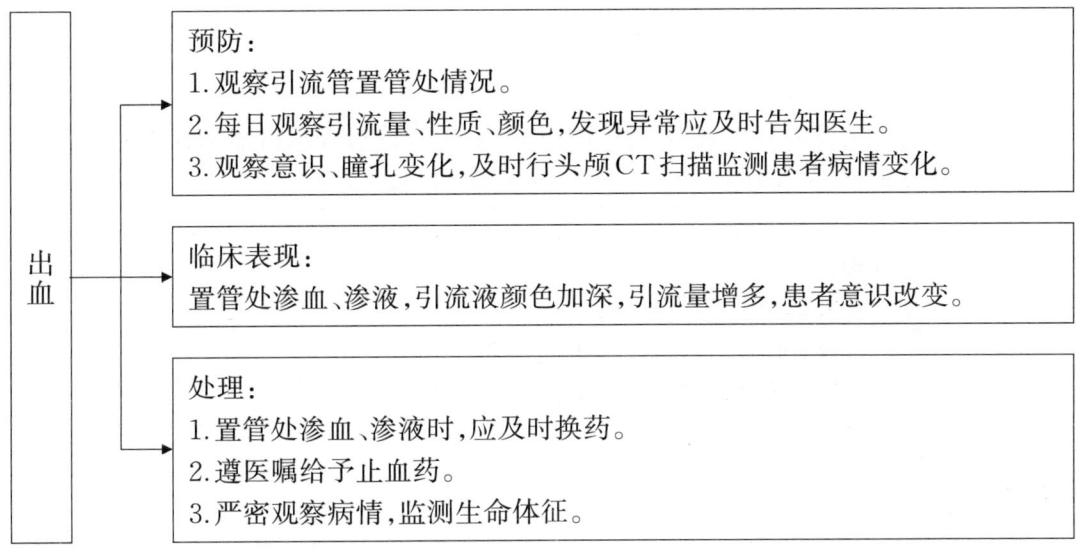

出血

预防：
1. 观察引流管置管处情况。
2. 每日观察引流量、性质、颜色,发现异常应及时告知医生。
3. 观察意识、瞳孔变化,及时行头颅CT扫描监测患者病情变化。

临床表现：
置管处渗血、渗液,引流液颜色加深,引流量增多,患者意识改变。

处理：
1. 置管处渗血、渗液时,应及时换药。
2. 遵医嘱给予止血药。
3. 严密观察病情,监测生命体征。

【堵塞】

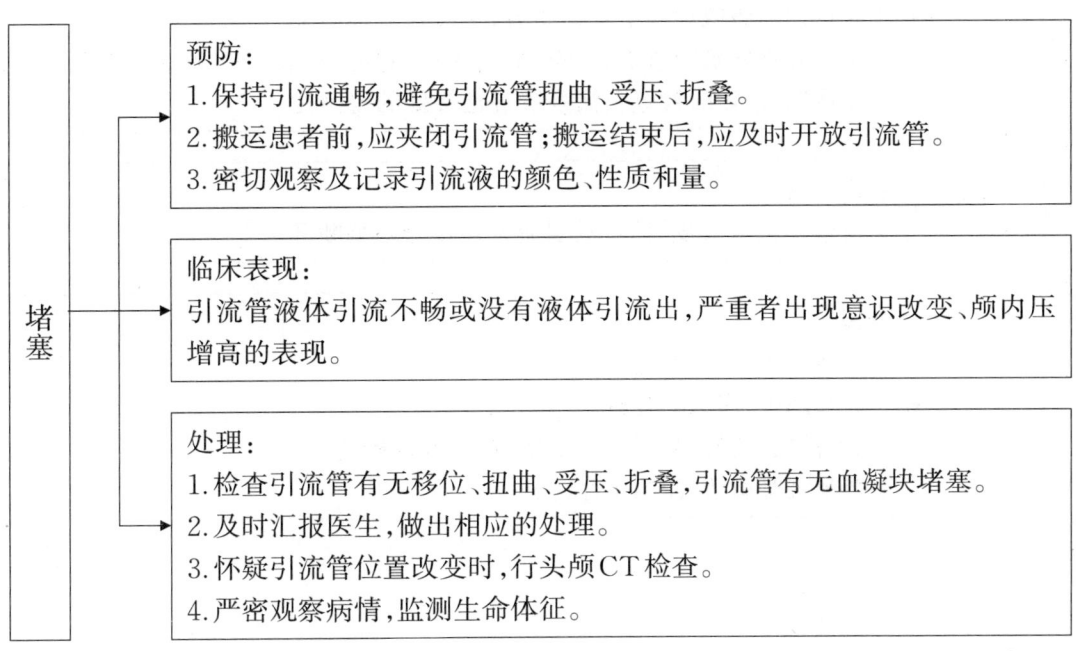

堵塞

预防：
1. 保持引流通畅,避免引流管扭曲、受压、折叠。
2. 搬运患者前,应夹闭引流管;搬运结束后,应及时开放引流管。
3. 密切观察及记录引流液的颜色、性质和量。

临床表现：
引流管液体引流不畅或没有液体引流出,严重者出现意识改变、颅内压增高的表现。

处理：
1. 检查引流管有无移位、扭曲、受压、折叠,引流管有无血凝块堵塞。
2. 及时汇报医生,做出相应的处理。
3. 怀疑引流管位置改变时,行头颅CT检查。
4. 严密观察病情,监测生命体征。

【感染】

感染
- 预防：
  1. 严格执行无菌操作。
  2. 保持引流系统的密闭性，避免引流管漏液和逆流，防止引流管外口与引流袋中的液体接触。
  3. 搬运患者时，应夹闭引流管。
- 临床表现：
  引流管周围皮肤出现红、肿、热、痛，引流液检查示白细胞计数高于正常值，严重者有全身症状，如发热、畏寒、败血症等。
- 处理：
  1. 遵医嘱给予抗菌药治疗。
  2. 置管处渗血、渗液时，应及时换药。
  3. 严密观察病情，监测生命体征。

【滑脱】

滑脱
- 预防：
  1. 妥善固定引流管。
  2. 对意识障碍或烦躁不安的患者，予以保护性约束。
  3. 保持置管处敷料清洁、干燥，如有潮湿、卷边、脱落，应及时通知护士。
  4. 加强巡视，定时检查引流系统各连接处的密闭性。
- 临床表现：
  引流管不慎从头皮滑脱，或引流管连接处不慎断开。
- 处理：
  1. 安慰患者，予平卧位。
  2. 通知医生，遵医嘱处理。
  3. 准备缝合用物，必要时予头皮缝合，及时换药。
  4. 严密观察病情，监测生命体征。

第十章

硬膜下引流管的维护

第一节 硬膜下引流管维护技术

【适用范围】

适用于出血积聚在硬膜下隙的患者。

【目的】

预防开颅术后发生的硬膜下血肿。

【定义】

此技术是指将引流管前端置于开颅术后患者的硬膜下隙,进而引流出颅内积血的技术。

【操作前准备】

1.患者准备:了解硬膜下引流管维护的目的、注意事项和配合要点。

2.环境准备:舒适、安静,光线充足,温湿度适宜。

3.护士准备:工作衣、帽、鞋穿戴整齐,符合规范,洗手,戴口罩。

4.用物准备:输液架、可调节高度的悬挂引流装置、治疗盘、碘伏消毒液、棉签、弯盘、带有刻度的量杯、胶布、治疗巾、手套、医用垃圾桶、记录单。

【操作步骤】

1.核对患者,向患者及家属解释操作目的、过程及配合方法。

2.患者取平卧位或头低足高位,暴露引流管,检查引流管是否通畅。

3.评估:

(1)评估患者意识、瞳孔、肢体活动、全身皮肤情况。

(2)妥善安置患者,取头低足高位。

(3)观察置管处敷料有无渗出、脱落等情况。

(4)观察引流管是否扭曲、折叠,确保引流管通畅。

(5)观察引流液的颜色、性质和量。

(6)评估高危管道标识是否清晰。

4.妥善固定引流管:

(1)引流管最高点应低于创腔(图10-1)。

(2)检查硬膜下引流管二次固定(图10-2)是否良好,置管处敷料是否固定稳妥。

5.观察:

(1)观察伤口敷料是否清洁、干燥。

(2)观察引流管是否打折、受压,引流管位置是否妥当。

(3)适当限制患者头部活动范围。对躁动不能合作的患者,予以保护性约束及镇静镇痛治疗。

(4)消毒引流袋出口处,倾倒引流液。

6.做好高危管道标识,记录管道名称、置管时间并签名。

7.对患者及家属的宣教:

(1)解释硬膜下引流管置管的目的及重要性。

(2)指导患者及家属配合的事项:

①活动时,动作轻柔,避免牵拉、扭曲、折叠管道。

②避免自行调节引流管的高度。

③保持置管处敷料清洁、干燥,如有潮湿、卷边、脱落,应及时通知护士。

(3)意外情况的处理:若发生意外拔管或管道移位等,应呼叫医护人员处理。

8.完成护理记录,记录引流液的颜色、性质和量。

【观察和护理要点】

1.告知患者及家属留置硬膜下引流管的目的及重要性。

2.术后早期给予补液(每日2500~3000 mL),多饮水,以利于脑复位。

3.每班观察管道固定情况,观察置管处的敷料及皮肤情况。如有松脱或污迹,应随时更换。

4.观察引流液的性质及量,做好记录。如有异常情况,应及时告知医生。

5.保持引流通畅,避免牵拉、扭曲、折叠管道。

6.保持引流系统的密闭性。搬运患者时,应夹闭引流管。

7.注意引流管的悬挂高度,引流管最高点应低于创腔。

8.硬膜下引流管的放置时间一般为术后3～5日,置管时间一般不超过1周。拔管前,密切观察患者意识、瞳孔及呼吸节律等变化,并复查头颅CT以确保拔管成功。

【注意事项】

1.患者需卧床休息,保持情绪稳定、大便通畅,必要时可口服缓泻剂。

2.告知家属不要随意搬动引流装置及调整床位的高低。

3.搬运患者时,应夹闭引流管;待患者安置稳定后,重新打开引流管。

4.妥善固定引流管,对意识障碍或烦躁不安的患者,予以保护性约束,并向家属做好宣教。

5.每日更换治疗巾。

6.加强巡视,观察引流是否通畅及引流液的颜色、性质和量。如引流不畅或引流液颜色加深或引流量过多,应及时通知医生。

【操作流程】

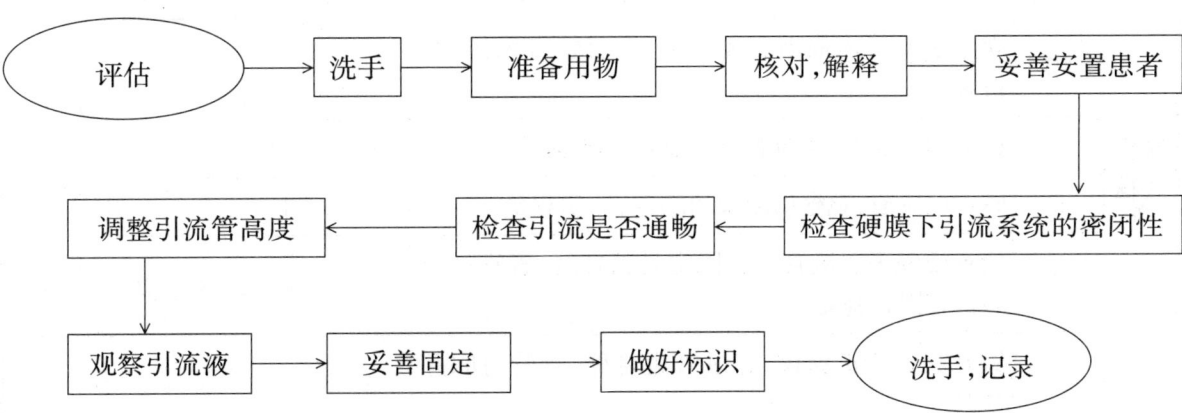

第二节 硬膜下引流管维护技术评分标准

姓名_____ 层级_____ 科室_____ 得分_____

项目	项目总分	操作要求	评分等级及分值				实际得分
			A	B	C	D	
仪表	5	工作衣、帽、鞋穿戴整齐,符合规范	5	4	3	2~0	
操作前准备	5	环境舒适、安静,光线充足	5	4	3	2~0	
	5	洗手,戴口罩	5	4	3	2~0	
	5	备齐用物,放置合理	5	4	3	2~0	
操作过程	5	确认患者身份,向患者及家属做好宣教	5	4	3	2~0	
	5	评估患者意识、瞳孔、肢体活动、全身皮肤情况	5	4	3	2~0	
	5	妥善安置患者,取头低足高位	5	4	3	2~0	
	5	观察置管处敷料有无渗血、渗液、卷边、脱落	5	4	3	2~0	
	10	观察引流管内液面有无波动,引流管有无扭曲、折叠	10	9~6	5	4~0	
	10	调节引流高度,引流管最高点应低于创腔	10	9~6	5	4~0	
	5	倾倒引流液,观察引流液的颜色、性质和量	5	4	3	2~0	
	5	检查硬膜下引流管二次固定是否良好,置管处敷料是否固定稳妥	5	4	3	2~0	
	5	做好高危管道标识,记录管道名称、置管时间并签名	5	4	3	2~0	
	5	告知患者置管及引流的目的、重要性及注意事项	5	4	3	2~0	
	5	整理床单位,妥善安置患者	5	4	3	2~0	
操作后	8	洗手,正确记录	8	7~5	4	3~0	
质量控制	7	对患者的态度,与患者的沟通,对患者的关心,操作熟练程度	7	6~4	3	2~0	
总计	100						

第三节 硬膜下引流管维护技术风险防范流程

维护硬膜下引流管时，存在引流管堵塞、出血、感染、滑脱等风险，具体防范流程如下。

【堵塞】

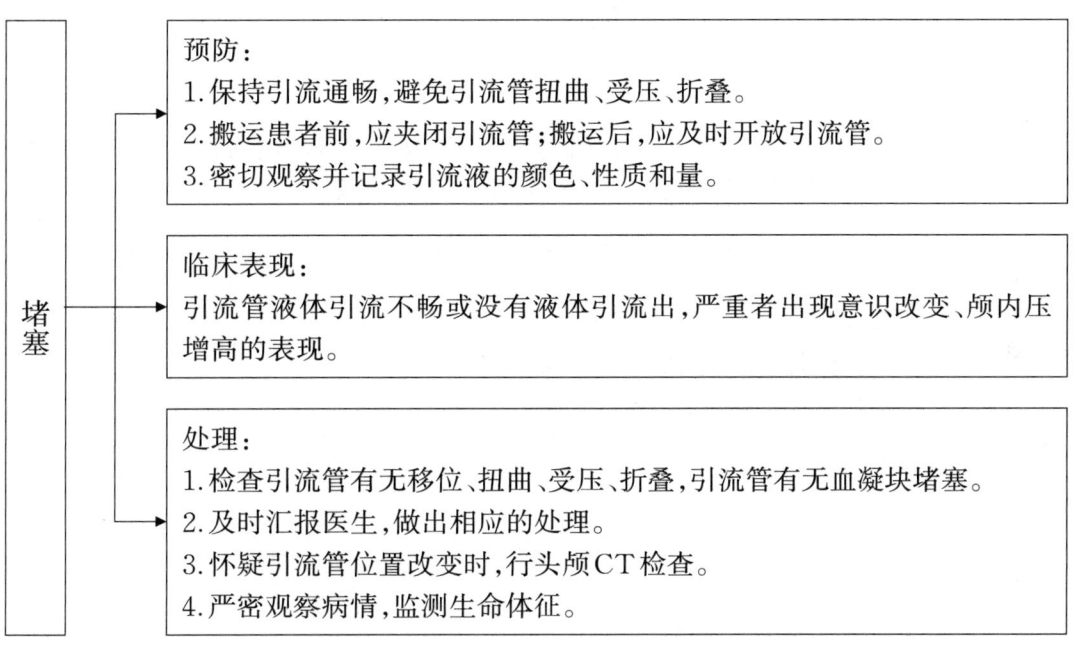

【出血】

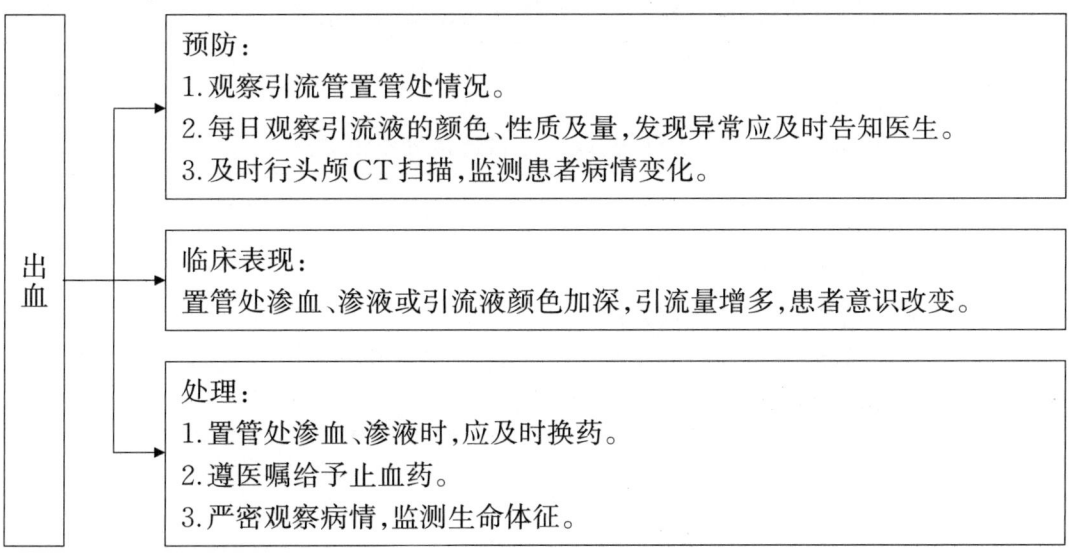

【感染】

感染

预防:
1. 严格执行无菌操作。
2. 保持引流系统的密闭性,避免引流管漏液和逆流,防止引流管外口与引流袋中的液体接触。
3. 搬运患者时,应夹闭引流管。

临床表现:
引流管周围皮肤出现红、肿、热、痛,引流液检查示白细胞计数高于正常值,严重者有全身症状,如发热、畏寒、败血症等。

处理:
1. 遵医嘱给予抗菌药治疗。
2. 置管处渗血、渗液时,应及时换药。
3. 严密观察病情,监测生命体征。

【滑脱】

滑脱

预防:
1. 妥善固定引流管。
2. 对意识障碍或烦躁不安的患者,予以保护性约束。
3. 保持置管处敷料清洁、干燥,如有潮湿、卷边、脱落,应及时通知护士。
4. 加强巡视,定时检查引流系统各连接处的密闭性。

临床表现:
引流管不慎从头皮滑脱,或引流管连接处不慎断开。

处理:
1. 安慰患者,予平卧位。
2. 通知医生,遵医嘱处理。
3. 准备缝合用物,必要时予头皮缝合,及时换药。
4. 严密观察病情,监测生命体征。

第十一章

腰大池引流管的维护

第一节 腰大池引流管维护技术

【适用范围】

1. 部分Fisher 3~4级的蛛网膜下隙出血。
2. 部分脑室出血。
3. 因中枢神经系统感染需要进行抗菌药物治疗。
4. 脑脊液漏的辅助治疗。

【目的】

1. 释放脑脊液,降低颅内压。
2. 引流出血性脑脊液,减轻患者的脑膜刺激症状。
3. 鞘内注射给药。
4. 留取脑脊液标本,进行实验室检查。

【定义】

此技术是指将引流管前端置于经腰椎间隙穿刺后患者的椎管蛛网膜下隙内,将超过正常容量的脑脊液或血性液经引流管引出,可以降低颅内压力的技术。

【操作前准备】

1. 患者准备:了解腰大池引流管维护的目的、注意事项和配合要点。
2. 环境准备:舒适、安静,光线充足,温湿度适宜。
3. 护士准备:工作衣、帽、鞋穿戴整齐,符合规范,洗手,戴口罩。
4. 用物准备:输液架、可调节高度的悬挂引流装置、治疗盘、碘伏消毒液、棉签、弯盘、量杯、胶布、手套、医用垃圾桶、记录单。

【操作步骤】

1.核对患者,向患者及家属解释操作目的、过程及配合方法。

2.患者取侧卧位,暴露引流管,检查引流管是否通畅。

3.评估：

(1)观察患者意识、瞳孔、肢体活动和全身皮肤情况。

(2)观察背部置管处敷料有无渗出、脱落等异常情况(图11-1)。

(3)检查腰大池引流管各个连接处的密闭性,查看三通接头是否处于开放状态(图11-2),观察引流管内液面有无波动,引流管有无扭曲、折叠,确保引流管通畅。

(4)观察引流液的颜色、性质和量。

(5)评估高危管道标识是否清晰。

4.妥善固定引流管：

(1)腰大池引流瓶应悬挂于床头,遵医嘱调节引流管最高点高度。

(2)检查腰大池引流管二次固定是否良好,置管处敷料是否固定稳妥。

5.观察：

(1)穿刺点敷料是否清洁、干燥。

(2)观察引流管是否打折、受压及引流管位置是否妥当。引流管管内液平面是否随呼吸、脉搏波动。若引流早期观察引流管中液平面无波动,多考虑为管腔堵塞所致,可适当挤压引流管,以保证引流通畅,必要时重新置管。

(3)对躁动不能合作的患者,予以保护性约束及镇静镇痛治疗。

(4)消毒引流袋出口处,倾倒引流液。

6.做好高危管道标识,记录管道名称、置管时间并签名。

7.对患者及家属的宣教：

(1)解释腰大池引流管置管的目的及重要性。

(2)指导患者及家属的配合事项：

①活动时,动作轻柔,避免牵拉、扭曲、折叠管道。

②避免自行调节引流管的高度。

③保持穿刺处敷料清洁、干燥,如有潮湿、卷边、脱落,应及时通知护士。

(3)意外情况的处理：若发生意外拔管或者管道移位等情况,应呼叫医护人员处理。

8.完成护理记录,记录引流液的颜色、性质和量。

【观察和护理要点】

1. 告知患者及家属留置腰大池引流管的目的及重要性。
2. 每班观察管道固定情况,观察穿刺处的敷料及皮肤情况。如有松脱或污迹,应随时更换。
3. 观察腰大池引流液的颜色、性质及量,做好记录。如有异常情况,应及时告知医生。
4. 保持引流通畅,避免牵拉、扭曲、折叠管道。
5. 保持引流系统的密闭性,搬运患者时,应夹闭引流管。
6. 注意引流管的悬挂高度,遵医嘱调节。
7. 腰大池引流管的放置时间一般为7~10日,不应超过2周。拔管前,密切观察患者的意识、瞳孔及呼吸节律等变化,并复查头颅CT以确保拔管成功。

【注意事项】

1. 患者需卧床休息,保持情绪稳定、大便通畅,必要时可口服缓泻剂。
2. 向家属宣教不要随意搬动引流装置及调整床位的高低。
3. 搬运患者时,应夹闭引流管;待患者安置稳定后,重新打开引流管。
4. 妥善固定引流管。对意识障碍或烦躁不安的患者,予以保护性约束。
5. 加强巡视,观察引流是否通畅及引流液的颜色、性质和量;如引流不畅或引流液颜色加深或引流量过多,应及时通知医生。

【操作流程】

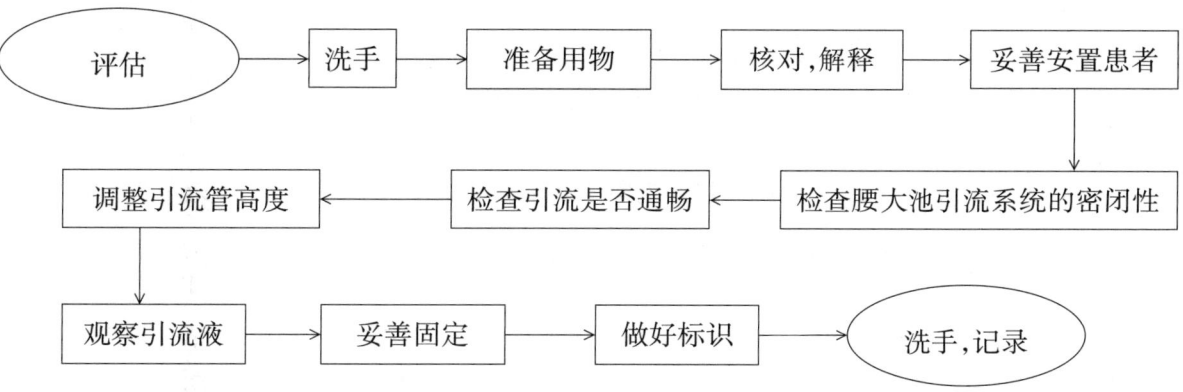

第二节 腰大池引流管维护技术评分标准

姓名_____ 层级_____ 科室_____ 得分_____

项目	项目总分	操作要求	评分等级及分值				实际得分
			A	B	C	D	
仪表	5	工作衣、帽、鞋穿戴整齐,符合规范	5	4	3	2~0	
操作前准备	5	环境舒适、安静,光线充足	5	4	3	2~0	
	5	洗手,戴口罩	5	4	3	2~0	
	5	备齐用物,放置合理	5	4	3	2~0	
操作过程	5	确认患者身份,向患者及家属做好宣教	5	4	3	2~0	
	5	评估患者意识、瞳孔、肢体活动、全身皮肤情况	5	4	3	2~0	
	5	妥善安置患者,取合适体位	5	4	3	2~0	
	5	观察穿刺处敷料有无渗血、渗液、卷边、脱落	5	4	3	2~0	
	10	检查腰大池引流管各个连接处的密闭性,查看三通接头是否处于开放状态,观察引流管内液面有无波动,引流管有无扭曲、折叠	10	9~6	5	4~0	
	10	根据引流量及医嘱调节引流高度	10	9~6	5	4~0	
	5	倾倒引流液,观察引流液的颜色、性质和量	5	4	3	2~0	
	5	检查腰大池引流管二次固定是否良好,穿刺处敷料是否固定稳妥	5	4	3	2~0	
	5	做好高危管道标识,记录管道名称、置管时间并签名	5	4	3	2~0	
	5	告知患者置管及引流的目的、重要性及注意事项	5	4	3	2~0	
	5	整理床单位,妥善安置患者	5	4	3	2~0	
操作后	8	洗手,正确记录	8	7~5	4	3~0	
质量控制	7	对患者的态度,与患者的沟通,对患者的关心,操作熟练程度	7	6~4	3	2~0	
总计	100						

第三节　腰大池引流管维护技术风险防范流程

维护腰大池引流管时,存在出血、堵塞、感染、滑脱等风险,具体防范流程如下。

【出血】

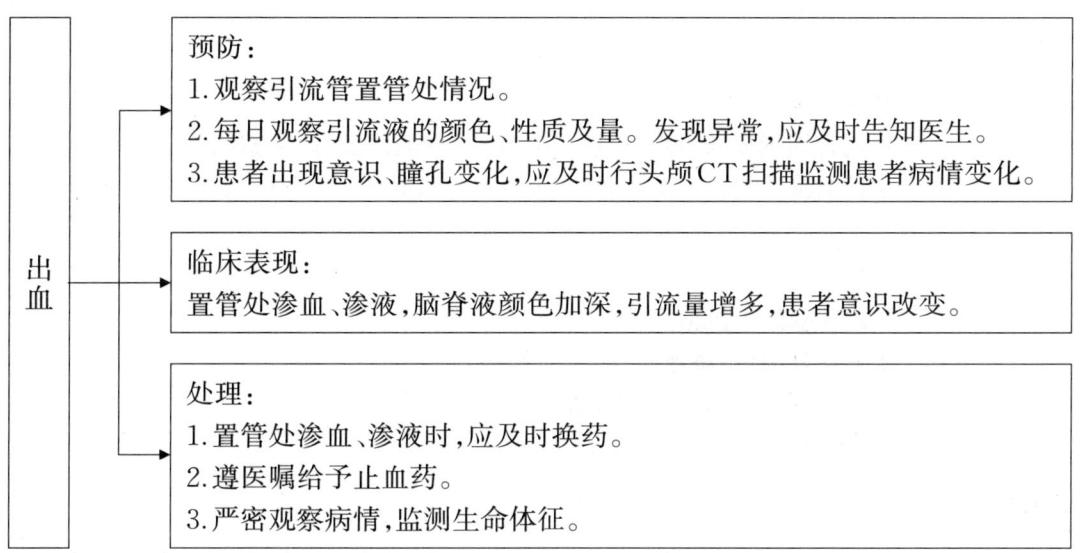

【堵塞】

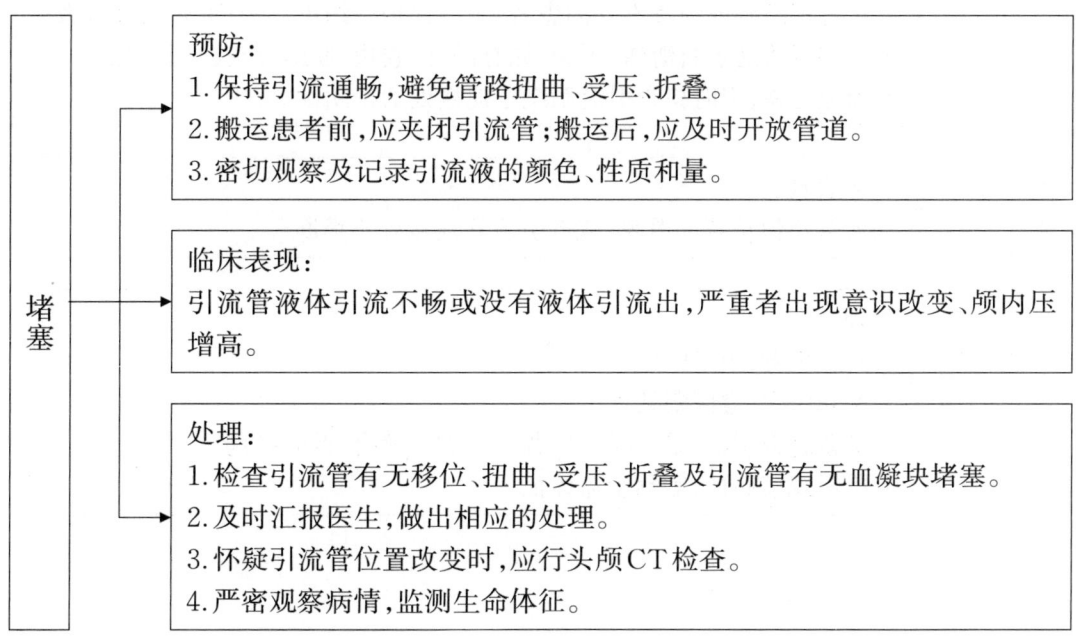

【感染】

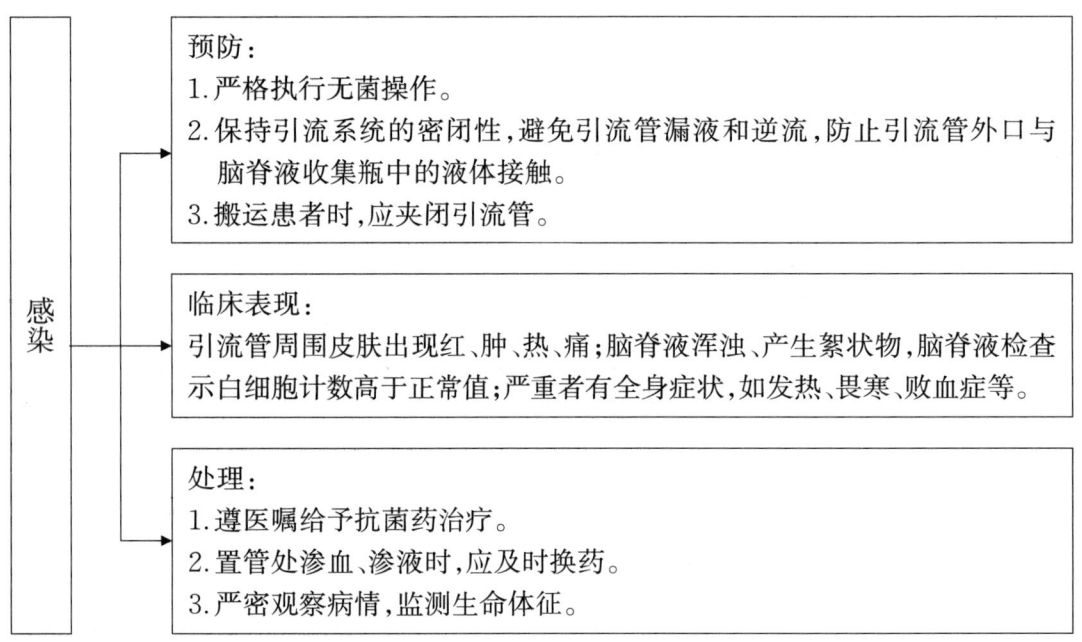

感染
- 预防：
  1. 严格执行无菌操作。
  2. 保持引流系统的密闭性，避免引流管漏液和逆流，防止引流管外口与脑脊液收集瓶中的液体接触。
  3. 搬运患者时，应夹闭引流管。
- 临床表现：
  引流管周围皮肤出现红、肿、热、痛；脑脊液浑浊、产生絮状物，脑脊液检查示白细胞计数高于正常值；严重者有全身症状，如发热、畏寒、败血症等。
- 处理：
  1. 遵医嘱给予抗菌药治疗。
  2. 置管处渗血、渗液时，应及时换药。
  3. 严密观察病情，监测生命体征。

【滑脱】

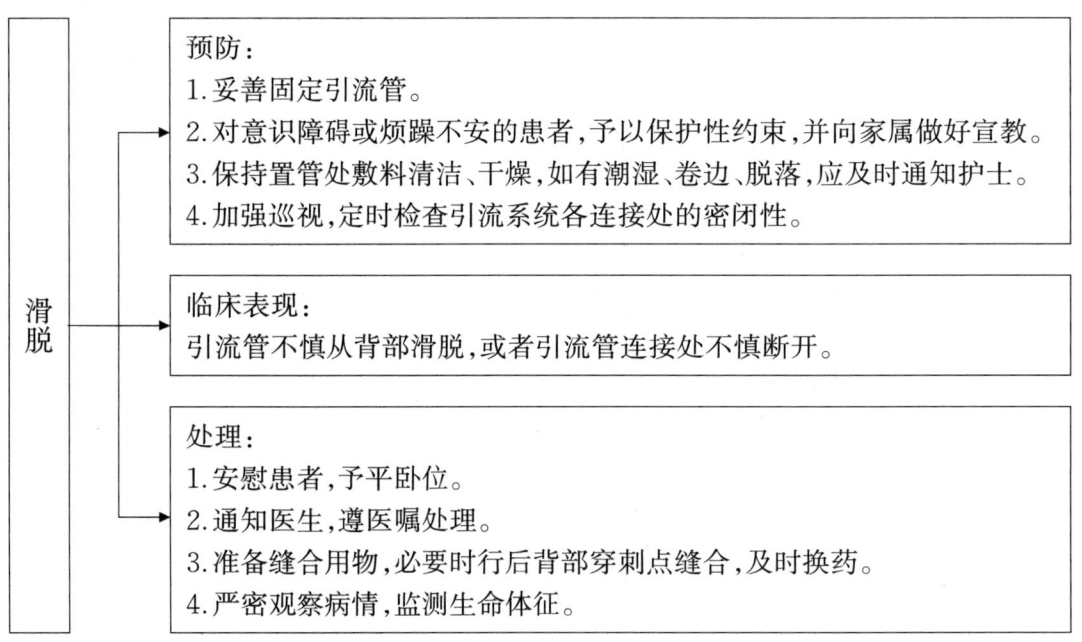

滑脱
- 预防：
  1. 妥善固定引流管。
  2. 对意识障碍或烦躁不安的患者，予以保护性约束，并向家属做好宣教。
  3. 保持置管处敷料清洁、干燥，如有潮湿、卷边、脱落，应及时通知护士。
  4. 加强巡视，定时检查引流系统各连接处的密闭性。
- 临床表现：
  引流管不慎从背部滑脱，或者引流管连接处不慎断开。
- 处理：
  1. 安慰患者，予平卧位。
  2. 通知医生，遵医嘱处理。
  3. 准备缝合用物，必要时行后背部穿刺点缝合，及时换药。
  4. 严密观察病情，监测生命体征。

第十二章 负压封闭引流管的维护

第一节 负压封闭引流管维护技术

【适用范围】

1. 创伤创面：皮肤撕脱伤；严重软组织挫裂、缺损；大的血肿和积液；严重烧伤、电烧伤和热压伤致深度组织损伤创面。

2. 慢性难愈合性创面：糖尿病足溃疡，压力性溃疡；下肢静脉曲张、血栓或动脉栓塞等血管性溃疡；感染性溃疡；窦道瘘管；外科术后切口愈合不良。

3. 骨科创面：骨筋膜室综合征，开放性骨折合并软组织缺损、肌腱外漏或骨外漏，急慢性骨髓炎及创面愈合不良，关节腔感染。

4. 其他：植皮或皮瓣移植术后，对植皮区的保护。

【目的】

1. 高效、全方位彻底去除腔隙或创面的分泌物和坏死组织，隔绝创面与外环境接触的感染机会。

2. 增加创面血供，改善微循环，减轻水肿，促进肉芽组织和上皮细胞的生长，促进创面的愈合。

3. 减少换药频率，减轻患者痛苦，有效地控制创面的渗出与异味。

【定义】

此技术是指以VSD材料及生物半透膜作为创面和外界的中介，将创面或体腔与外界隔绝，并对其进行持续负压吸引的新型高效引流技术。

【操作前准备】

1.患者评估与准备：

(1)评估患者心理，告知负压封闭引流术(vacuum sealing drainage，VSD)的重要性及术后配合要点，消除其恐惧紧张心理。

(2)评估患者创面和术区部位，并于术前做好床上排便体位训练。

2.环境准备：舒适、安静，光线充足，温湿度适宜，有稳定电源，便于操作。

3.护士准备：工作衣、帽、鞋穿戴整齐，符合规范，洗手、戴口罩。

4.用物准备：负压引流装置包括负压吸引机器1个、负压吸引瓶外胆1个及无菌内胆1个、负压引流连接管2根、无菌Y形接头1~2个、灭菌手套、导管标签。如需创面持续冲洗，可根据医嘱准备药液、可调节输液器和"创面冲洗"警示牌。

【操作步骤】

1.患者VSD术后返回病房，核对患者，做好交接，并妥善安置体位，解释操作目的和注意事项。

2.将负压引流管与负压瓶、负压机器连接，再连接患者端引流管(图12—1)，注意无菌操作。

3.将负压机器电源线插头连接到220 V交流电电源上，开机，根据医嘱设置负压值大小和吸引方式，启动机器。

4.检查负压装置有无漏气，填写导管标签日期，分别粘贴于患者近端引流管和机器端引流管靠近负压瓶处。

5.如需创面持续冲洗，应再次核对患者，将配置好的创面冲洗液连接可调节输液器，排气后连接患者端引流管，并根据医嘱调节好滴速，悬挂"创面冲洗"警示牌(图12—2)。

6.病情观察：

(1)观察引流液的颜色、性质、量，如为大量鲜血，应立即停止并报告医生处理。

(2)观察患者末梢血液循环及有无疼痛，及时处理。

(3)观察VSD敷料有无干结、变硬，封闭膜有无漏气、隆起，负压是否在恒定的有效范围。

(4)管道有无阻塞或引流不畅。

(5)如有冲洗液，是否匀速滴注。

(6)有无封闭膜过敏、关节僵硬等并发症。

7.健康宣教：

(1)告知患者保持负压密封和恒定的重要性，切不可私自断开引流管或调节负压值。

(2)术区抬高20°～30°，并避免受压。床上活动时，注意不要使半透膜卷边，避免引流管牵拉、扭曲、受压、打折，确保有效引流。

(3)负压引流瓶满3/4时，或创面冲洗液输注完毕后，如患者出现疼痛或不适，应及时呼叫护士处理。

(4)做好床上大小便的护理，避免污染术区。

(5)意外情况的处理：发生管道脱落或创面渗血较多或机器故障、术区封闭膜漏气隆起等情况，应立即呼叫医护人员处理。

(6)并发症的预防：指导患者进行远端关节屈伸、旋转练习及局部的肌肉收缩运动，防止静脉血栓形成、关节僵硬和肌肉萎缩、便秘等。

8.整理床单位，处理用物，洗手，记录护理单。

【观察和护理要点】

1.术后护理的"四个观察重点"：

(1)负压源的负压力是否恒定在治疗设置范围内。

(2)VSD材料是否漏气、膨胀。

(3)有无大量新鲜血液被吸出。

(4)术区疼痛、末梢血液循环情况。

2.术后护理"七个要点"：

(1)保持引流系统的密闭性，负压恒定有效；VSD封闭膜卷边、漏气时，应及时处理；床上翻身活动时，避免引流管牵拉、打折。

(2)负压引流瓶内胆每24h更换一次，或引流液面满3/4时应立即更换。防止引流液逆流而引发感染或机器故障。

(3)术区抬高20°～30°，避免受压；引流瓶悬挂于床边，避免被碰翻或倾倒。

(4)观察并记录引流液的颜色、性质、气味、量。如有大量新鲜血液被吸引出时，应立即停止吸引，并立即报告医生处理。

(5)24h匀速输注创面冲洗液，护士应经常巡视病房，查看创面冲洗输注情况。

(6)做好患者疼痛管理及宣教。

(7)预防并发症，防止静脉血栓形成、关节僵硬和肌肉萎缩、便秘等。

【操作流程】

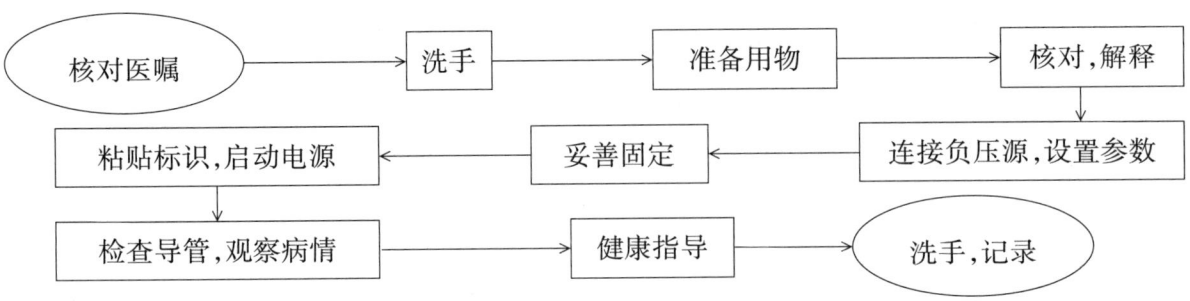

第二节　负压封闭引流管维护技术评分标准

姓名_____ 层级_____ 科室_____ 得分_____

项目	项目总分	操作要求	评分等级及分值 A	B	C	D	实际得分
仪表	5	环境舒适、安静,光线充足,湿温度适宜,有稳定电源	5	4	3	2~0	
操作前准备	5	工作衣、帽、鞋穿戴整齐,符合规范,洗手,戴口罩	5	4	3	2~0	
	5	核对、评估患者,取得其配合	5	4	3	2~0	
	5	备齐用物,放置合理	5	4	3	2~0	
操作过程	5	核对,确认医嘱,携用物至患者床边	5	4	3	2~0	
	5	核对患者身份(腕带),做好宣教	5	4	3	2~0	
	15	连接负压吸引连接管和机器负压源,将负压机器电源线插头连接到220 V交流电电源上,开机,设置负压值大小和吸引方式,检查吸引器性能,再连接患者端引流管,松开调节器,检查负压系统是否密封,注意无菌操作	15~11	10~6	5	4~0	
	10	妥善固定导管,填写标签日期,分别粘贴于患者近端引流管和机器端引流管靠近负压瓶处	10~9	8~7	6~5	4~0	
	10	检查导管,观察病情及引流局部、全身情况	10~9	8~7	6~5	4~0	
	10	详细交代患者注意事项	10~9	8~7	6~5	4~0	
	5	抬高患肢,调整舒适体位,给予患者人文关怀	5	4	3	2~0	
操作后	5	整理床单位,整理用物	5	4	3	2~0	
	5	洗手,记录护理单	5	4	3	2~0	
质量控制	5	提问护士,回答正确、流畅	5	4	3	2~0	
	5	操作熟练,动作轻稳,程序流畅,沟通能力和爱伤观念强	5	4	3	2~0	
总计	100						

第三节　负压封闭引流管维护技术风险防范流程

维护负压封闭引流管时,存在阻塞、引流装置漏气、创面感染和出血等风险,具体防范流程如下。

【堵塞】

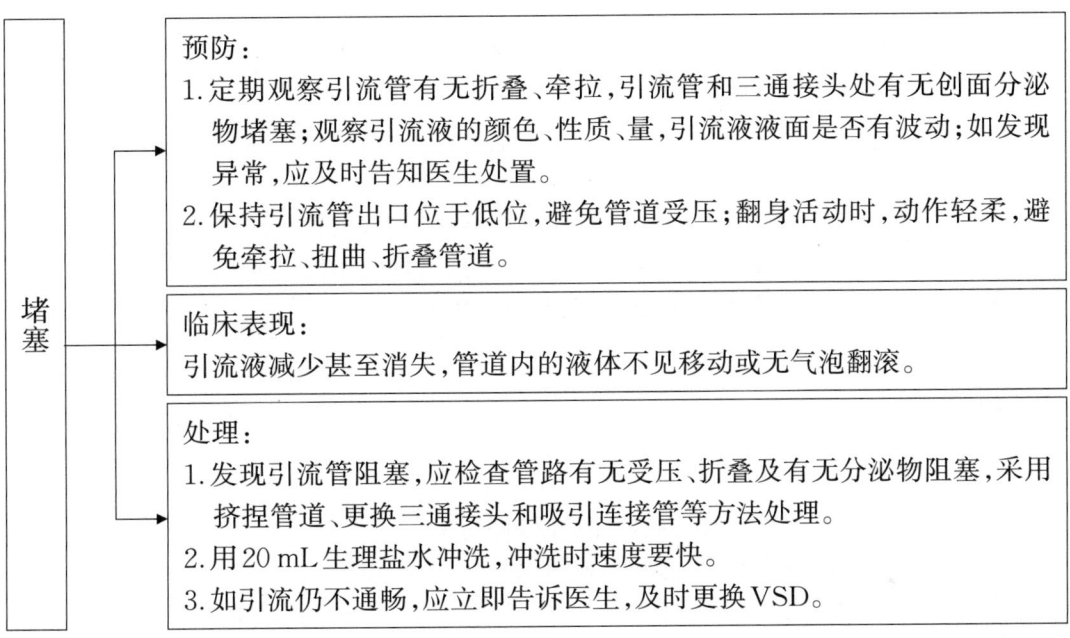

【引流装置漏气】

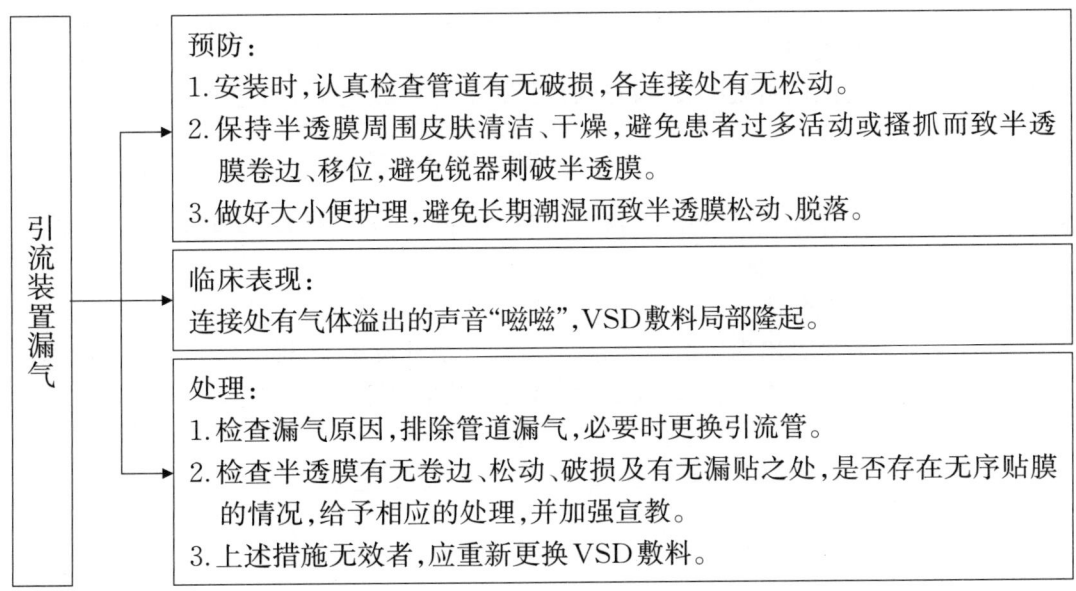

【创面感染】

创面感染

预防：
1. 严格执行无菌操作，每日及时更换负压引流瓶内胆，每周定期更换引流管。更换前，应夹闭近端引流管，防止逆流。
2. 密切观察患肢局部肿胀情况及患者生命体征（有无发热及患肢疼痛）。

临床表现：
患者出现体温升高，患肢剧痛加剧，创面周围出现红肿、分泌物，创周有异味。

处理：
1. 立即通知医生，更换负压引流装置，必要时重新换药，清创。
2. 进行细菌培养，根据细菌培养结果，合理使用抗生素。
3. 遵医嘱完善相关检查，如血常规、脑钠肽、血沉等。

【出血】

出血

预防：
1. 术前检查患者凝血功能，充分评估患者。
2. 术前停止使用抗凝药，如阿司匹林、华法林等。
3. 术后密切观察引流液的颜色、性质和量，并做好患者宣教。若发现引流瓶内出现大量鲜红色液体，应立即通知医生。观察患者有无失血性休克的表现。

临床表现：
短时间内引流出大量新鲜血液，VSD材料颜色呈淡红色或暗红色。

处理：
1. 立即停止负压吸引，制动患肢，通知医生紧急处置，必要时拆除引流装置，彻底止血。
2. 遵医嘱使用止血药，注意用药效果及不良作用。
3. 若患者出现失血性休克，应立即加快补液速度，根据医嘱留取血标本，进行输血准备，以及给予吸氧、心电监护等对症处理。

第十三章

导尿管置管及维护

第一节　导尿管置管及维护技术

【适用范围】

需要留置导尿管的患者。

【目的】

1. 采集患者未受污染的尿标本做细菌培养。
2. 为尿潴留患者引流尿液,可减轻其痛苦。
3. 用于术前膀胱减压及下腹部、盆腔器官手术中持续排空膀胱,避免术中误伤膀胱。
4. 尿道损伤早期或手术后作为支架引流,经尿道对膀胱进行药物灌注治疗。
5. 患者昏迷、尿失禁或会阴部有损伤时,可保持会阴部干燥、清洁,避免尿液刺激。
6. 抢救休克或危重患者时,准确记录尿量、比重,为病情变化提供依据。
7. 测量膀胱容量、压力及残余尿量,向膀胱内注入造影剂或气体以协助诊断。
8. 为膀胱肿瘤患者进行膀胱化疗。

【定义】

此技术是指在严格无菌操作下,经尿道插入导管至膀胱内引流尿液的技术。常用的气囊导尿管有双腔气囊导尿管和三腔气囊导尿管两种类型,其中三腔气囊导尿管常用于前列腺及膀胱肿瘤术后,以利于持续冲洗膀胱,防止血凝块堵塞管道。

【操作前准备】

1. 患者准备:取合适卧位。
2. 环境准备:舒适、安静,光线充足。

3.护士准备:工作衣、帽、鞋穿戴整齐,符合规范,洗手,戴口罩。

4.用物准备:治疗车上层,备有一次性导尿包(为生产厂商提供的灭菌导尿用物包,包括初步消毒、再次消毒和导尿用物。初步消毒用物有小方盘,内盛数个碘伏消毒液棉球袋、镊子、纱布、手套;再次消毒和导尿用物有无菌手套、孔巾、气囊导尿管、消毒液棉球袋4个、镊子2把、自带无菌液体的10 mL注射器、润滑油棉球袋、标本瓶、纱布、集尿袋、外包治疗巾、无菌弯盘等)、速干手消毒液、弯盘,一次性垫巾或小橡胶单、治疗巾、浴巾(图13-1)。治疗车下层,备有生活垃圾桶、医用垃圾桶。必要时,备屏风等。

【操作步骤】

1.确认医嘱有效。

2.了解病情,向患者解释导尿目的及配合事项,取得患者的配合(昏迷患者除外),评估膀胱充盈和会阴部情况。

3.洗手,戴口罩,准备用物。

4.将治疗车推至床尾,核对患者姓名、病案号。

5.关好门窗,拉好床帘或用屏风遮挡,松开床尾盖被。

6.于患者右侧协助其将上衣拉至腰部,解开裤带,脱去对侧裤腿,并将其覆盖在近侧腿上,盖上浴巾,对侧腿用被遮盖,注意保暖患者。患者取仰卧屈膝位,双手放于胸前,两腿略向外展以暴露外阴。

7.将治疗巾垫于患者臀下,弯盘置于近外阴处,护士消毒双手,核对用物,检查并打开导尿包,取出初步消毒用物。

8.根据男女患者尿道的解剖特点进行消毒、导尿。

▲女患者留置导尿

(1)初步消毒:操作者左手戴手套,将消毒棉球倒入小方盘内,右手持镊夹取棉球,消毒阴阜及两侧大阴唇(先对侧后近侧),接着用左手拇指、食指分开大阴唇,右手消毒两侧小阴唇、尿道口连同肛门,顺序由外向内、自上而下,每个棉球限用一次,使用后的棉球及手套放于弯盘内,移至床尾。

(2)打开导尿包:用手消毒液消毒双手后,将导尿包置于患者两腿之间,按无菌技术操作原则打开内层包布。

(3)戴无菌手套,铺孔巾:取出无菌手套并戴好,取出孔巾,铺在患者外阴处并暴露会阴部。嘱患者勿移动体位,以免污染无菌区。

(4)整理用物,润滑尿管:按操作顺序排列无菌用物,检查气囊的完整性和膨胀性,用液状石蜡油棉球润滑导尿管前端2.5~5 cm。取消毒棉球置于无菌弯盘内。

(5)再次消毒：左手拇指、食指分开，固定小阴唇；右手用镊子夹消毒棉球自上而下、由内向外分别消毒尿道口及两侧小阴唇，再到尿道口，每个棉球限用一次（消毒尿道口时，停留片刻，使消毒液与尿道口黏膜充分接触，以达到消毒的目的）。污染棉球、镊子置于弯盘内，移出无菌区。

(6)导尿：左手继续固定小阴唇，右手将另一无菌弯盘置于洞巾口旁，嘱患者慢慢呼吸，右手持血管钳夹取导尿管，对准尿道口轻轻插入尿道4~6 cm，见尿液流出后再插入1~2 cm，松开左手，下移固定导尿管，将尿液引入无菌弯盘内。

▲男患者留置导尿

(1)初步消毒：操作者左手戴手套，将消毒棉球倒入小方盘内，右手持镊夹取棉球初步消毒，依次为阴阜、阴茎（自阴茎根部向尿道口擦拭）、阴囊，接着用无菌纱布裹住阴茎将包皮向后推，显露尿道口。自尿道口由内向外旋转擦拭消毒，注意包皮和冠状沟的消毒，消毒3遍，每个棉球限用一次。使用后的棉球及手套放于弯盘内，移至床尾。

(2)打开导尿包：用手消毒液消毒双手后，将导尿包放在患者两腿之间，按无菌技术操作原则打开内层包布。

(3)戴无菌手套，铺孔巾：取出无菌手套并戴好，取出孔巾，铺在患者的外阴处并暴露阴茎。

(4)整理用物，润滑尿管：按操作顺序排列无菌用物，检查气囊的完整性和膨胀性，用液状石蜡油棉球润滑导尿管前端12.5~17.5 cm。取消毒棉球置于无菌弯盘内。

(5)再次消毒：将无菌弯盘移至外阴处，一手用无菌纱布包住阴茎将包皮向后推，暴露尿道口；另一只手持镊夹取消毒棉球再次消毒尿道口、龟头及冠状沟。污染棉球、镊子置于无菌弯盘内，移出无菌区。

(6)导尿：一手继续持无菌纱布固定阴茎并将其提起，使之与腹壁成60°，嘱患者张口呼吸，右手持镊夹持导尿管，对准尿道口轻轻插入尿道20~22 cm，见尿液流出后再插入1~2 cm，用无菌弯盘接取尿液。如因膀胱颈部肌肉收缩而产生阻力，可稍停片刻，嘱患者张口缓慢深呼吸，再缓缓插入导尿管，切忌暴力。

9.向气囊导尿管的气囊内注入无菌生理盐水10~15 mL，轻拉导尿管以证实导尿管已被固定。需做尿培养者，用无菌试管接取尿液5 mL，盖紧瓶盖，置合适处。

10.将导尿管末端与集尿袋相连，引流管应流出足够患者翻身的长度，防止患者因翻身而使导尿管滑脱。

11.撤下洞巾，擦净外阴或尿道口，脱去手套置于无菌弯盘内，撕取宽胶布在大腿内侧以高举平台法固定导尿管,挂于近侧床沿。

12. 移去用物,协助患者穿裤,整理床单位。

13. 导管上标识名称、有效期,贴于导尿管末端,告知患者注意事项。

14. 观察尿液的量、颜色、性质及患者的反应等。

15. 整理床单位,妥善安置患者,分类处理用物,洗手,记录。

【观察和护理要点】

1. 保持引流系统的密闭性,若导尿管不慎脱出或留置导尿装置的无菌性和密闭性被破坏时,应立即更换导尿管或引流装置。

2. 保持导尿管引流通畅,避免引流管扭曲、折叠、受压;引流袋始终低于膀胱水平,避免接触地面;使用个人专用的收集容器及时清空引流袋中的尿液。清空引流袋中的尿液时,要遵循无菌操作原则,防止尿袋开放活塞接触未灭菌的集尿容器。一般情况下,每4h或当引流袋内的尿液超过2/3时或转运患者前,均应该清空引流袋。妥善固定导尿管,防止导尿管移位或尿道受牵拉。男患者可将导尿管固定于腹部,女患者可将导尿管固定于大腿部。清洁时,从会阴部向直肠方向擦洗,注意保护导尿管,不应将导尿管浸入水中。

3. 在导尿及集尿的过程中,采取标准的预防措施。

4. 包皮口狭窄者,导尿后应及时将包皮复位,防止形成嵌顿。

5. 为老年女性插管时,应仔细观察、确认,避免误入阴道。如误入阴道,应更换无菌导尿管重新插管。

6. 短期留置导尿,除非临床需要,否则不建议常规更换引流袋。长期留置者,可每周更换防返流引流袋一次。

7. 留置导尿管的患者应保持良好的个人卫生,可用生理盐水、灭菌注射用水或温水清洗尿道口、会阴部、导管表面。大便失禁患者应先清洁再消毒。

8. 在病情允许的情况下,鼓励患者每日摄入2000 mL以上水分(包括口服和静脉输液等),禁饮浓茶和咖啡,预防结石的形成。

9. 观察尿液的颜色、量、性质、气味,如发现尿液浑浊、沉淀、有结晶时,应报告医生。

10. 患者离床活动时,应妥善安置导尿管及引流袋。搬运患者时,应先夹闭引流管,防止尿液逆流;搬运结束后,应及时打开引流管,保持引流通畅。

11. 需要长期留置导尿管的患者,不宜频繁更换导尿管。

12. 每日评估留置导尿管的必要性。一旦病情允许,应立即拔除导尿管,尽可能缩短留置导尿管的时间。拔除了导尿管后,应观察患者排尿情况。

13.带管出院者的健康宣教:

(1)解释带管出院的原因及注意事项。

(2)指导患者尽量维持导尿系统的密闭性。

(3)向患者进行引流袋日常护理宣教,引流袋排尿端不可接触集尿器或地面。

【注意事项】

1.严格执行查对制度和无菌操作。注意保护患者隐私,并采取适当的保暖措施防止患者着凉。

2.选择粗细合适的导尿管,大号导尿管(＞16 Fr)可扩张尿道,但会对尿道和膀胱颈造成永久性损伤,还会导致膀胱痉挛和导尿管周围漏尿。尽量使用最小号的导尿管,将创伤降至最小,并促进尿道旁腺的充分引流,这样可降低发生感染的风险。

3.插管时,动作宜轻柔,避免损伤患者尿道黏膜。

4.对膀胱高度膨胀且极度虚弱的患者,第一次放尿不超过1000 mL,以防患者出现虚脱或血尿。

5.为避免损伤和导致泌尿系统的感染,必须掌握男性和女性尿道的解剖特点。

6.除非具有临床指征(如术后拔除导尿管后发生菌尿症),否则无论短期或长期使用导尿管的患者,均不应常规使用抗生素来预防导尿管相关性泌尿道感染。

【操作流程】

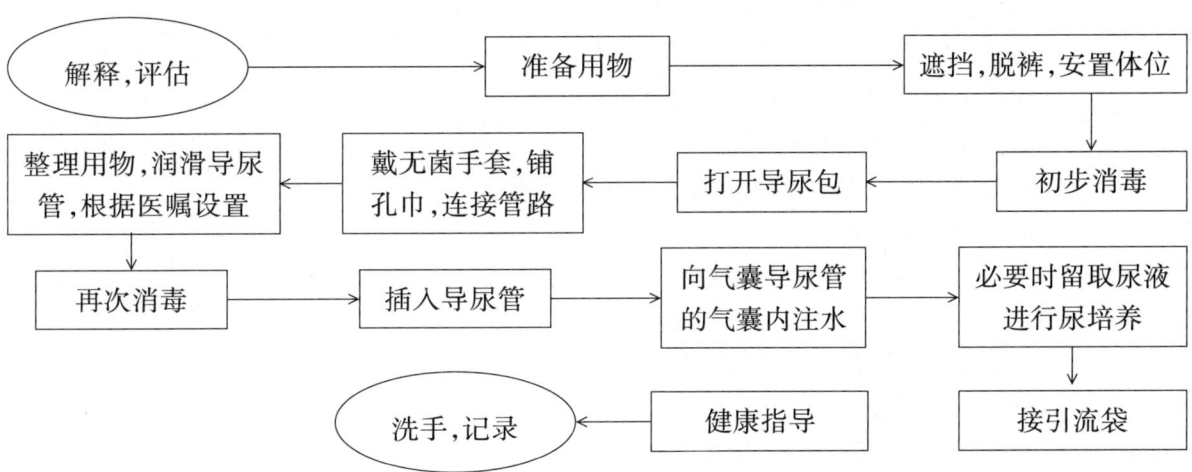

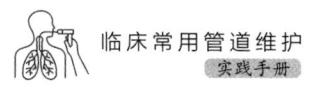

第二节 导尿管置管及维护技术评分标准

姓名_____ 层级_____ 科室_____ 得分_____

项目	项目总分	操作要求	评分等级及分值				实际得分
			A	B	C	D	
仪表	5	工作衣、帽、鞋穿戴整齐,符合规范	5	4	3	2～0	
操作前准备	2	环境舒适、安静,光线充足	2	1.5	1	0	
	2	洗手,戴口罩	2	1.5	1	0	
	4	备齐用物,放置合理	4	3	2	1～0	
	2	检查一次性物品质量	2	1.5	1	0	
操作过程	3	确认有效医嘱,核对姓名、病案号	3	2	1	0	
	3	向患者解释,评估膀胱充盈度及外阴部情况	3	2	1	0	
	3	注意遮挡,松开尾被	3	2	1	0	
	5	患者双手放于胸前,脱去对侧裤腿,并将其覆盖于近侧腿上,盖上浴巾,对侧腿用被遮盖,两腿略向外展以暴露外阴	5	4	3	2～0	
	3	将治疗巾垫入臀下,弯盘置于近外阴处	3	2	1	0	
	3	核对用物,检查并打开导尿包,取出初步消毒用物	3	2	1	0	
	7	左手戴手套,右手持镊夹取棉球,正确消毒外阴,由外向内、自上而下消毒	7	6	5	4～0	
	5	消毒双手后,将导尿包置于患者两腿之间,打开内层包布	5	4	3	2～0	
	7	戴好无菌手套,取出孔巾,铺在患者外阴处并暴露会阴部	7	6	5	4～0	
	5	分开2个弯盘,排列用物,导尿管试气并润滑	5	4	3	2～0	
	8	再次消毒外阴,自上而下、由内向外消毒	8	7～5	4	3～0	
	8	按照正确手法插入导尿管	8	7～5	4	3～0	
	5	向气囊导尿管的气囊内注入无菌生理盐水10～15 mL,必要时做尿培养	5	4	3	2～0	
	5	撤下洞巾,脱去手套,撕取宽胶布,在大腿内侧以高举平台法固定导尿管,挂于近侧床沿。	5	4	3	2～0	
	5	移去用物,导管上标识名称、有效期,贴于导尿管末端,告知患者注意事项	5	4	3	2～0	
操作后	5	观察尿液的颜色、性质、量及患者的反应	2	1.5	1	0	
		整理床单位,妥善安置患者,分类处理用物	3	2	1	0	
质量控制	5	对患者的态度,与患者的沟通,操作熟练程度	5	4	3	2～0	
总计	100						

第三节　导尿管置管及维护技术风险防范流程

置管及维护导尿管时,存在膀胱痉挛、漏尿、感染、滑脱、拔管困难等风险,具体防范流程如下。

【膀胱痉挛】

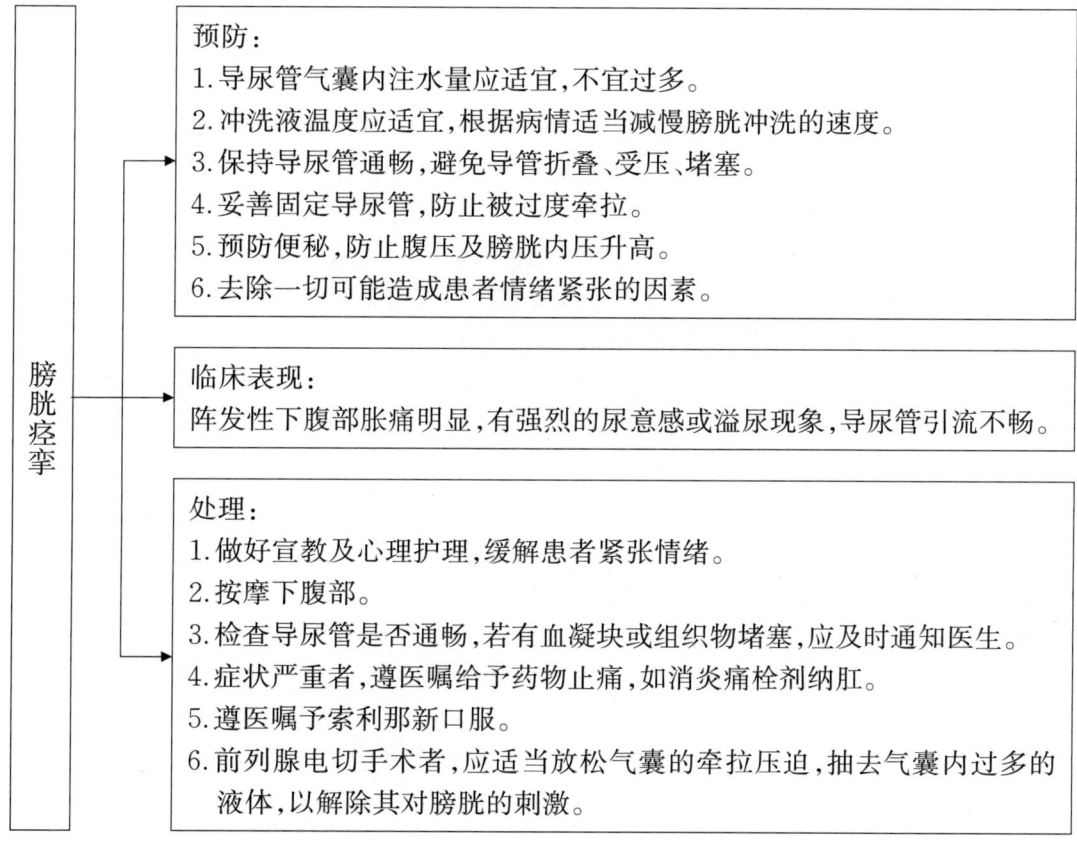

膀胱痉挛

预防:
1. 导尿管气囊内注水量应适宜,不宜过多。
2. 冲洗液温度应适宜,根据病情适当减慢膀胱冲洗的速度。
3. 保持导尿管通畅,避免导管折叠、受压、堵塞。
4. 妥善固定导尿管,防止被过度牵拉。
5. 预防便秘,防止腹压及膀胱内压升高。
6. 去除一切可能造成患者情绪紧张的因素。

临床表现:
阵发性下腹部胀痛明显,有强烈的尿意感或溢尿现象,导尿管引流不畅。

处理:
1. 做好宣教及心理护理,缓解患者紧张情绪。
2. 按摩下腹部。
3. 检查导尿管是否通畅,若有血凝块或组织物堵塞,应及时通知医生。
4. 症状严重者,遵医嘱给予药物止痛,如消炎痛栓剂纳肛。
5. 遵医嘱予索利那新口服。
6. 前列腺电切手术者,应适当放松气囊的牵拉压迫,抽去气囊内过多的液体,以解除其对膀胱的刺激。

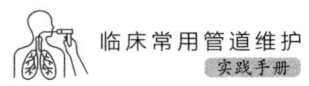

【漏尿】

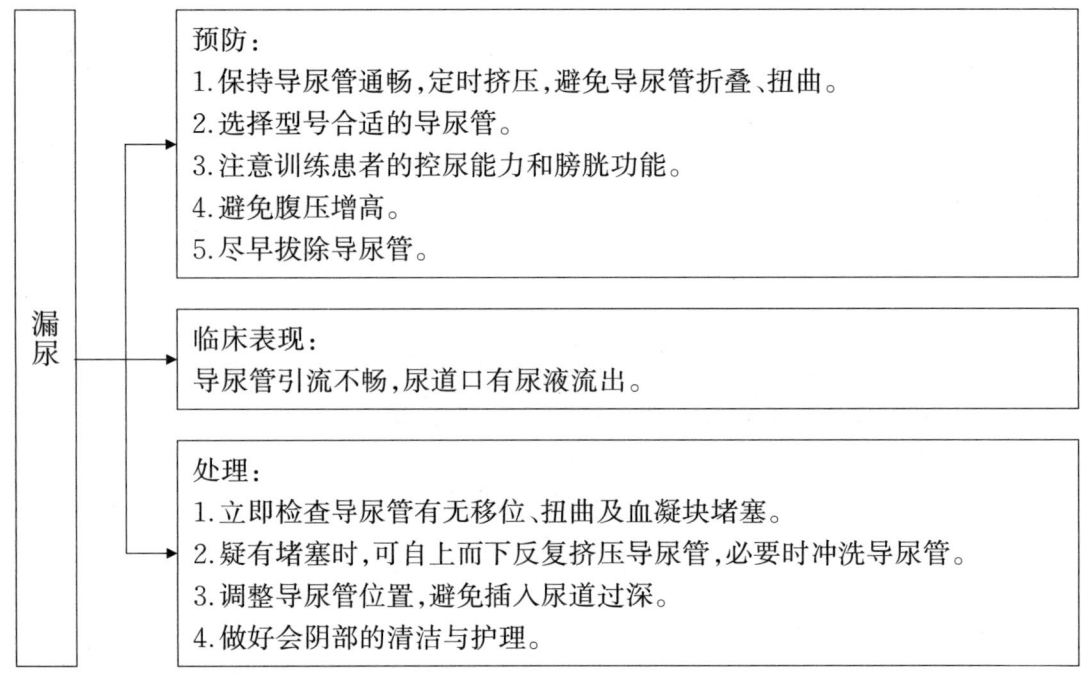

漏尿

预防：
1. 保持导尿管通畅，定时挤压，避免导尿管折叠、扭曲。
2. 选择型号合适的导尿管。
3. 注意训练患者的控尿能力和膀胱功能。
4. 避免腹压增高。
5. 尽早拔除导尿管。

临床表现：
导尿管引流不畅，尿道口有尿液流出。

处理：
1. 立即检查导尿管有无移位、扭曲及血凝块堵塞。
2. 疑有堵塞时，可自上而下反复挤压导尿管，必要时冲洗导尿管。
3. 调整导尿管位置，避免插入尿道过深。
4. 做好会阴部的清洁与护理。

【感染】

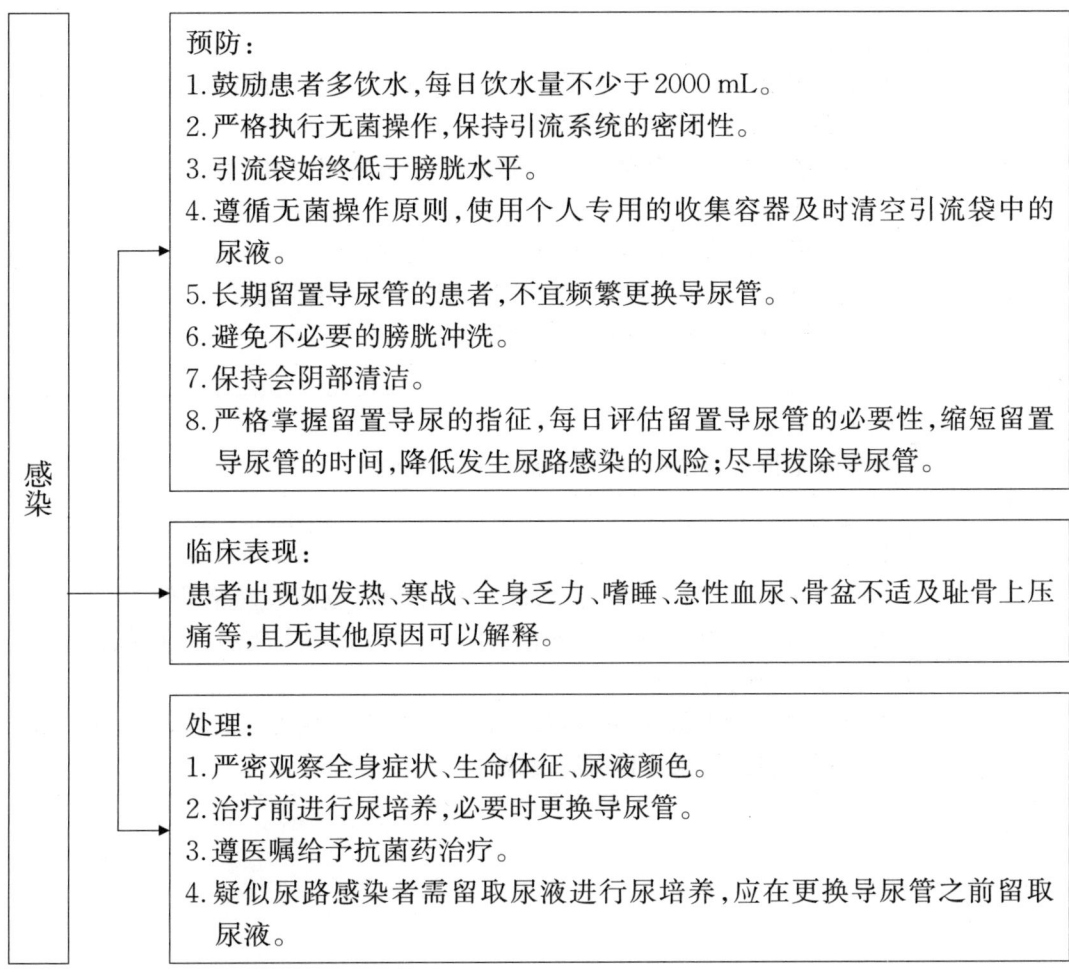

感染

预防：
1. 鼓励患者多饮水，每日饮水量不少于2000 mL。
2. 严格执行无菌操作，保持引流系统的密闭性。
3. 引流袋始终低于膀胱水平。
4. 遵循无菌操作原则，使用个人专用的收集容器及时清空引流袋中的尿液。
5. 长期留置导尿管的患者，不宜频繁更换导尿管。
6. 避免不必要的膀胱冲洗。
7. 保持会阴部清洁。
8. 严格掌握留置导尿的指征，每日评估留置导尿管的必要性，缩短留置导尿管的时间，降低发生尿路感染的风险；尽早拔除导尿管。

临床表现：
患者出现如发热、寒战、全身乏力、嗜睡、急性血尿、骨盆不适及耻骨上压痛等，且无其他原因可以解释。

处理：
1. 严密观察全身症状、生命体征、尿液颜色。
2. 治疗前进行尿培养，必要时更换导尿管。
3. 遵医嘱给予抗菌药治疗。
4. 疑似尿路感染者需留取尿液进行尿培养，应在更换导尿管之前留取尿液。

【滑脱】

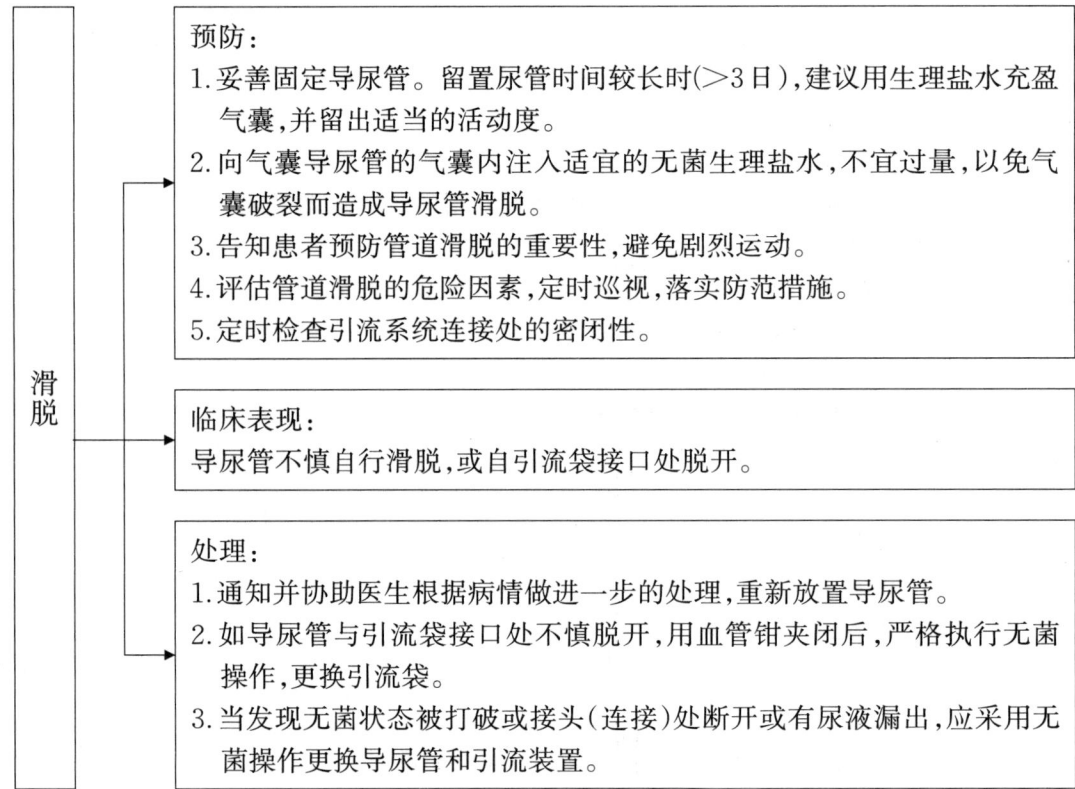

滑脱

预防：
1. 妥善固定导尿管。留置尿管时间较长时（＞3日），建议用生理盐水充盈气囊，并留出适当的活动度。
2. 向气囊导尿管的气囊内注入适宜的无菌生理盐水，不宜过量，以免气囊破裂而造成导尿管滑脱。
3. 告知患者预防管道滑脱的重要性，避免剧烈运动。
4. 评估管道滑脱的危险因素，定时巡视，落实防范措施。
5. 定时检查引流系统连接处的密闭性。

临床表现：
导尿管不慎自行滑脱，或自引流袋接口处脱开。

处理：
1. 通知并协助医生根据病情做进一步的处理，重新放置导尿管。
2. 如导尿管与引流袋接口处不慎脱开，用血管钳夹闭后，严格执行无菌操作，更换引流袋。
3. 当发现无菌状态被打破或接头（连接）处断开或有尿液漏出，应采用无菌操作更换导尿管和引流装置。

【拔管困难】

拔管困难

预防：
1. 插管前,先用注射器检查气囊,如遇气囊不通或阻力增大,及时更换导尿管。
2. 向气囊内注入的无菌生理盐水应不超过15 mL。
3. 尽量选择与组织相容性好的硅胶导尿管。
4. 鼓励患者多饮水,防止导尿管壁上尿盐沉积物和结石的形成。
5. 拔管前,做好宣教,避免患者因过度紧张而致尿道平滑肌痉挛,导致拔管困难。

临床表现：
气囊内液体不能回抽,导尿管不能顺利拔除。

处理：
1. 遇到气囊内液体不能回抽时,先用拇指、食指揉搓导尿管数遍,再用注射器推注5 mL空气,缓慢抽吸,也可在膀胱中有20 mL以上尿液时,消毒靠近尿道口部分的尿管,用细钢丝插入气囊部将其刺破,然后将导尿管向尿道内回送2～3 cm,再向尿道内注入液状石蜡油或麻醉润滑剂后,拔除导尿管。
2. 由注水阀门故障引起的拔管困难,通常在拔除或剪断阀门后,可使气囊内的无菌生理盐水自行流出,之后可顺利拔管。
3. 对气囊表面形成结石的患者,经尿道注入润滑剂,轻柔并持续的牵引导尿管,大多可拔除导尿管。如结石较大且不能通过尿道时,可予输尿管镜钬激光碎石,再拔除导尿管。
4. 给予患者耐心的解释,转移其注意力,同时热敷其下腹部,解除膀胱及尿道括约肌痉挛,减轻水肿。

第十四章

肾造瘘管的维护

第一节 肾造瘘管维护技术

【适用范围】

1. 梗阻性无尿、严重肾积水但不能耐受复杂手术者；肾积脓，肾、肾盂手术后，需暂时性行肾造瘘术者。

2. 输尿管及膀胱广泛病变（如炎症、狭窄、肿瘤），无法采取手术根治，需行永久性肾造瘘术以进行姑息治疗者。

【目的】

通过穿刺造瘘，充分引流尿液或积脓，以达到减轻尿路梗阻、控制感染、改善肾功能、促进肾脏修复、提高疗效、挽救患者生命的目的。

【定义】

此技术是指穿刺肾脏见尿液后，将有侧孔的引流管插入肾盂内，引出肾盂内积液，确定引流通畅后，缝合、固定肾造瘘管，并将造瘘管另一端与引流袋连接，建立尿液体外引流的技术。

【操作前准备】

1. 患者准备：了解操作目的、配合要点和注意事项，取合适体位。

2. 环境准备：舒适、安静，光线充足，温湿度适宜。注意保护患者隐私。

3. 护士准备：工作衣、帽、鞋穿戴整齐，符合规范，洗手，戴口罩。

4. 用物准备：治疗盘、3M胶布、棉签、无菌棉球、0.5%碘伏消毒液、JUC长效抗菌材料、水胶体敷料、弯盘、引流袋、一次性尿垫。

【操作步骤】

1.妥善固定肾造瘘管及引流袋：

(1)肾造瘘术后，医生缝合、固定造瘘管，以防滑脱。为避免管道牵拉、移位、受压，护士需将肾造瘘管体外端摆成L或S或U形，再用3M胶布以高举平台法将其无张力地固定于造瘘口同侧(图14-1)。固定时，尽量避开翻身受压部位。

(2)引流袋应低于引流部位，以免尿液反流而引起感染，引流袋不可接触地面，以免污染引流装置。

2.造瘘口周围皮肤的护理：

(1)术后肾造瘘口以无菌敷料覆盖，每周更换2次敷料。如敷料渗湿、脱落，应及时通知医生换药；保持敷料清洁、干燥。

(2)造瘘口周围皮肤出现红肿、过敏性或刺激性皮炎情况的处理：先使用消毒棉球蘸取生理盐水清洁，再使用0.5%碘伏消毒液消毒，并将水胶体敷料修剪至合适形状后，粘贴于造瘘口周围皮肤，以促进血液循环和皮肤修复，密切观察皮肤恢复的情况。

(3)指导患者及家属护理造瘘口周围皮肤：每日先用温水浸湿干净的毛巾或纱布，再擦拭造瘘口周围皮肤，用0.5%碘伏消毒液消毒，将JUC长效抗菌材料喷洒在造瘘口周围皮肤及造瘘管表面，形成物理抗菌分子膜，阻止细菌生物膜形成，以有效地预防感染；保持造瘘口周围皮肤清洁、干燥。

3.保持造瘘管引流通畅：

(1)避免管道移位、牵拉、扭曲、折叠、受压。

(2)密切监测管道的引流情况，若无尿液引出或引流不畅，要及时查明原因。可通过手指挤压引流管形成负压或更换引流袋的方法尝试改善，如仍引流不畅，应及时告知医生，在B超或X线下明确造瘘管是否在肾盂内或有无曲折，不可盲目调整插管的深度。

4.更换并妥善固定引流袋：更换前，检查引流袋的有效期，确认包装外观完好，脱开造瘘管与引流袋连接处，正确消毒造瘘管管口，正确连接引流袋，并观察引流是否通畅。在引流袋上注明床号、姓名、有效期，妥善固定引流袋，使其低于膀胱水平且处于悬挂状态，避免尿液反流，引流袋不可接触地面。

5.观察并记录引流液的颜色、性质、量：

(1)如发现引流液颜色加深，呈脓性、血性，或引流管内出现浑浊絮状物、残余结石等，应及时告知医生。

(2)根据病情需要，遵医嘱严格记录24h引流量。

（3）结合患者肾功能情况，做好饮食、饮水等的健康指导。

6.更换造瘘管与引流袋的时机：

（1）短期置管者，如经皮肾镜碎石取石术，一般术后3～5日拔出肾造瘘管，拔管后嘱患者采用瘘口高位健侧卧位以促进窦道愈合，减少尿外渗的发生。

（2）造瘘管更换过于频繁易引发尿路感染，更换滞后易发生管道堵塞、拔管困难及感染。因此，对于长期留置肾造瘘管的患者，应遵医嘱按时换管，严格执行无菌操作。普通硅胶管一般每月更换一次，巴德管可一年更换一次。

（3）关于引流袋的更换周期，目前国内外缺乏统一标准，相关指南不支持频繁更换，具体更换频率可参照产品说明书，以免破坏引流装置的密闭性。如引流袋破损或接头（连接处）断开而致尿液漏出或引流装置被污染，应立即更换引流袋。

【观察和护理要点】

1.观察肾造瘘口周围皮肤及敷料情况，保持造瘘口周围皮肤清洁、敷料干燥，如出现皮肤红肿、皮炎、敷料渗湿或脱落等应协助医生对症处理。

2.观察管道及引流袋是否妥善固定，保持管道勿牵拉、扭曲、折叠、受压，引流袋悬挂高度适宜，不可超过肾造瘘口水平，以防尿液逆流，引流袋不得接触地面以防发生污染。引流袋满3/4时，应及时倾倒，接触引流袋前后需清洁双手，不可污染尿袋出口。

3.观察引流是否通畅或有无漏尿，如存在问题应及时查找原因。如引流管内脓液或絮状沉淀物较多时，可嘱患者多饮水，适当挤压引流管以保持管道通畅；管道堵塞时，及时通知医生处理；引流袋破损或污染时，应及时更换等。

4.观察引流液的颜色、性质、量。肾造瘘术后，患者尿液颜色一般经历由红色转为淡红色再转为黄色及淡黄色的过程，其颜色变化主要受疾病、手术、水分摄入量、活动等因素的影响。如遇引流液颜色鲜红、引流液浓稠或呈脓性或乳糜状、24 h引流量小于400 mL等，需及时通知医生，遵医嘱做好相应护理与记录。对于需监测24 h肾造瘘引流量的患者，需指导其准确记录尿量，按时统计。

5.对于肾功能正常的患者，可指导其多饮水，每日饮水量为2000～3000 mL，清淡饮食，多食富含膳食纤维、维生素、蛋白质食物，保持大便通畅，不过度活动，避免上举下蹲运动，以防管路移位或出血。保持心情舒畅，提高自身免疫力。积极配合医护人员进行补液、抗炎等治疗。

6.指导患者定期复查血常规、尿常规、肝肾功能及尿路造影等。如结果异常，患者应及时复诊；告知患者按时更换或拔除管道的重要性。

【注意事项】

1.如出现引流不畅,在证实造瘘管位置正确且从尿道自行排出的尿液尚充分的情况下,仍有尿液从管周漏出,可暂不处理,待窦道形成后,再调整瘘管位置。不可盲目或过早调节瘘管位置。

2.告知患者按时来院换管或拔管。如出现异常情况,应及时就医,并定期复查。

【操作流程】

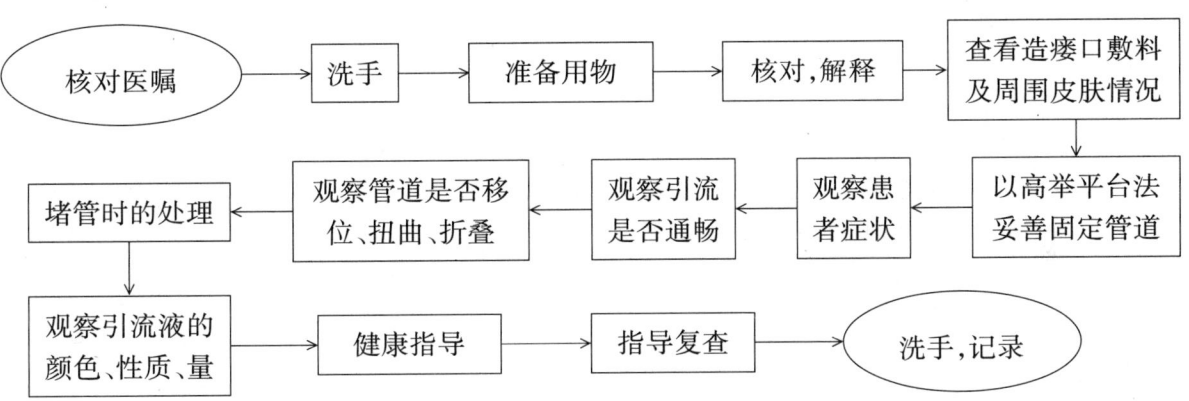

第二节　肾造瘘管维护技术评分标准

姓名_____　层级_____　科室_____　得分_____

项目	项目总分	操作要求	评分等级及分值 A	B	C	D	实际得分
仪表	5	工作衣、帽、鞋穿戴整齐,符合规范	5	4	3	2~0	
操作前准备	3	环境舒适、安静,光线充足,湿温度适宜	3	2	1	0	
	3	洗手,戴口罩	3	2	1	0	
	5	备齐用物,检查一次性用物质量,放置合理	5	4	3	2~0	
操作过程	5	确认患者身份	5	4	3	2~0	
	5	向患者、家属做好宣教	5	4	3	2~0	
	5	患者取合适体位,暴露肾造瘘管,查看并评估造瘘口、周围皮肤及敷料情况;评估肾造瘘管引流液情况	5	4	3	2~0	
	6	保持造瘘口周围皮肤清洁、干燥:换药碗内准备适量无菌棉球并用生理盐水浸湿,使用消毒镊夹取无菌棉球清洁,用0.5%碘伏消毒液消毒	6	5	4~3	2~0	

续表

项目	项目总分	操作要求	评分等级及分值 A	B	C	D	实际得分
操作过程	6	如出现红肿、过敏性或刺激性皮炎等情况,可使用水胶体敷料,修剪至合适形状后粘贴于造瘘口周围皮肤,以促进血液循环和皮肤修复	6	5	4~3	2~0	
	5	妥善固定造瘘管,将外露造瘘管体外端摆成L或S或U形,使用3M胶布以高举平台法妥善固定于造瘘口同侧;固定时尽量避开翻身受压部位	5	4	3	2~0	
	3	更换引流袋: 1.检查引流袋有效期,打开外包装,取出引流袋检查引流袋有无破损	3	2	1	0	
	6	2.用血管钳夹闭造瘘管尾端上3 cm,消毒造瘘管接口周围,先以接口为中心做环形消毒,再向接口上下做纵形消毒2.5 cm,脱开连接处,正确消毒引流管管口	6	5	4~3	2~0	
	3	3.连接引流袋,将换下的引流袋头端套上盖子,弃于医用垃圾桶	3	2	1	0	
	3	4.松开血管钳,挤压造瘘管,观察是否通畅	3	2	1	0	
	5	5.引流袋上注明床号、姓名、有效期,妥善固定引流袋,引流袋固定应低于膀胱水平且处于悬挂状态,避免尿液反流,引流袋不能接触地面	5	4	3	2~0	
	4	粘贴管道标识,注明管道名称及置管时间	4	3	2	1~0	
	5	指导患者及家属保持造瘘管引流通畅,避免管道移位、牵拉、扭曲、折叠、受压,确保引流袋高度适宜,告知患者引流袋满3/4时需及时倾倒	5	4	3	2~0	
	5	密切监测管道引流情况,观察引流液的颜色、性质、量,观察造瘘口皮肤有无红肿、渗液、疼痛、发热等,注意患者主诉,如发现异常,需及时告知医生。协助医生查明原因、对症处理	5	4	3	2~0	
	5	向患者及家属做好宣教,包括留置造瘘管的作用、管道维护注意事项、造瘘管更换频率及拔管时间、引流袋更换注意事项、日常生活指导等	5	4	3	2~0	
	5	整理床单位,妥善安置患者,再次询问患者感受与需求	5	4	3	2~0	
操作后	3	分类处理用物,洗手,正确记录	3	2	1	0	
质量控制	5	对患者的态度,与患者的沟通,对患者的关心,操作熟练程度,理论知识掌握程度	5	4	3	2~0	
总计	100						

第三节　肾造瘘管维护技术风险防范流程

维护肾造瘘管时,存在阻塞、引流不畅,滑脱,造瘘口周围敷料渗湿、脱落,皮肤红肿、炎症、疼痛等风险,具体防范流程如下。

【阻塞、引流不畅、滑脱】

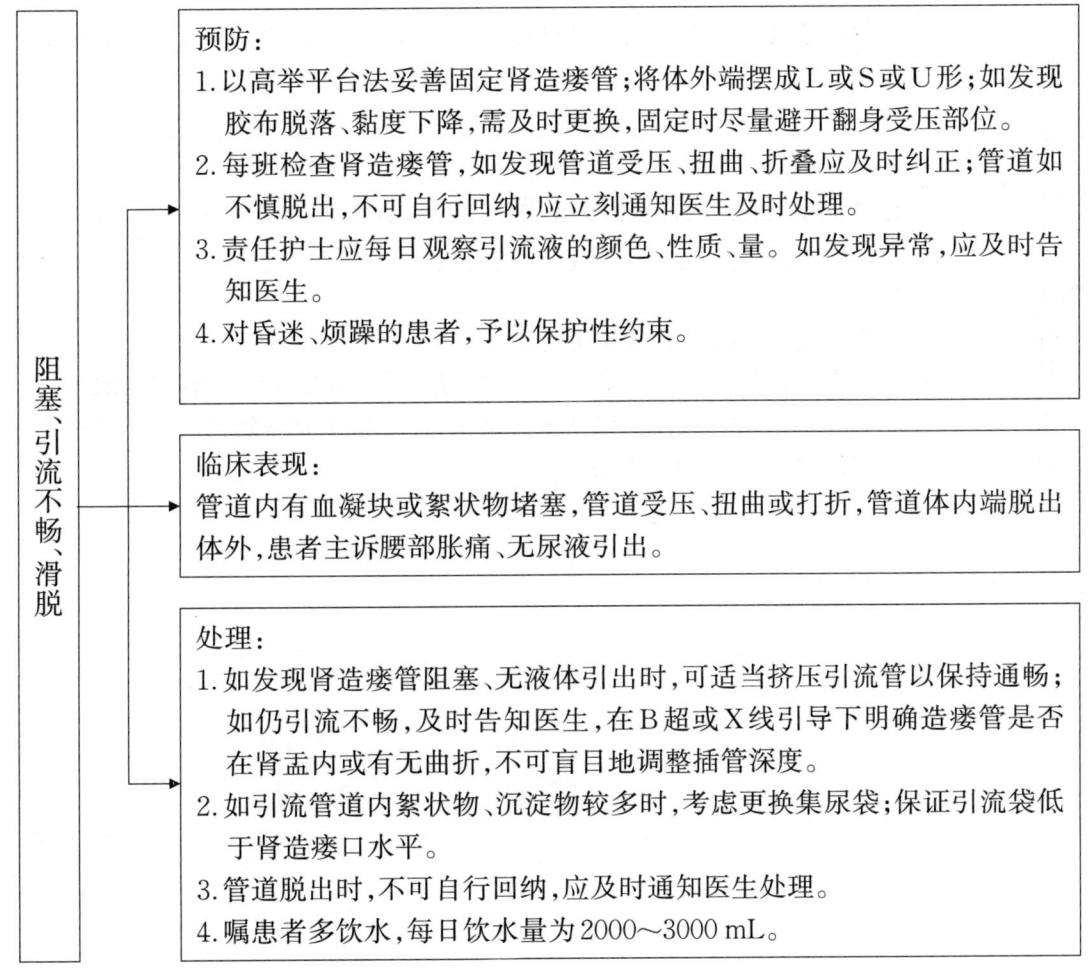

阻塞、引流不畅、滑脱

预防:
1. 以高举平台法妥善固定肾造瘘管;将体外端摆成L或S或U形;如发现胶布脱落、黏度下降,需及时更换,固定时尽量避开翻身受压部位。
2. 每班检查肾造瘘管,如发现管道受压、扭曲、折叠应及时纠正;管道如不慎脱出,不可自行回纳,应立刻通知医生及时处理。
3. 责任护士应每日观察引流液的颜色、性质、量。如发现异常,应及时告知医生。
4. 对昏迷、烦躁的患者,予以保护性约束。

临床表现:
管道内有血凝块或絮状物堵塞,管道受压、扭曲或打折,管道体内端脱出体外,患者主诉腰部胀痛、无尿液引出。

处理:
1. 如发现肾造瘘管阻塞、无液体引出时,可适当挤压引流管以保持通畅;如仍引流不畅,及时告知医生,在B超或X线引导下明确造瘘管是否在肾盂内或有无曲折,不可盲目地调整插管深度。
2. 如引流管道内絮状物、沉淀物较多时,考虑更换集尿袋;保证引流袋低于肾造瘘口水平。
3. 管道脱出时,不可自行回纳,应及时通知医生处理。
4. 嘱患者多饮水,每日饮水量为2000～3000 mL。

【造瘘口周围敷料渗湿、脱落，皮肤红肿、炎症，造瘘口疼痛】

造瘘口周围敷料渗湿、脱落，皮肤红肿、炎症，造瘘口疼痛

预防：
1. 指导患者及家属保持造瘘管引流通畅；嘱患者多饮水，及时倾倒引流袋；避免引起腹压增大的因素（如便秘、上举、下蹲等）。带管期间，休息以平卧或健侧卧位为主。
2. 对拔除肾造瘘管的患者，指导其健侧卧位0.5~1 h，促进造瘘口闭合，预防渗液。
3. 保持造瘘口周围皮肤及敷料清洁、干燥，如有异常，应及时告知医护人员。

临床表现：
患者自觉造瘘口有液体渗出，敷料潮湿，造瘘口周围皮肤瘙痒、红肿。

处理：
1. 密切观察造瘘口周围皮肤及敷料情况。
2. 如发现造瘘口周围皮肤出现红肿、炎症等，可先用消毒棉球蘸取生理盐水清洁，再用0.5％碘伏消毒液消毒，并将水胶体敷料修剪至合适形状后，粘贴于造瘘口周围皮肤。

第十五章

膀胱造瘘管的维护

第一节 膀胱造瘘管维护技术

【适用范围】

1. 梗阻性膀胱排空障碍所致的尿潴留、阴茎或尿道损伤、尿道整形或膀胱手术后及化脓性前列腺炎、尿道炎、尿道周围脓肿等需暂时性行尿流改道者。
2. 神经源性膀胱功能障碍中不适宜长期留置尿管且需行永久性膀胱造瘘者。

【目的】

暂时性解除尿潴留或永久性尿流改道,引流尿液。

【定义】

此技术是指于耻骨联合上方1横指处穿刺,见尿液后,将导尿管或引流管自切口或穿刺点置入膀胱内并妥善固定,以引流出尿液的技术。

【操作前准备】

1. 患者准备:了解操作目的,取合适体位。
2. 环境准备:舒适、安静,光线充足,温湿度适宜,私密性良好。
3. 护士准备:工作衣、帽、鞋穿戴整齐,符合规范,洗手,戴口罩。
4. 用物准备:治疗盘、3M胶布、棉签、无菌棉球、0.5%碘伏消毒液、JUC长效抗菌材料、水胶体敷料、弯盘、引流袋、一次性尿垫。

【操作步骤】

1. 妥善固定膀胱造瘘管及引流袋:膀胱造瘘术后,医生将导管固定翼与皮肤缝合,以防造瘘管滑脱。为避免管道牵拉,护士可使用3M胶布以高举平台法将管道无张力地妥善固定于造瘘口下方(图15-1)。引流袋应低于膀胱水平,以免尿液反流而引起感染,且不可接触地面,以免污染引流装置。

2.造瘘口周围皮肤的护理:

(1)术后膀胱造瘘口以无菌敷料覆盖,每周更换2次敷料。如敷料渗湿、脱落,应及时通知医生换药;保持敷料清洁、干燥。

(2)造瘘口周围皮肤出现红肿、过敏性或刺激性皮炎时,可先使用无菌棉球蘸取生理盐水清洁,再用0.5%碘伏消毒液消毒,并将水胶体敷料修剪至合适形状后粘贴于造瘘口周围皮肤,以促进血液循环和皮肤修复,密切观察恢复情况。

(3)指导患者及家属护理造瘘口周围皮肤:每日先用温水浸湿干净毛巾或纱布擦拭造瘘周围皮肤,再用0.5%碘伏消毒液消毒,后将JUC长效抗菌材料喷洒在造瘘口周围皮肤及造瘘管表面,形成物理抗菌分子膜,阻止细菌生物膜形成,以有效地预防感染;注意保持造瘘口周围皮肤清洁、干燥。

3.保持造瘘管引流通畅:

(1)避免管道移位、牵拉、扭曲、折叠、受压。

(2)密切监测管道的引流情况。若发现尿液引流不畅或漏尿,要及时查明原因,可通过手指挤压引流管形成负压或更换引流袋的方法尝试改善,如仍引流不畅,需及时通知医生处理。处理方法包括调整造瘘管位置、置管负压吸引、更换造瘘管道等。

4.更换并妥善固定引流袋:更换前,检查引流袋有效期及包装外观是否完好,脱开造瘘管与引流袋连接处,正确消毒造瘘管管口,正确连接引流袋,并观察引流是否通畅。在引流袋上注明床号、姓名、有效期,妥善固定引流袋,使其低于膀胱水平且处于悬挂状态,引流袋不能接触地面。

5.观察并记录引流液的颜色、性质、量:如引流液颜色呈脓性、血性,引流管内出现浑浊絮状物,引流量异常等,应及时告知医生,并配合医生完善各项检查、治疗,做好健康指导。

6.膀胱痉挛及膀胱刺激征的观察与处理:

(1)明确膀胱痉挛及膀胱刺激征发生的原因:

①与残余结石刺激膀胱黏膜有关。

②与膀胱黏膜出血后血凝块刺激有关。

③与造瘘管气囊对膀胱壁的压迫与刺激有关。

④与患者情绪紧张、焦虑,使下丘脑-垂体-肾上腺皮质系统对膀胱逼尿肌抑制作用减弱有关。

⑤与腹压增高,患者产生尿意或便意继而引发膀胱痉挛有关。

（2）密切观察与做针对性的处理：

①观察患者有无阴茎头或尿道外口反射痛、尿频、排尿用力及耻骨上区疼痛等膀胱痉挛或膀胱三角区激惹症状。一旦发生，应及时告知医生，遵医嘱对症处理。

②及时对患者进行心理疏导，指导患者采用深呼吸、冥想、听轻音乐等方式放松心情，减缓焦虑。

③指导患者多饮水、多食蔬菜和水果，保持大便通畅。更换造瘘管前，指导患者排空大小便；预防上呼吸道感染，避免便秘、咳嗽等引起腹压增高而造成的膀胱痉挛。

7.更换膀胱造瘘管与引流袋的时机：

（1）膀胱造瘘管更换过于频繁易引发尿路感染，更换滞后易发生管道堵塞、拔管困难及感染。因此，对于长期留置膀胱造瘘管的患者，应遵医嘱按时换管。首次更换造瘘管的时间为术后3周，此后每4～6周更换一次。

（2）关于引流袋的更换周期，目前国内外仍缺乏统一标准，相关指南不支持频繁更换，具体更换频率可参照产品说明书，以免破坏引流装置的密闭性。如果发生引流袋破损、接头（连接处）断开而致尿液漏出或引流装置污染，应立即使用无菌方法更换引流袋，避免发生感染。

【观察和护理要点】

1.观察膀胱造瘘口周围皮肤及敷料情况，保持造瘘口周围皮肤清洁、敷料干燥。如出现红肿、皮炎、敷料渗湿或脱落等，应协助医生对症处理。

2.观察管道及引流袋是否妥善固定，保持管道勿牵拉、扭曲、折叠、受压，引流袋悬挂高度不可超过膀胱水平，以防尿液逆流，且不得接触地面以防发生污染。引流袋满3/4时应及时倾倒，接触引流袋前后需清洁双手，不可污染引流袋出口。

3.观察引流是否通畅，有无漏尿或引流不畅等。如存在问题，应及时查找原因。如引流管内絮状沉淀物较多，嘱患者多饮水或适当挤压以保持通畅；管道堵塞时，及时通知医生对症处理；引流袋破损或污染时，应及时更换。

4.观察引流液的颜色、性质、量。如尿液颜色较深，嘱患者多饮水；出现脓性或血性尿液时，应及时通知医生。遵医嘱做好记录和护理。

5.观察患者状态，如有无膀胱痉挛、膀胱刺激征等出现。如出现，及时协助医生查找原因并对症处理。

6.指导患者多饮水，每日饮水量为2500～4000 mL，保持尿量在2000 mL以上，清淡饮食，多食富含纤维膳食、维生素、蛋白质食物，保持大便通畅，适当活动，避免做增加腹压的运动。协助长期卧床者进行翻身训练、踝泵运动等；告知患者保持心情舒畅，积极配合治疗。

7.指导患者定期复查血常规、尿常规及肝肾功能。如结果异常,应及时复诊;告知患者按时更换或拔除管道的重要性。

【注意事项】

1.急性尿潴留患者,一次性放尿不可超过1000 mL。

2.尿液引流不畅或漏尿时,应先考虑膀胱造瘘管是否堵塞,再调整造瘘管位置。

3.告知患者膀胱造瘘管换管或拔管时间,嘱其定期复查。如出现异常情况,应及时就医。

【操作流程】

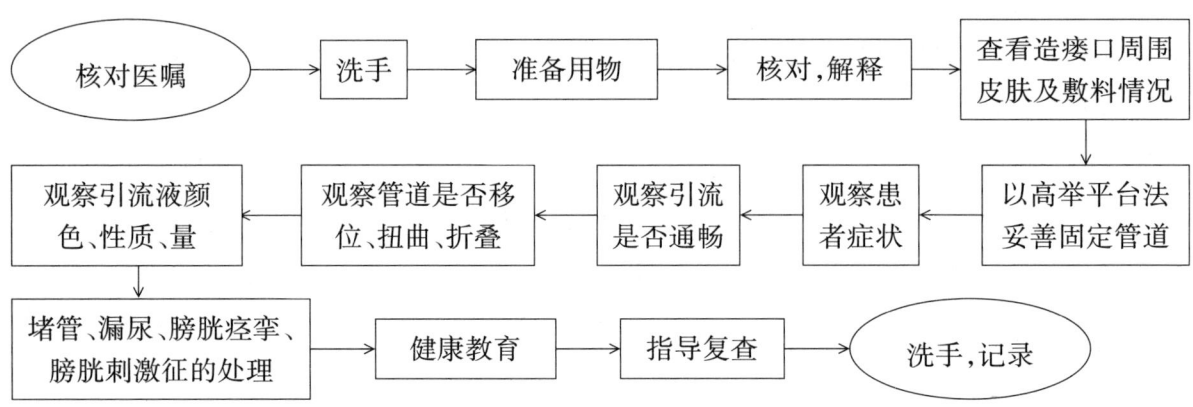

第二节 膀胱造瘘管维护技术评分标准

姓名_____ 层级_____ 科室_____ 得分_____

项目	项目总分	操作要求	评分等级及分值				实际得分
			A	B	C	D	
仪表	5	工作衣、帽、鞋穿戴整齐,符合规范	5	4	3	2~0	
操作前准备	3	环境舒适、安静,光线充足,湿温度适宜,私密性良好	3	2	1	0	
	3	洗手,戴口罩	3	2	1	0	
	5	备齐用物,检查一次性用物质量,放置合理	5	4	3	2~0	
操作过程	5	确认患者身份	5	4	3	2~0	
	5	向患者、家属做好宣教	5	4	3	2~0	
	5	患者取合适体位,暴露膀胱造瘘管,查看并评估造瘘口、周围皮肤及敷料情况;评估膀胱造瘘管引流液情况	5	4	3	2~0	
	6	保持造瘘口周围皮肤清洁、干燥;换药碗内准备无菌棉球并用生理盐水浸湿,用消毒镊夹取无菌棉球清洁,用0.5%碘伏消毒液消毒	6	5	4~3	2~0	

续表

项目	项目总分	操作要求	评分等级及分值 A	B	C	D	实际得分
操作过程	6	如出现红肿、过敏性或刺激性皮炎等,可使用水胶体敷料,修剪至合适形状后粘贴于造瘘口周围皮肤,以促进血液循环和皮肤修复	6	5	4~3	2~0	
	5	用3M胶布以高举平台法妥善固定管道于造瘘口同侧下方;固定位置合理,留足活动空间	5	4	3	2~0	
	3	检查引流袋有效期,打开外包装,取出引流袋,检查引流袋有无破损	3	2	1	0	
	6	血管钳夹闭造瘘管尾端上3 cm,消毒造瘘管接口周围,先以接口为中心做环形消毒,再向接口上下做纵形消毒2.5 cm,脱开连接处,正确消毒引流管管口	6	5	4~3	2~0	
	3	连接引流袋,将换下的引流袋头端套上盖子,弃于医用垃圾桶	3	2	1	0	
	3	松开血管钳,挤压造瘘管,观察是否通畅	3	2	1	0	
	5	引流袋注明床号、姓名、有效期,妥善固定引流袋,引流袋固定应低于膀胱水平,处于悬挂状态,避免尿液反流,同时不能接触地面	5	4	3	2~0	
	4	粘贴管道标识,注明管道名称及置管时间	4	3	2	1~0	
	5	指导患者及家属保持造瘘管引流通畅,避免管道移位、牵拉、扭曲、折叠、受压,确保引流袋高度合适,告知患者引流袋满3/4时需及时倾倒	5	4	3	2~0	
	5	密切监测管道引流情况,观察引流液的颜色、性质和量,观察患者造瘘口周围皮肤有无红肿、渗液、疼痛、发热等,注意患者主诉,如发现异常,需及时告知医生	5	4	3	2~0	
	5	告知患者留置造瘘管的作用、管道维护注意事项、造瘘管更换频率及拔管时间、引流袋更换注意事项	5	4	3	2~0	
	5	整理床单位,妥善安置患者	5	4	3	2~0	
操作后	3	分类处理用物,洗手,正确记录	3	2	1	0	
质量控制	5	对患者的态度,与患者的沟通,对患者的关心,操作熟练程度,理论知识掌握程度	5	4	3	2~0	
总计	100						

第三节　膀胱造瘘管维护技术风险防范流程

维护膀胱造瘘管时,存在阻塞,引流不畅,滑脱或造瘘口周围敷料渗湿、脱落,或皮肤红肿、炎症,以及膀胱痉挛、尿频、尿急、尿痛等风险,具体防范流程如下。

【引流不畅、阻塞、造瘘管滑脱】

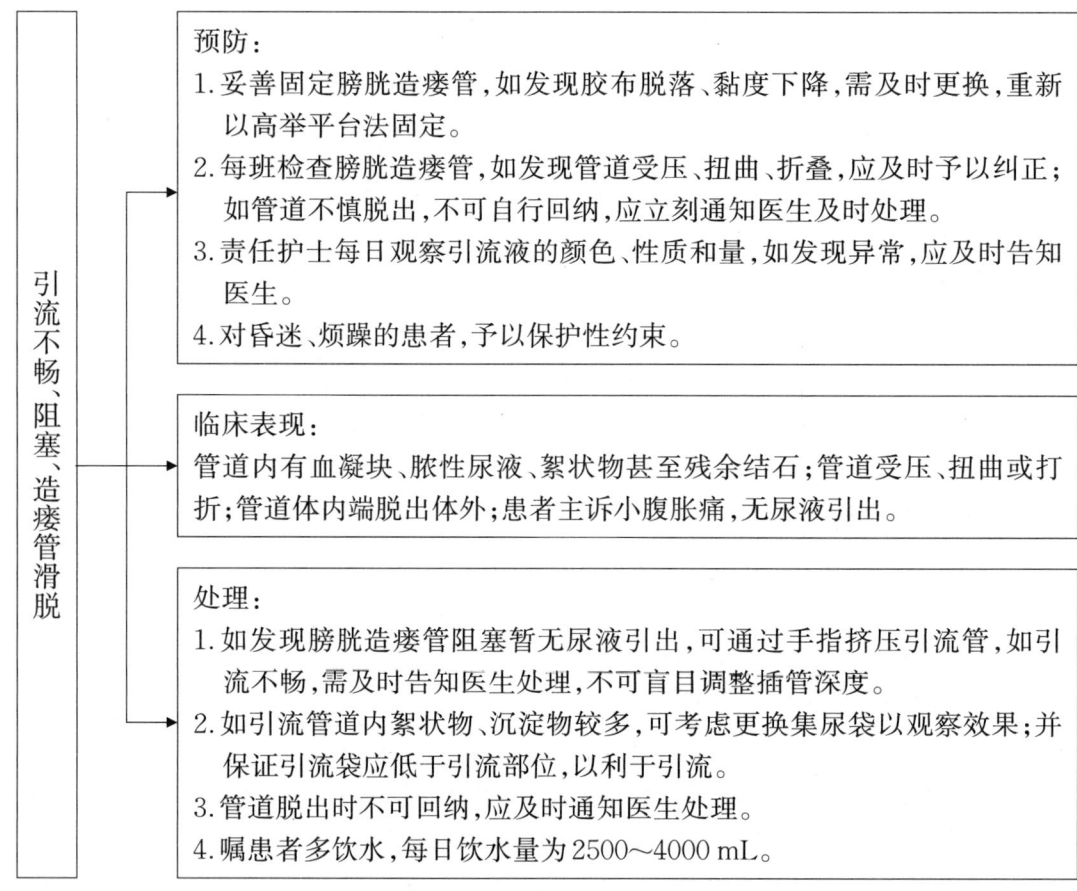

【造瘘口周围敷料渗湿、脱落，皮肤红肿、炎症】

造瘘口周围敷料渗湿、脱落，皮肤红肿、炎症

- 预防：
  1. 指导患者及家属保持造瘘管妥善固定，引流通畅，勿扭曲、折叠、受压管道；嘱患者多饮水，及时倾倒引流袋；避免引起腹压增大的因素（如便秘、上举、下蹲等）。
  2. 保持造瘘口周围皮肤及敷料清洁、干燥；如有异常，应及时告知医护人员。

- 临床表现：
  患者自觉造瘘口有尿液渗出，敷料潮湿，造瘘口周围皮肤瘙痒、红肿。

- 处理：
  1. 密切观察造瘘口周围皮肤及敷料情况；如出现敷料渗湿、脱落，应及时予以换药。
  2. 如发现造瘘口周围皮肤出现红肿、炎症等，可先用消毒棉球蘸取生理盐水清洁，再用0.5％碘伏消毒液消毒，并将水胶体敷料修剪至合适形状后粘贴于造瘘口周围皮肤，以促进血液循环和皮肤修复。

【膀胱痉挛，尿频、尿急、尿痛】

膀胱痉挛，尿频、尿急、尿痛

- 预防：
  1. 术中缝合膀胱后，需将造瘘管提向膀胱前壁，防止并发症的发生。
  2. 术中注意止血及正确缝合膀胱壁，防止血压、血凝块积聚导致膀胱三角区激惹症状的出现。
  3. 避免引起腹压增高的因素。

- 临床表现：
  阴茎头、尿道外口反射痛，尿频，尿急，排尿用力，耻骨上区疼痛。

- 处理：
  1. 遵医嘱应用解痉止痛药。
  2. 遵医嘱低压冲洗膀胱。
  3. 嘱患者多饮水，多食蔬菜和水果，保持大便通畅，更换造瘘管前排空大小便；预防上呼吸道感染，避免便秘、咳嗽等引起腹压增高而造成膀胱痉挛。
  4. 及时疏导患者，指导患者采用深呼吸、冥想、听轻音乐等方式放松心情，减缓焦虑。

第十六章

胸腔闭式引流管的维护

第一节 胸腔闭式引流管维护技术

【适用范围】

1. 气胸：中等量、大量气胸或张力性气胸、开放性气胸。
2. 外伤性中等量血胸。
3. 持续渗出的胸腔积液。
4. 脓胸、乳糜胸、支气管胸膜瘘或食管瘘。
5. 开胸术后引流。

【目的】

1. 引流胸腔内的渗液、血液和空气。
2. 重建胸膜腔内负压，维持纵隔的正常位置。
3. 促进肺复张。

【定义】

此技术是指将引流管一端放入胸腔内，另一端接入比其位置更低的水封瓶，以便排出气体或收集胸腔内的液体，从而使肺组织重新张开而恢复功能的技术。

【操作前准备】

1. 患者准备：了解操作目的、配合要点和注意事项，取合适体位。
2. 环境准备：舒适、安静，光线充足，温湿度适宜，符合无菌操作要求，关闭门窗或使用屏风。
3. 护士准备：工作衣、帽、鞋穿戴整齐，符合规范，洗手，戴口罩。

4.用物准备:胸腔闭式引流装置、生理盐水、止血钳、纱布、棉签、治疗巾、弯盘、胶布、标签、0.5%碘伏消毒液、无菌手套、速干手消毒液、护理记录单、生活垃圾桶、医用垃圾桶。

【操作步骤】

1.备齐所有用物,确保均在有效期内,摆放妥当,携至患者床旁。

2.患者准备:根据病情取合适卧位,注意保暖。

3.离心挤压:观察胸腔闭式引流瓶内水柱波动情况,离心方向挤压引流管,使引流液流入瓶内(图16-1)。

4.铺巾:衔接口下铺治疗巾。

5.夹闭分离:用2把止血钳双向夹闭胸腔引流管近心端后,再分离玻璃接头近心端衔接口。

6.洗手消毒:洗手,戴手套。由内向外消毒引流管口内壁、横截面、外壁,2遍。

7.连接检查:将准备好的胸腔引流装置与引流管口连接,检查各管道连接是否正确、牢固。

8.松钳观察:松开血管钳,嘱患者咳嗽,观察引流管是否通畅(长管内水柱波动情况,咳嗽时有无气泡溢出)。

9.撤巾:撤除治疗巾,将换下来的胸腔闭式引流装置放在治疗车下层。

10.固定标识:妥善固定引流管(距离管口10~15 cm处,用胶布二次固定引流管于胸壁),贴引流管标识。

11.健康教育:交代患者及家属注意事项。

(1)解释置入胸腔闭式引流管的目的及重要性。

(2)指导患者在病情允许的前提下,取半坐卧位,依靠重力引流积血、积液、积气。

(3)指导患者床上翻身活动,勿牵拉、扭曲、折叠胸腔闭式引流管,保持引流通畅。

(4)指导患者下床活动,引流瓶位置不得高于膝关节,避免引流液逆流。

(5)指导患者进行呼吸功能锻炼和术侧肢体功能锻炼。

(6)指导患者及家属掌握不慎脱管时的紧急处理方法。

(7)指导患者加强营养支持,保持心情愉快。

12.整理、体位:整理床单位,在病情允许的情况下协助患者取半坐卧位,分类处置垃圾。

13.洗手,记录:按照"七步洗手法"洗手;正确记录执行时间和胸腔引流液的颜色、性质、量及患者的反应,并签名。

【观察和护理要点】

1. 保持管道的密闭与无菌:更换引流瓶及搬运患者时,应用双止血钳夹闭引流管,以防空气进入。保证引流管与引流瓶连接牢固、紧密,切勿漏气。严格执行无菌操作。保持胸壁引流口处敷料清洁、干燥,一旦渗湿应及时更换。

2. 体位:协助患者取半卧位,以利于患者的呼吸和引流。鼓励患者进行有效的咳嗽和深呼吸,以利于积液的排出,恢复胸膜腔负压,以利于肺扩张。

3. 维持引流通畅:胸腔闭式引流主要靠重力作用引流,水封瓶液面应低于引流管胸腔出口平面60~100 cm。任何情况下,引流瓶不应高于患者胸腔,以避免引流液逆流入胸膜腔而造成感染。

4. 密切注意水封瓶长玻璃管中水柱波动的情况,以判断引流管是否通畅。水柱波动的幅度能够反映无效腔的大小及胸膜腔内负压的情况。一般水柱上下波动的范围为4~6 cm。若水柱波动幅度过大,提示可能存在肺不张;若水柱无波动,提示引流管不通或肺已经完全扩张;若患者出现气促、胸闷、气管向健侧偏移等肺受压症状,提示血凝块阻塞引流管,此时应积极采取措施,通过捏挤或使用负压间断抽吸引流瓶中的短玻璃管,促使其通畅,并立即通知医生处理。

5. 密切观察胸腔闭式引流液的颜色、性质、量,若引流液≥200 mL/h,连续≥3 h,引流液呈鲜红色并有血凝块,同时伴有低血容量表现,提示有活动性出血,应及时报告医生处理。

6. 一般置管48~72 h,临床观察引流瓶中无气体溢出且引流液颜色变浅,24 h引流液量<300 mL、脓液<10 mL,胸部X线示肺扩张良好、无漏气,患者无呼吸困难或气促,可考虑拔管。拔除引流管后24 h内密切观察患者有无胸闷、憋气、呼吸困难、气胸、皮下气肿等。观察局部有无渗血、渗液。如有,应及时报告医生处理。

7. 胸腔闭式引流瓶更换时间:建议一周更换一次胸腔闭式引流瓶,可根据引流液的量、引流类型(气体/液体)动态确定。引流液量多时,可以随时更换;引流液量少或引流气体时,可适当延长更换时间,但最长不超过一周。

【注意事项】

1. 严格执行无菌操作。
2. 搬运及外出检查时,用双钳夹闭引流管,但气胸患者谨慎夹管。
3. 对躁动、不合作的患者,予以保护性约束,以防发生非计划性拔管。

【操作流程】

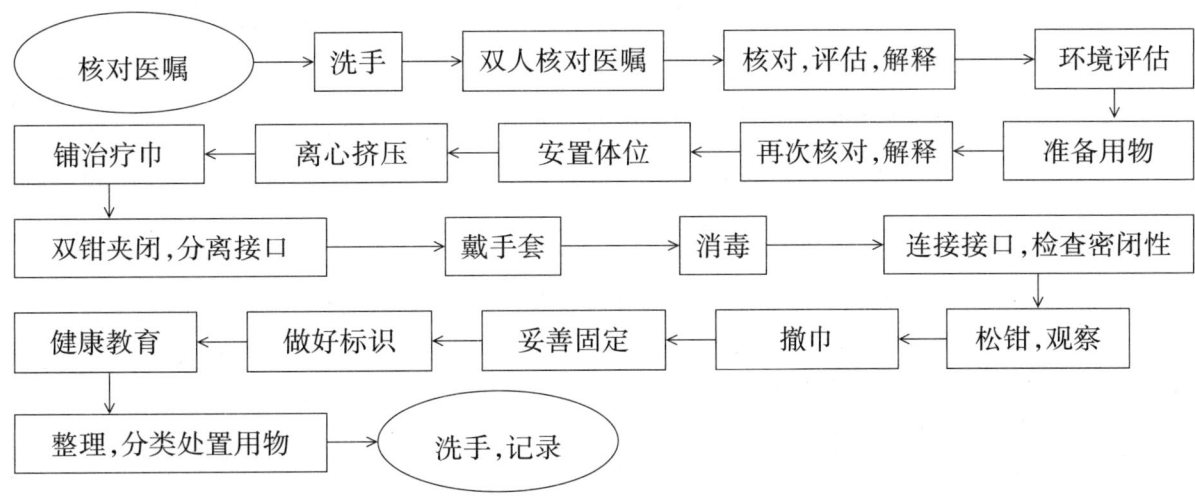

第二节 胸腔闭式引流管维护技术评分标准

姓名_____ 层级_____ 科室_____ 得分_____

项目	项目总分	操作要求	评分等级及分值				实际得分
			A	B	C	D	
仪表	5	仪表端庄,衣帽整齐,洗手,戴口罩	5	4	3	2~0	
操作前准备	3	双人核对医嘱,签字	3	2	1	0	
	3	再次核对患者	3	2	1	0	
	5	患者了解操作目的、操作要点、注意事项	5	4	3	2~0	
	6	备齐用物,放置合理	6	5	4	3~0	
	3	环境舒适、安静,温湿度适宜,光线充足,严格执行无菌操作,关闭门窗或使用屏风	3	2	1	0	
操作过程	10	连接胸腔闭式引流装置: ①准备胸腔闭式引流装置:检查胸腔闭式引流装置有效期及完好性,打开胸腔闭式引流瓶,倒入无菌生理盐水,使长管没入水下3~4 cm,平视观察胸腔闭式引流瓶内液平面,在液平面处注明日期、时间和水量。正确连接胸腔闭式引流装置(引流瓶连接管一端接于胸腔引流瓶长管,一端连接玻璃接头后用纱布包裹,保持无菌状态)	10	8	6	4~0	
	5	再次核对患者;根据病情取合适卧位,注意保暖患者	5	4	3	2~0	
	3	观察胸腔闭式引流瓶内水柱波动情况,离心方向挤压引流管,使引流液流入瓶内	3	2	1	0	

续表

项目	项目总分	操作要求	评分等级及分值 A	B	C	D	实际得分
操作过程	3	衔接口下铺治疗巾	3	2	1	0	
	6	用2把止血钳双向夹闭胸腔引流管近心端后,再分离玻璃接头近心端衔接口	6	5	4	3~0	
	3	洗手,戴手套	3	2	1	0	
	6	由内向外消毒引流管口内壁、横截面、外壁,2遍	6	5	4	3~0	
	6	将准备好的胸腔引流装置与引流管口连接,检查各管道连接是否正确、牢固	6	5	4	3~0	
	5	松开血管钳,嘱患者咳嗽,观察引流管是否通畅(长管内水柱波动情况,咳嗽时有无气泡溢出)	5	4	3	2~0	
	3	撤除弯盘、治疗巾,将换下来的胸腔闭式引流装置放在治疗车下层	3	2	1	0	
	5	妥善固定引流管(距离管口10~15 cm处,用胶布二次固定引流管于胸壁),贴引流管标识	5	4	3	2~0	
	5	交代患者及家属注意事项	5	4	3	2~0	
操作后	5	整理床单位,病情允许的情况下协助患者取半坐卧位,垃圾分类处置	5	4	3	2~0	
	5	洗手;正确记录执行时间,胸腔引流液的颜色、性质、量,患者的反应,并签名	5	4	3	2~0	
质量控制	5	严格执行无菌操作,动作轻巧、娴熟、规范,关爱患者,有效沟通	5	4	3	2~0	
总分	100						

第三节 胸腔闭式引流管维护技术风险防范流程

维护胸腔闭式引流管时,存在阻塞、滑脱、纵隔摆动、气胸、皮下气肿、胸腔内感染等风险,具体防范流程如下。

第十六章 胸腔闭式引流管的维护

【阻塞】

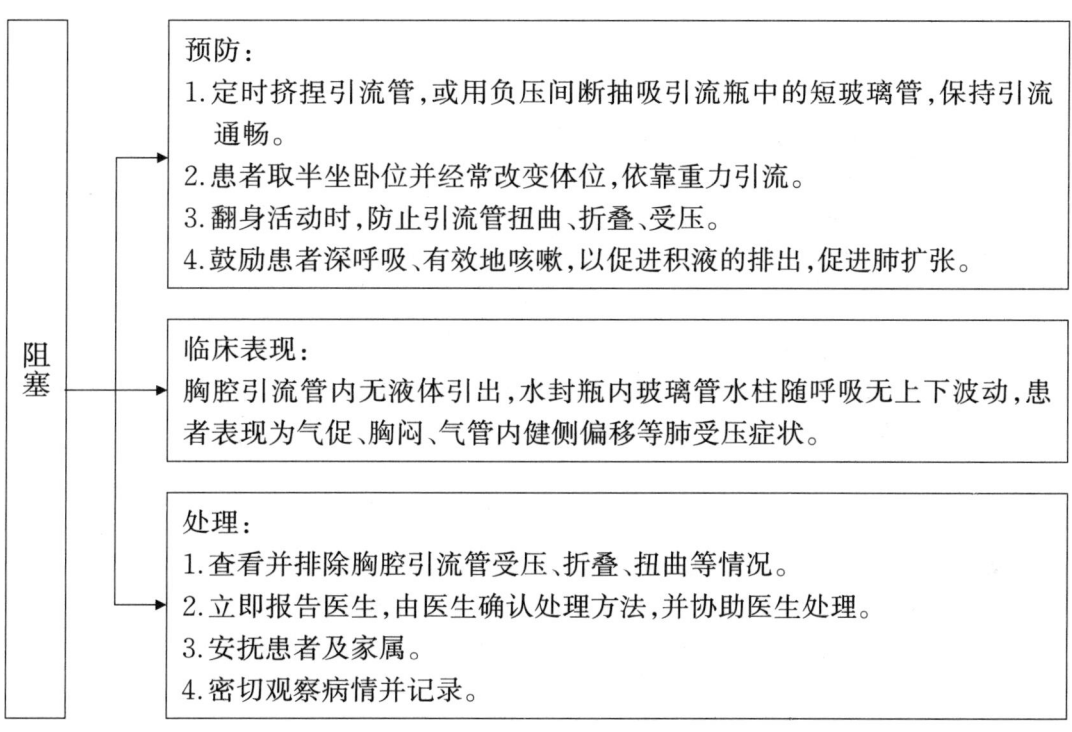

阻塞

预防：
1. 定时挤捏引流管，或用负压间断抽吸引流瓶中的短玻璃管，保持引流通畅。
2. 患者取半坐卧位并经常改变体位，依靠重力引流。
3. 翻身活动时，防止引流管扭曲、折叠、受压。
4. 鼓励患者深呼吸、有效地咳嗽，以促进积液的排出，促进肺扩张。

临床表现：
胸腔引流管内无液体引出，水封瓶内玻璃管水柱随呼吸无上下波动，患者表现为气促、胸闷、气管内健侧偏移等肺受压症状。

处理：
1. 查看并排除胸腔引流管受压、折叠、扭曲等情况。
2. 立即报告医生，由医生确认处理方法，并协助医生处理。
3. 安抚患者及家属。
4. 密切观察病情并记录。

【滑脱】

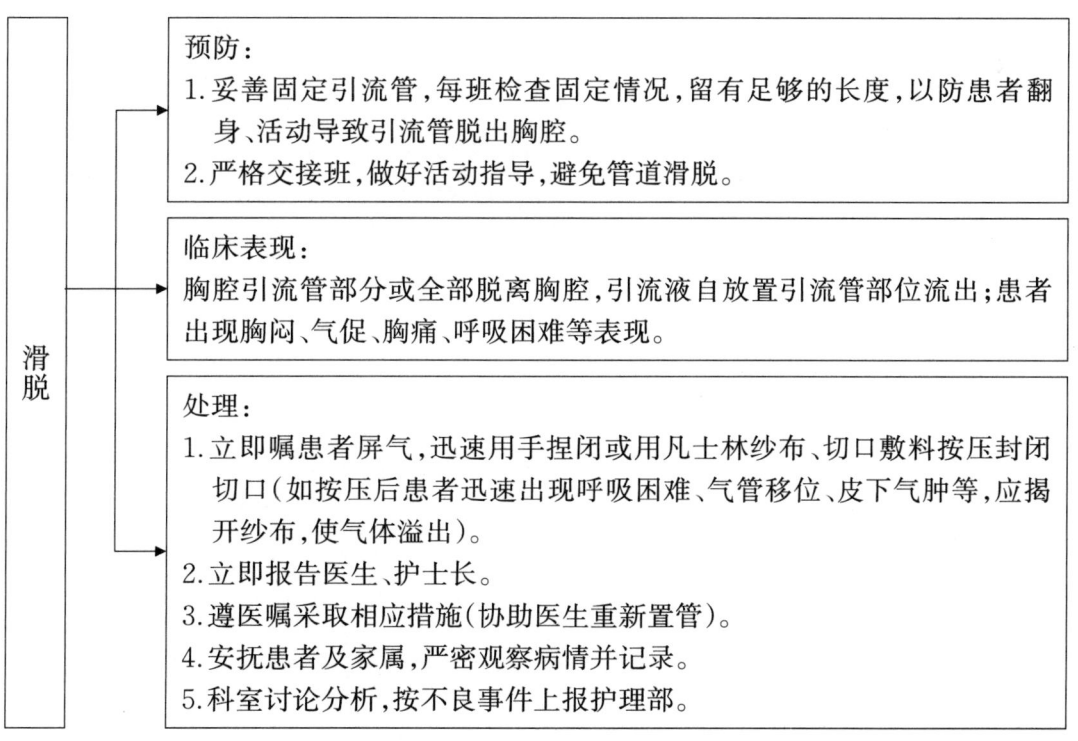

滑脱

预防：
1. 妥善固定引流管，每班检查固定情况，留有足够的长度，以防患者翻身、活动导致引流管脱出胸腔。
2. 严格交接班，做好活动指导，避免管道滑脱。

临床表现：
胸腔引流管部分或全部脱离胸腔，引流液自放置引流管部位流出；患者出现胸闷、气促、胸痛、呼吸困难等表现。

处理：
1. 立即嘱患者屏气，迅速用手捏闭或用凡士林纱布、切口敷料按压封闭切口（如按压后患者迅速出现呼吸困难、气管移位、皮下气肿等，应揭开纱布，使气体溢出）。
2. 立即报告医生、护士长。
3. 遵医嘱采取相应措施（协助医生重新置管）。
4. 安抚患者及家属，严密观察病情并记录。
5. 科室讨论分析，按不良事件上报护理部。

【纵隔摆动】

纵隔摆动
- 预防：
  1. 大量积液、积气引流时，应控制引流速度，一般引流500 mL后夹管5～10 min，根据患者情况再引流500 mL，再夹管，避免一次放气或放液过多、过快。
  2. 嘱剧烈咳嗽者勿用力过度，必要时应用镇静镇咳药。
  3. 妥善固定引流管，防止患者翻身、活动时脱管。

- 临床表现：
  患者出现严重的循环功能障碍和缺氧症状，如心率、脉搏快、烦躁、意识障碍、大汗淋漓、呼吸困难、发绀、休克。

- 处理：
  1. 立即报告医生，及时查明并去除病因。
  2. 做好抢救准备，给予患者吸氧，建立静脉通道。
  3. 严密观察生命体征(尤其注意呼吸、心率及血氧饱和度)。
  4. 安抚患者及家属，做好床旁交接班。

【气胸】

气胸	
	预防： 1. 经常检查引流装置是否密闭、引流管有无脱落。 2. 用凡士林油纱布严密包盖胸腔引流管出口周围，观察引流管口皮肤缝合处有无松动。如有异常应及时报告医生处理。 3. 水封瓶长玻璃管应没入水中3~4 cm，并保持直立位。 4. 搬动患者或更换水封瓶时，用双钳夹闭引流管，防止空气进入而造成气胸。 5. 若引流管连接处脱落或引流瓶翻倒、损坏，应立即用双钳夹闭胸壁导管，按无菌操作更换整套装置。 6. 拔管后，立即用凡士林纱布和厚棉垫包盖、封闭胸壁伤口，并包扎固定。 7. 若引流管从胸腔滑脱，立即用手捏闭伤口皮肤，用凡士林纱布封闭伤口，并协助医生做进一步处理。
	临床表现： 患者出现胸闷、气促、胸痛、呼吸困难等症状。
	处理： 1. 立即报告医生、护士长。 2. 及时查明原因，采取相应措施（若为体外连接断开或引流瓶翻倒、损坏，应立即反折或用钳夹引流管，消毒后更换、连接引流装置；若为引流管脱出胸壁皮肤或拔管后胸壁引流管口未得到正确封闭，应立即用切口敷料封堵胸壁引流管口处）。 3. 协助医生对症处理。 4. 遵医嘱予心电监护及氧气吸入。 5. 安抚患者及家属；严密观察病情并记录，做好床旁交接班。

【皮下气肿】

皮下气肿

预防：
1. 引流管粗细适宜，切口大小适宜。
2. 妥善固定引流管，留有足够的长度，以防患者翻身、活动导致引流管脱出胸腔。
3. 引流管一旦脱出，嘱患者屏气，迅速用手捏闭伤口皮肤，用凡士林纱布封闭伤口，并立即报告医生处理。

临床表现：
胸部和颈部皮下可触及捻发音，有时伴疼痛、肿胀感，严重者有呼吸困难。

处理：
1. 患者出现局限性皮下气肿，无须特殊处理，可自行吸收。
2. 出现疼痛、肿胀时，应立即报告医生，遵医嘱采取相应的措施（使用止痛药，或粗针头穿刺排出气体），安抚患者及家属，严密观察病情并记录，做好床旁交接班。
3. 出现疼痛、呼吸困难等广泛性皮下气肿表现时，应立即报告医生，协助医生对症处理（行皮下切开引流，或粗针头穿刺排出气体；给予氧气吸入），安抚患者及家属，严密观察病情并记录，做好床旁交接班。

【胸腔感染】

胸腔感染	**预防：** 1. 保持引流装置无菌,定时更换引流装置,严格执行无菌操作。 2. 保持引流口敷料清洁、干燥,如有脱落或污染应及时更换。 3. 引流瓶液面应低于引流管胸腔出口平面60～100 cm,防止引流液逆流入胸膜腔而造成感染。 4. 搬动患者时,勿将引流瓶提至高于引流管的胸腔出口水平面,先钳闭引流管至搬动到位后再松开,以防引流液逆流入胸膜腔。 5. 定时挤压引流管,避免引流管堵塞、反折、扭曲,确保胸腔积液及时被引出。鼓励患者尽早下床活动、深呼吸、有效地咳嗽,必要时每2 h翻身拍背一次,以利于肺扩张。 6. 引流管一旦脱落,禁止再插入原引流管,以免发生感染。
	临床表现： 患者大多出现发热、胸闷,严重者出现气促、呼吸困难、发绀,或伴胸痛、咳嗽、咳痰,听诊患侧呼吸音减弱或消失。胸腔积液检查示白细胞计数增高,以中性粒细胞增高为主;胸腔积液培养示存在致病菌。
	处理： 1. 立即报告医生。 2. 遵医嘱采取相应措施(使用抗生素,必要时留取血培养做药敏试验)。 3. 安抚患者及家属,严密观察病情并记录。 4. 做好床旁交接班,上报医院感染科。

第十七章

胸腔穿刺引流管的维护

第一节 胸腔穿刺引流管维护技术

【适用范围】

1.胸膜腔内大量积液或积气需要穿刺引流者。

2.单纯性脓胸、化脓性脓胸或局限性脓胸者需穿刺引流者。

3.胸膜腔内需注射药物以辅助治疗者。

【目的】

1.引流胸腔内血液、渗液、脓液,维持胸腔内压力。

2.防止逆行感染。

3.观察胸腔引流液的颜色、性质、量。

4.协助诊断和治疗。

【定义】

此技术是指将深静脉导管头端放入胸腔内,另一端接密闭式引流袋,排出胸腔内液体,使肺组织复张而恢复功能,或通过胸腔穿刺而抽出胸腔内脓液并辅以胸膜腔冲洗、注射药物治疗的技术。

【操作前准备】

1.患者准备:了解操作的目的、配合要点和注意事项,取合适卧位。

2.环境准备:舒适、安静,光线充足,温湿度适宜。

3.护士准备:工作衣、帽、鞋穿戴整齐,符合规范,洗手,戴口罩。

4.用物准备:治疗盘、治疗巾、一次性引流袋、防返流引流袋、弯盘、纱布、消毒棉签、胶布等。

【操作步骤】

1. 核对医嘱：双人核对医嘱，确认无误。

2. 评估，解释：

(1) 评估患者病情、意识状态、配合程度；胸腔引流管的位置、留置时间、是否通畅，引流液颜色、性质、量等，引流管的长度及固定情况；置管部位皮肤有无红肿，穿刺点有无渗血、渗液。

(2) 向患者解释维护目的，取得其配合。

(3) 评估环境光线是否充足、适宜操作。

3. 携用物至患者床旁，铺治疗巾，协助患者取合适体位。

4. 暴露引流管位置，铺治疗巾。

5. 将患者引流侧上肢放于胸前，评估引流管周围皮肤情况。

6. 检查密闭式引流袋，拆开外包装，取出引流袋，关闭引流袋底阀门，将引流管接口保留在外包装内，将引流袋挂于床边。

7. 夹闭引流管夹子。消毒连接处，先围绕接口环形消毒一圈，再以接口为起点向上下做纵形消毒2.5 cm。

8. 消毒引流管管口。

9. 连接密闭式引流袋。

10. 检查引流袋连接紧密后，打开夹子，嘱患者深呼吸，观察引流情况。

11. 以高举平台法妥善固定(图17-1)。

12. 整理记录：用物分类处置，洗手，正确记录引流液的颜色、性质、量。

13. 对患者及家属的健康教育：

(1) 床上翻身前后、坐起、下床等活动时，注意保护引流管，避免管道牵拉、打折或扭曲。

(2) 取半卧位以利于引流，带管期间注意观察引流液的颜色、性质、量。

(3) 保持引流管通畅，严禁自行操作，不可随意夹闭引流管。

(4) 鼓励患者深呼吸、有效地咳嗽。

【观察和护理要点】

1. 严格执行无菌操作。

2. 维持引流系统密闭，接头牢固固定。

3. 保持引流管长度适宜，翻身活动时避免管道受压、打折、扭曲、滑出，注意导管夹子有无因翻身而被夹闭。

4.保持引流管通畅,注意观察引流液的颜色、性质、量,并做好记录。

5.搬动患者时,应先关闭夹子。

6.置管期间鼓励患者深呼吸、有效地咳嗽,促使胸膜腔内液体排出。

7.拔除引流管后,予纱布封闭伤口,24 h内密切观察患者有无胸闷、憋气、呼吸困难、气胸、皮下气肿等。观察局部有无渗血、渗液。如有变化,应及时报告医生处理。

【注意事项】

1.操作时避免牵拉引流管。

2.保持管道的密闭性,切勿漏气。

3.一次性引流袋24 h更换一次,防返流引流袋每周更换一次。

【操作流程】

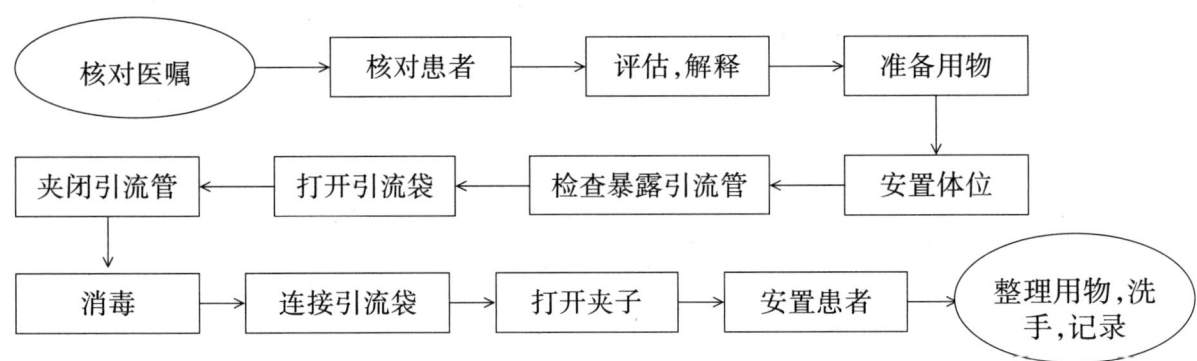

第二节　胸腔穿刺引流管维护技术评分标准

姓名_____ 层级_____ 科室_____ 得分_____

项目	项目总分	操作要求	评分等级及分值				实际得分
			A	B	C	D	
仪表	5	工作衣、帽、鞋穿戴整齐,符合规范,洗手,戴口罩	5	4	3	2~0	
操作前准备	5	环境舒适、安静,光线充足,湿温度适宜	5	4	3	2~0	
	5	备齐用物,放置合理	5	4	3	2~0	
操作过程	3	确认患者身份	3	2	1	0	
	3	向患者、家属做好宣教	3	2	1	0	
	3	取合适体位,检查伤口,暴露引流管	3	2	1	0	
	8	拆开引流袋,将引流管接口保留在外包装内,并将引流袋挂于床边	8	7~5	4~3	2~0	
	5	夹闭引流管	5	4	3	2~0	
	8	先围绕接口环形消毒一圈,再以接口为起点向上下做纵形消毒2.5 cm	8	7~5	4~3	2~0	
	5	正确消毒引流管管口	5	4	3	2~0	
	8	连接引流管,检查是否连接正确、紧密,松夹子	8	7~5	4~3	2~0	
	8	以高举平台法妥善固定引流管,引流管固定位置合理,留足活动空间	8	7~5	4~3	2~0	
	6	观察引流液的量、颜色和性质,做好管道标识	6	5	4~3	2~0	
	8	告知患者置管及引流的目的及重要性、注意事项	8	7~5	4~3	2~0	
	5	整理床单位,妥善安置患者	5	4	3	2~0	
操作后	5	洗手,正确记录	5	4	3	2~0	
	5	用物处置符合要求	5	4	3	2~0	
质量控制	5	关爱患者,有爱伤的观念,操作熟练	5	4	3	2~0	
总计	100						

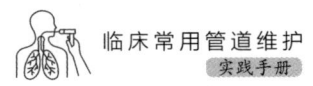

第三节 胸腔穿刺引流管维护技术风险防范流程

维护胸腔穿刺引流管时,存在滑脱、堵塞或引流不畅、感染等风险,具体防范流程如下。

【滑脱】

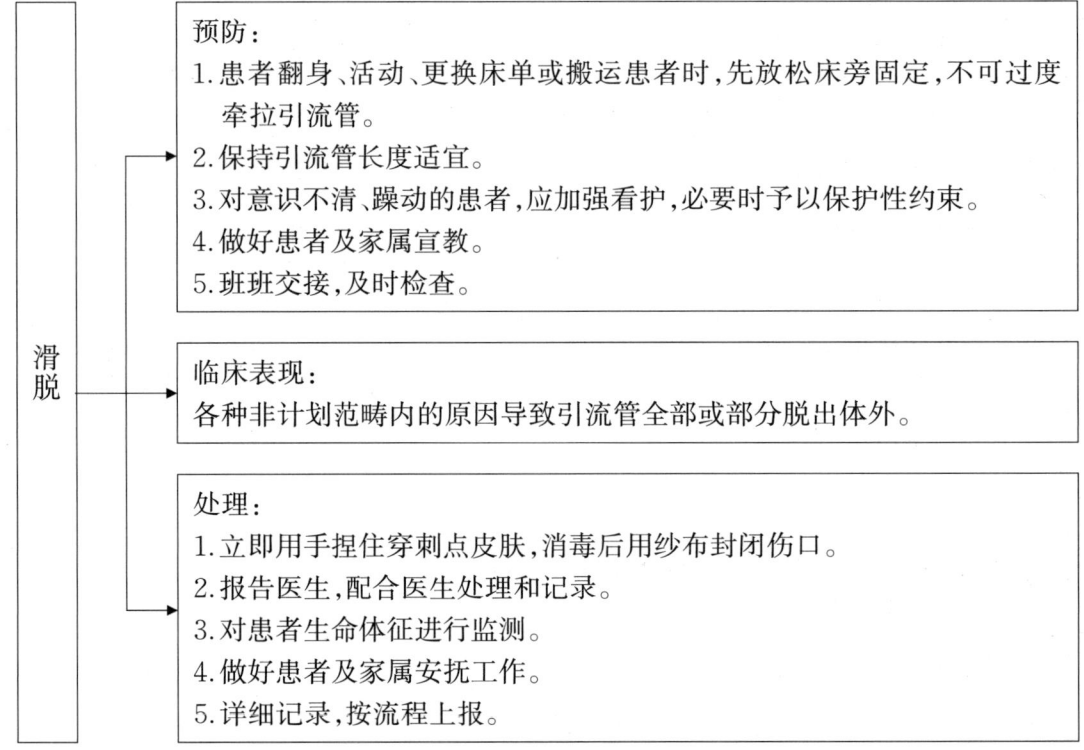

滑脱 → 预防:
1. 患者翻身、活动、更换床单或搬运患者时,先放松床旁固定,不可过度牵拉引流管。
2. 保持引流管长度适宜。
3. 对意识不清、躁动的患者,应加强看护,必要时予以保护性约束。
4. 做好患者及家属宣教。
5. 班班交接,及时检查。

临床表现:
各种非计划范畴内的原因导致引流管全部或部分脱出体外。

处理:
1. 立即用手捏住穿刺点皮肤,消毒后用纱布封闭伤口。
2. 报告医生,配合医生处理和记录。
3. 对患者生命体征进行监测。
4. 做好患者及家属安抚工作。
5. 详细记录,按流程上报。

【堵塞或引流不畅】

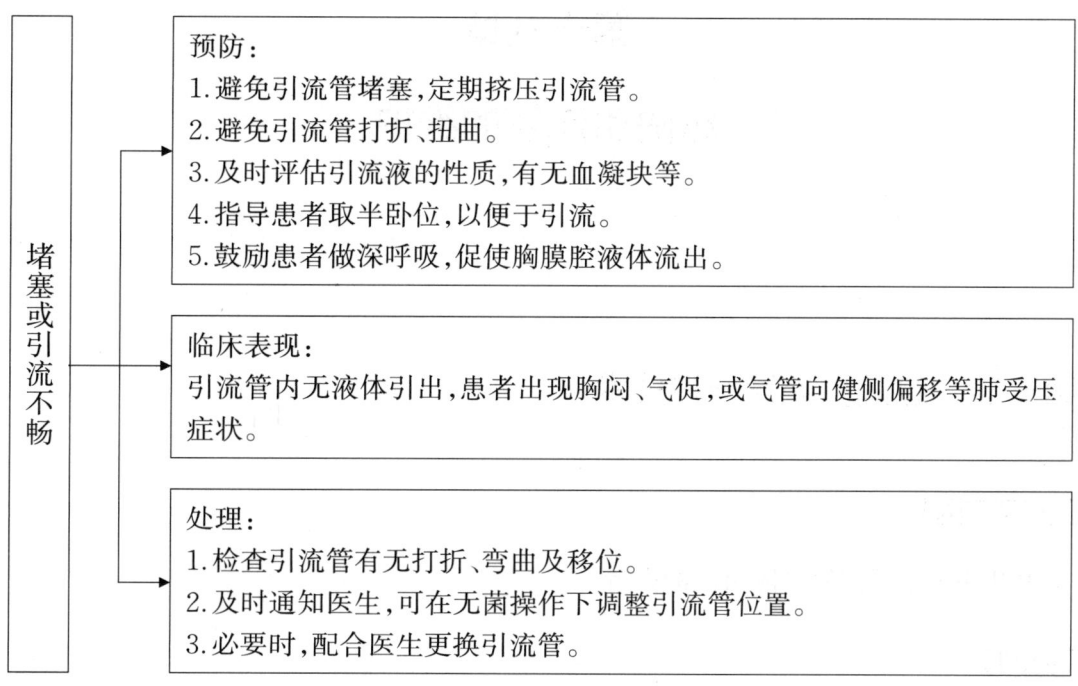

堵塞或引流不畅

预防：
1. 避免引流管堵塞，定期挤压引流管。
2. 避免引流管打折、扭曲。
3. 及时评估引流液的性质，有无血凝块等。
4. 指导患者取半卧位，以便于引流。
5. 鼓励患者做深呼吸，促使胸膜腔液体流出。

临床表现：
引流管内无液体引出，患者出现胸闷、气促，或气管向健侧偏移等肺受压症状。

处理：
1. 检查引流管有无打折、弯曲及移位。
2. 及时通知医生，可在无菌操作下调整引流管位置。
3. 必要时，配合医生更换引流管。

【感染】

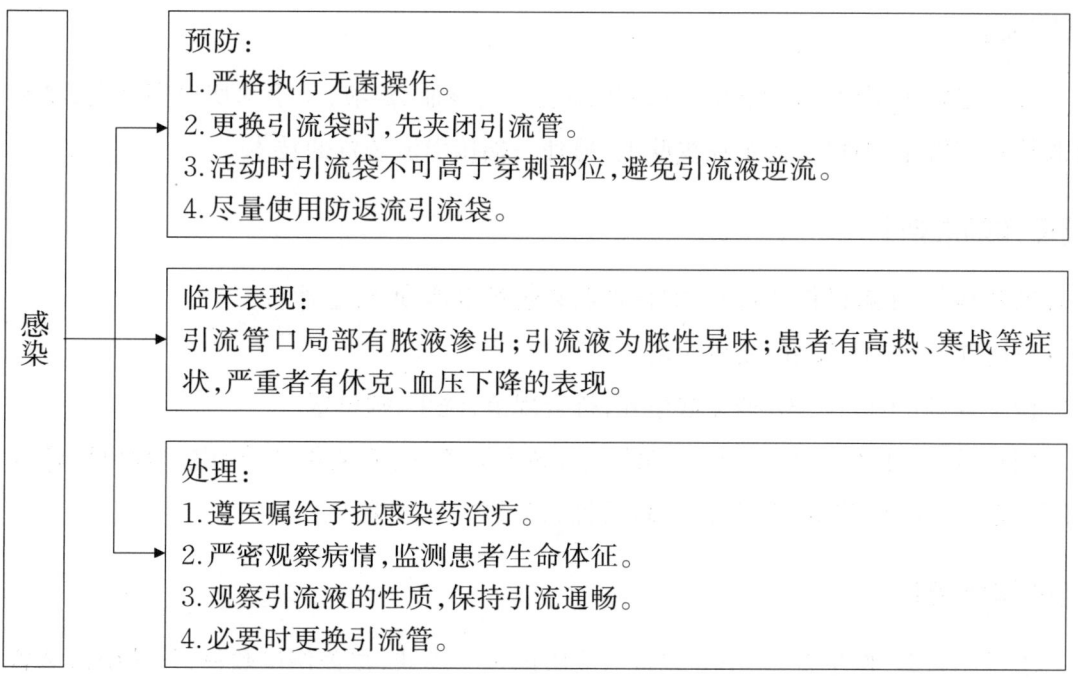

感染

预防：
1. 严格执行无菌操作。
2. 更换引流袋时，先夹闭引流管。
3. 活动时引流袋不可高于穿刺部位，避免引流液逆流。
4. 尽量使用防返流引流袋。

临床表现：
引流管口局部有脓液渗出；引流液为脓性异味；患者有高热、寒战等症状，严重者有休克、血压下降的表现。

处理：
1. 遵医嘱给予抗感染药治疗。
2. 严密观察病情，监测患者生命体征。
3. 观察引流液的性质，保持引流通畅。
4. 必要时更换引流管。

第十八章

纵隔引流管的维护

第一节 纵隔引流管维护技术

【适用范围】

正中开胸手术后需做纵隔引流的患者。

【目的】

排出纵隔腔内的渗血、渗液,稳定纵隔,以利于肺部早期膨胀,促进术后恢复。

【定义】

此技术是指为了引流出胸部手术后纵隔腔内的渗血、渗液,于手术切口旁开孔,将带侧孔的硅胶管一端置于胸骨后,固定在皮肤上,另外一端接引流装置的技术。

【操作前准备】

1. 患者准备:了解操作的目的、配合要点和注意事项,取合适体位。
2. 环境准备:舒适、安静,光线充足。
3. 护士准备:工作衣、帽、鞋穿戴整齐,符合规范,洗手,戴口罩。
4. 用物准备:手术刀片、缝线、无菌纱布、导管标签、引流装置、卵圆钳、治疗盘、碘伏消毒液、棉签、弯盘、量杯、胶布、手套、医用垃圾桶、记录单、记号笔。

【操作步骤】

1. 手术结束时,医生置管,用缝线将引流管固定于皮肤,覆盖伤口敷料,外接引流装置。
2. 患者由手术室返回病房,护士交接、确认患者引流装置放置妥当后,平稳地将患者移至床上,妥善安置其体位。

3.确定引流管无松动;如有松动,通知医生用缝线固定纵隔引流管(18—1)。伤口敷料覆盖于引流管皮肤出口处(图18—2),避免管道折叠,使用胸带固定胸廓时,要特别注意避免与管道折叠。引流装置放于合适的位置。

4.挤压引流管,观察引流管内引流液的颜色、性质、量,有无血凝块,引流是否通畅;伤口有无渗血。

5.检查导管标签粘贴位置是否合理,标签上的内容是否清晰、完整。

6.将引流装置放置于安全的位置。

7.对患者及家属的健康教育:

(1)解释放置纵隔引流管的目的及重要性。

(2)指导患者及家属配合事项。

①避免牵拉、扭曲、折叠管道。

②出现敷料卷边及渗液等异常情况,应及时通知护士。

③若发生管道滑出等意外,应及时告知医护人员处理。

8.操作结束洗手,完成护理记录。

【观察与护理要点】

1.密切观察引流液的颜色、性质、量。

2.一般术后8 h内每10~15 min挤压一次引流管,8 h后每30 min挤压一次,24 h后可改为1 h或2 h挤压一次。挤压时,动作轻柔,防止将引流管拔出胸腔。

3.患者清醒后,可抬高床头30°,协助其取半卧位,以利于呼吸、引流。

4.引流管经皮肤处保持无菌,如有渗液、渗血,应及时更换敷料。注意包扎方法,保持引流管长度适宜,避免管道打折。

5.术后搬动患者及协助患者翻身时,注意勿牵拉管道,以防管道脱出。患者麻醉未清醒、烦躁、意识不清时,应采取保护性约束,以防患者将管道拔出。

6.拔除引流管后24 h内密切观察患者有无胸闷、憋气、呼吸困难等,观察局部有无渗血、渗液。如有,应及时报告医生处理。

7.引流瓶每周更换一次,如有污迹、异味时,应及时更换。

【注意事项】

1.常规术后3 h内一般引流液较多,之后引流液的量会逐渐减少,引流液的颜色逐渐变淡,一般由鲜红色逐渐变为淡红色,直至变为无色液体。若引流量持续2 h超过4 mL/(kg·h),同时患者出现血压、尿量显著下降,心率进行性上升,可判断为活动性出血,应使用鱼精蛋白对症处理,以维持血液循环稳定,同时保持管道通畅。最常见的处理方法:进行二次开胸手术,予以止血。

2.挤捏引流管的方法:一手捏紧引流管近皮肤处,另一手顺引流管向下挤压引流管,使管腔变扁、变窄,然后先松开一手,再松开另一手,借管腔复原产生负压以吸引出心包腔内的积血,如此反复,向远端进行。

3.每次挤捏引流管时,应先检查固定引流管的缝线。如有松脱,应及时汇报医生处理。

【操作流程】

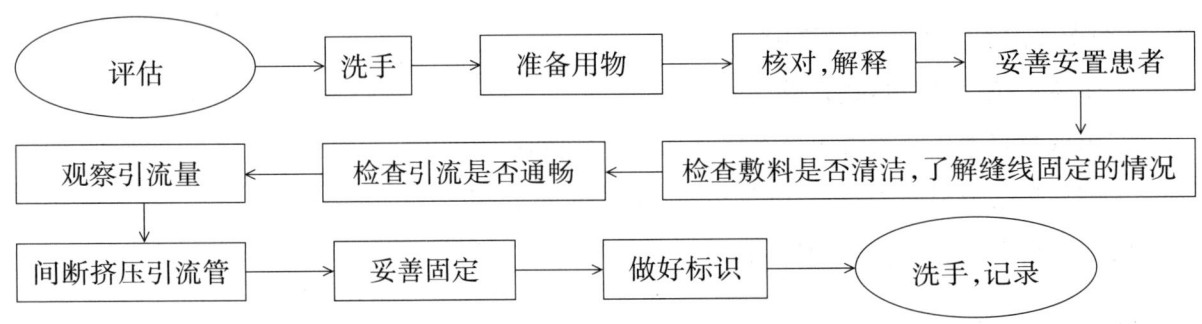

第二节 纵隔引流管维护技术评分标准

姓名_____ 层级_____ 科室_____ 得分_____

项目	项目总分	操作要求	评分等级及分值 A	B	C	D	实际得分
仪表	5	工作衣、帽、鞋穿戴整齐,符合规范	5	4	3	2~0	
操作前准备	5	环境舒适、安静,光线充足	5	4	3	2~0	
	5	洗手,戴口罩	5	4	3	2~0	
	5	备齐用物,放置合理	5	4	3	2~0	
操作过程	5	患者返回病房时做好交接	5	4	3	2~0	
	5	妥善安置,取合适体位	5	4	3	2~0	
	5	检查置管处敷料有无渗血、渗液	5	4	3	2~0	
	5	检查引流管缝线有无松动	5	4	3	2~0	
	10	正确挤捏引流管	10	9~6	5~3	2~0	
	10	引流管保持通畅,避免管道折叠、扭曲、受压	10	9~6	5~3	2~0	
	5	观察引流液的颜色、性质和量	5	4	3	2~0	

续表

项目	项目总分	操作要求	评分等级及分值				实际得分
			A	B	C	D	
操作过程	5	做好高危管道标识	5	4	3	2~0	
	5	将引流瓶放置在安全的位置	5	4	3	2~0	
	5	向患者及家属做好宣教	5	4	3	2~0	
	5	整理床单位,妥善安置患者	5	4	3	2~0	
操作后	8	洗手,正确记录	8	7~5	4	3~0	
质量控制	7	安置患者体位时,注重舒适、安全;随时关注,保证引流的有效性	7	6~4	3	2~0	
总计	100						

第三节　纵隔引流管维护技术风险防范流程

维护纵隔引流管时,存在堵塞、心包填塞、滑脱、感染等风险,具体防范流程如下。

【堵塞、心包填塞】

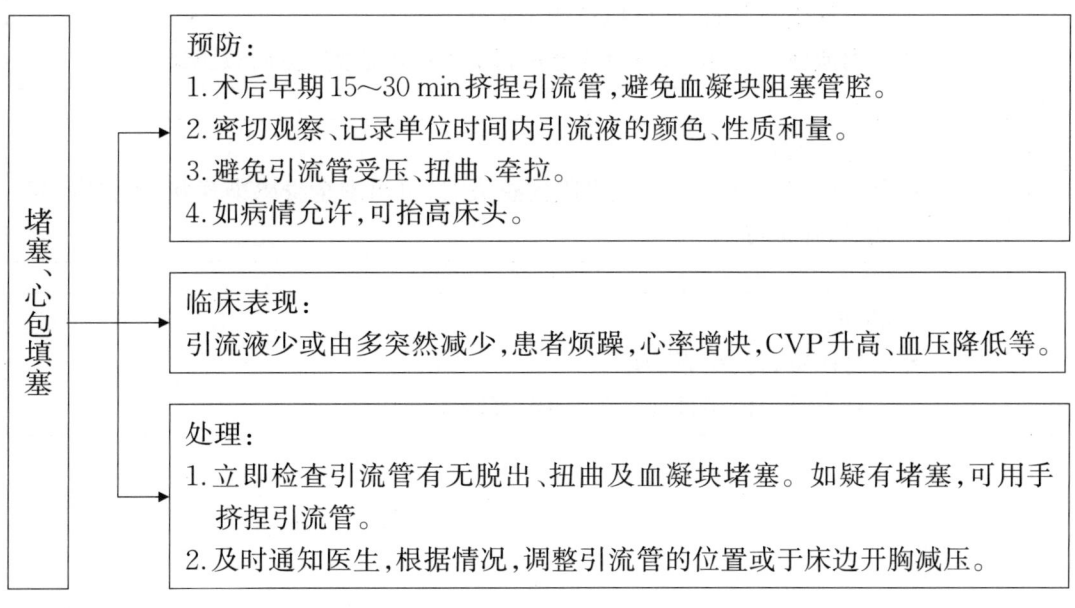

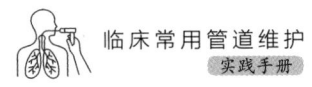

【滑脱】

滑脱

预防：
1. 保持引流管长度适宜，翻身活动时防止引流管受压、打折、扭曲、脱出。
2. 正确衔接引流管，并妥善固定，留有足够的长度。
3. 做好患者和家属的宣教，防止发生意外。

临床表现：
各种非计划范畴内的原因导致引流管部分或全部脱出体外，患者出现胸痛、呼吸困难、心率加快、血压下降等症状。

处理：
立即用手捏闭伤口处皮肤，消毒，用纱布封闭伤口，协助医生做进一步的处理。

【感染】

感染

预防：
1. 每周更换引流瓶一次，如有污迹、异味等，应及时更换。
2. 更换引流瓶时，严格执行无菌操作。
3. 引流瓶不可倒置，不可高于胸部，以免引流液逆流而致感染。

临床表现：
伤口红、肿、热、痛，发生纵隔内感染时，可出现全身感染症状，如畏寒、发热、败血症等。

处理：
1. 遵医嘱行抗生素治疗。
2. 观察伤口渗出情况，并及时汇报医生处理。

122

第十九章

Bakri产后止血球囊的维护

第一节　Bakri产后止血球囊（以下简称"球囊"）维护技术

【适用范围】

适用于生产后24 h内的原发性产后出血，作为暂时性止血工具，保守治疗产后子宫出血。球囊在宫腔内留置的时间不宜超过24 h。

【目的】

通过球囊压迫宫腔内壁以实现止血的作用。

【定义】

此技术是指通过阴道或经腹部置入Bakri产后止血球囊至子宫内，使用封闭的注射器将预定量无菌液体通过活塞注射到球囊内，待球囊充盈至预定量后，通过B超确定其正确位置后，再将引流端口与集液袋相连，以监测止血情况的技术。

【操作前准备】

1. 患者准备：签署《手术知情同意书》，了解手术必要性及术后可能发生的并发症。
2. 环境准备：舒适、安静，光线充足，湿温度适宜。
3. 人员准备：操作医生、助手、B超专业人员、护士。
4. 器械准备：Bakri产后止血球囊（图19-1）、各类导管和B超机。
5. 用物准备：注射器、生理盐水、别针、引流袋、导管标签和胶布。

【操作步骤】

1. 医生根据产妇子宫出血情况，评估患者是否需要放置Bakri产后止血球囊。

2.护士准备用物,配合医生放置。

3.护士核对姓名、病案号,向患者解释操作目的、过程及配合方法。

4.平产产妇取截石位,剖宫产产妇取平卧位,常规建立静脉通路。

5.经阴道或经腹部置入Bakri产后止血球囊前,医生确认子宫内无胎盘残留、产道无裂伤及创伤,且出血源非动脉。

6.通过直接检查和超声检查确定子宫容积,将导管的球囊部分插入子宫内,确保通过子宫颈管和子宫内口插入整个球囊。

7.术中严密观察患者生命体征,听取患者主诉。

8.术后待患者复苏后,将其送回病房,做好交接。

9.病房护士检查Bakri产后止血球囊引流端口,连接引流袋,并妥善固定:

(1)用剪刀将胶布剪成"工"字形。

(2)将Bakri产后止血球囊连接的引流管用"工"字形胶布固定于产妇大腿内侧,用别针将引流袋妥善固定于一侧床旁,低于子宫位置,观察引流液颜色、性质、量。

10.做好管道标识,记录管道名称、外露长度、置管时间。

11.对患者及家属的宣教。

(1)解释置入Bakri产后止血球囊及引流的目的及重要性。

(2)指导患者床上活动时,动作轻柔,避免牵拉、扭曲、折叠管道。

(3)意外情况的处理:若发生意外拔管或管道移位等情况,呼叫医护人员处理。

12.完成护理记录。

【观察和护理要点】

1.告知患者及家属留置Bakri产后止血球囊的目的及重要性。

2.每班观察管道固定情况、引流管外露长度,观察胶布固定处的皮肤情况,避免管道压伤或滑脱。如有污迹应随时更换。

3.Bakri产后止血球囊接无菌引流袋或负压引流球,每日更换一次,注意观察引流液的颜色、性质、量,做好记录。如有异常情况应及时告知医生。

4.保持引流通畅,持续引流时,引流袋要低于子宫位置。

5.活动时,避免牵拉管道,预防管道脱出。

【注意事项】

1.Bakri产后止血球囊无须常规冲洗,禁止宫底加压或按摩子宫。

2. 球囊在宫腔内留置的时间不应超过24 h。

3. 使用Bakri产后止血球囊时,应监测产妇尿量。

4. 对躁动、不合作的患者,予以保护性约束,以防发生非计划性拔管。

5. Bakri产后止血球囊取出时,先去除球囊导管上的张力,再取出阴道填充物,直至球囊安全回缩。渐进式吸出球囊内的液体。

6. 观察产妇是否有出血现象。

【操作流程】

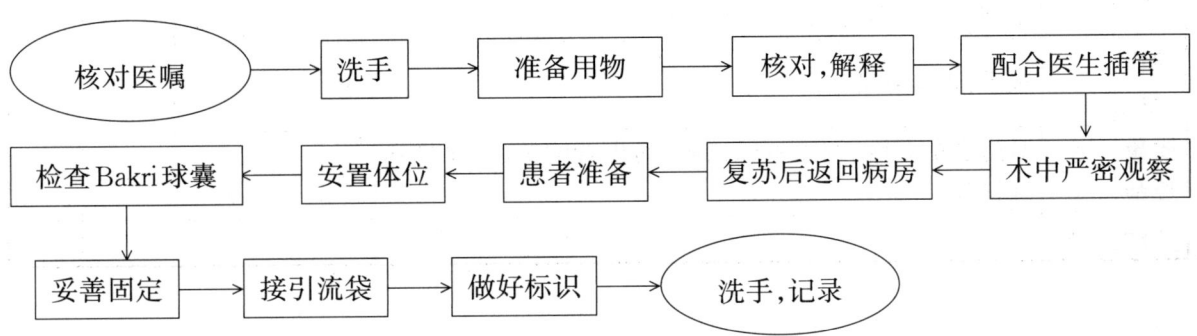

第二节　Bakri产后止血球囊维护技术评分标准

姓名_____　层级_____　科室_____　得分_____

项目	项目总分	操作要求	评分等级及分值				实际得分
			A	B	C	D	
仪表	5	工作衣、帽、鞋穿戴整齐,符合规范	5	4	3	2～0	
操作前准备	5	环境舒适、安静,光线充足,湿温度适宜	5	4	3	2～0	
	5	洗手,戴口罩	5	4	3	2～0	
	5	备齐用物,放置合理	5	4	3	2～0	
操作过程	3	确认患者身份	3	2	1	0	
	3	向患者、家属做好宣教	3	2	1	0	
	7	查看置管是否成功,将Bakri产后止血球囊连接的引流管用"工"字形胶布固定于产妇大腿内侧,每次巡视时检查固定情况	7	5～6	4	3～0	
	10	接引流袋,观察引流液的颜色、性质、量,用别针将引流袋妥善固定于一侧床旁,低于子宫位置	10	9～6	5	4～0	
	10	做好管道标识,记录管道名称、外露长度、置管时间	10	9～6	5	4～0	
	7	禁止宫底加压或按摩子宫,以防宫腔内球囊移位、脱落	7	5～6	4	3～0	

续表

项目	项目总分	操作要求	评分等级及分值				实际得分
			A	B	C	D	
操作过程	8	判断球囊水量是否足够:如每小时引流量>100 mL,可增加球囊充液量,最多不能超过500 mL;如患者下腹部胀痛难忍,考虑宫腔压力过大,可适当减少球囊充液量和缩短球囊留置时间;必要时B超下观察球囊的位置	8	7~6	5	4~0	
	8	如遇堵塞,可用生理盐水冲洗	8	7~6	5	4~0	
	5	告知患者置管及引流的目的、重要性及注意事项	5	4	3	2~0	
	6	整理床单位,妥善安置患者	6	5	4	3~0	
操作后	8	洗手,正确记录	8	7~6	5	4~0	
质量控制	5	对患者的态度,与患者的沟通,对患者的关心,操作熟练程度	5	4	3	2~0	
总计	100						

第三节　Bakri产后止血球囊维护技术风险防范流程

维护Bakri产后止血球囊时,存在阻塞、滑脱,舒适度改变和疼痛、子宫出血等风险,具体防范流程如下。

【阻塞、滑脱】

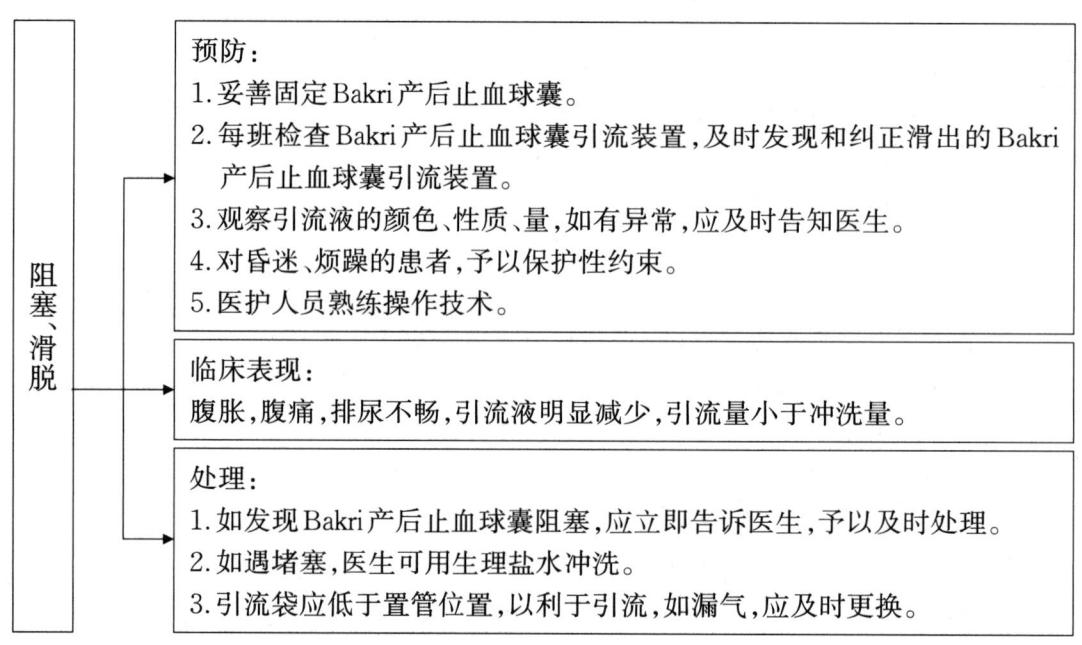

阻塞、滑脱

预防:
1. 妥善固定Bakri产后止血球囊。
2. 每班检查Bakri产后止血球囊引流装置,及时发现和纠正滑出的Bakri产后止血球囊引流装置。
3. 观察引流液的颜色、性质、量,如有异常,应及时告知医生。
4. 对昏迷、烦躁的患者,予以保护性约束。
5. 医护人员熟练操作技术。

临床表现:
腹胀,腹痛,排尿不畅,引流液明显减少,引流量小于冲洗量。

处理:
1. 如发现Bakri产后止血球囊阻塞,应立即告诉医生,予以及时处理。
2. 如遇堵塞,医生可用生理盐水冲洗。
3. 引流袋应低于置管位置,以利于引流,如漏气,应及时更换。

【舒适度改变和疼痛】

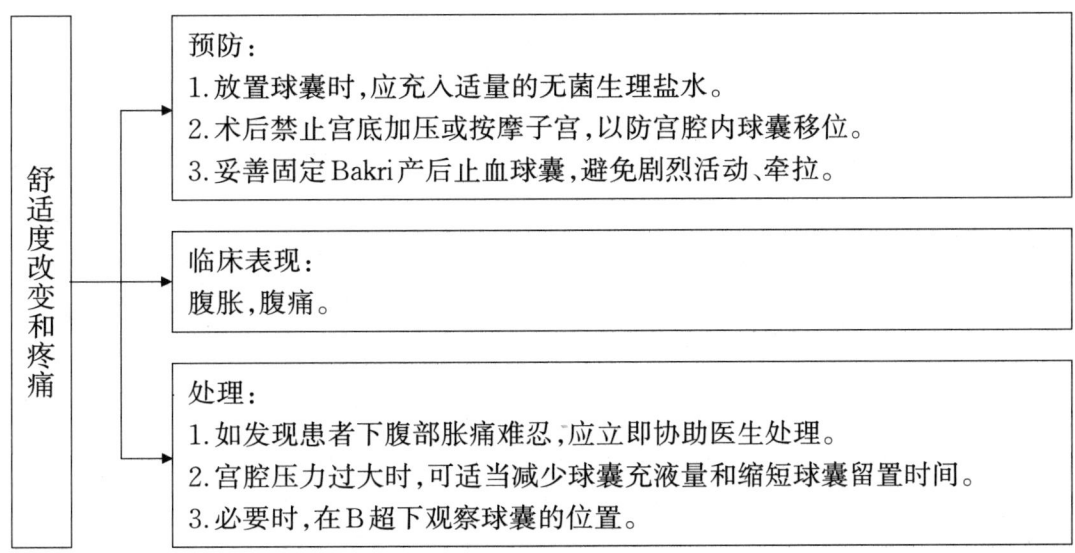

```
                    ┌─ 预防：
                    │  1.放置球囊时,应充入适量的无菌生理盐水。
                    │  2.术后禁止宫底加压或按摩子宫,以防宫腔内球囊移位。
                    │  3.妥善固定Bakri产后止血球囊,避免剧烈活动、牵拉。
  舒适度改变         │
  和疼痛            ─┼─ 临床表现：
                    │  腹胀,腹痛。
                    │
                    └─ 处理：
                       1.如发现患者下腹部胀痛难忍,应立即协助医生处理。
                       2.宫腔压力过大时,可适当减少球囊充液量和缩短球囊留置时间。
                       3.必要时,在B超下观察球囊的位置。
```

【宫腔感染】

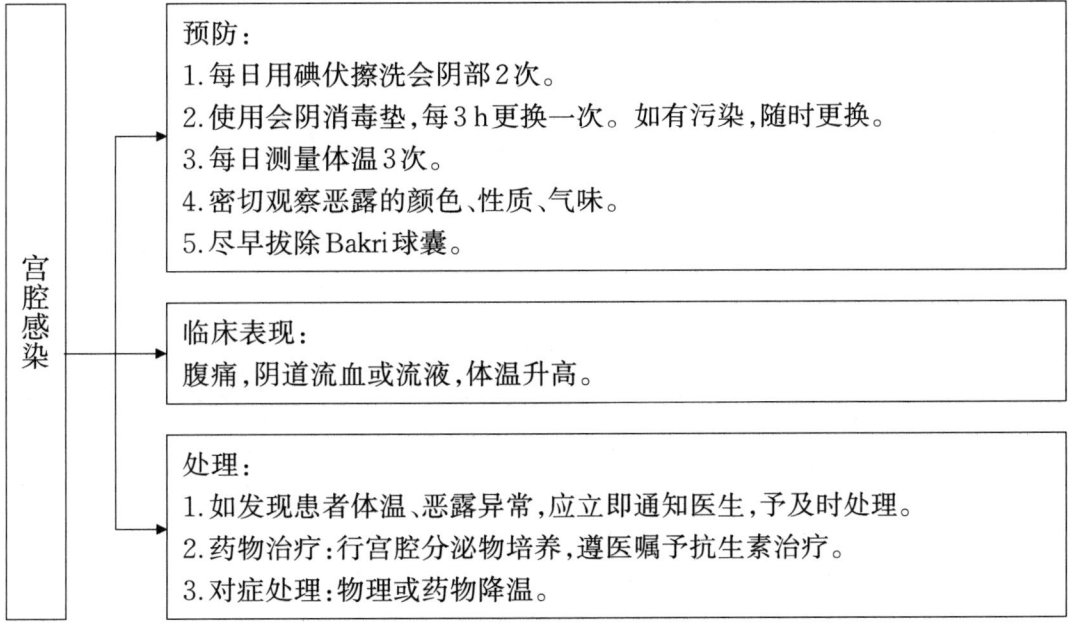

```
                    ┌─ 预防：
                    │  1.每日用碘伏擦洗会阴部2次。
                    │  2.使用会阴消毒垫,每3h更换一次。如有污染,随时更换。
                    │  3.每日测量体温3次。
                    │  4.密切观察恶露的颜色、性质、气味。
                    │  5.尽早拔除Bakri球囊。
  宫腔感染           │
                   ─┼─ 临床表现：
                    │  腹痛,阴道流血或流液,体温升高。
                    │
                    └─ 处理：
                       1.如发现患者体温、恶露异常,应立即通知医生,予及时处理。
                       2.药物治疗:行宫腔分泌物培养,遵医嘱予抗生素治疗。
                       3.对症处理:物理或药物降温。
```

第二篇

内科管道篇

第二十章

胃管的维护

第一节 胃管维护技术

【适用范围】

急性胃扩张、上消化道穿孔,或胃肠道有梗阻,急腹症有明显胀气或较大的腹部手术前,昏迷患者或不能经口进食者,如口腔疾病患者、口腔和咽喉术后患者、不能张口的患者或破伤风患者、早产儿或病情危重的患者,以及拒绝进食的患者等。

【目的】

1. 经胃肠减压管引流出胃肠内容物,腹部手术术前准备。
2. 对不能经口进食的患者,从胃管灌入流质食物,以保证患者能够摄入足够的营养、水分和药物,有利于患者早日康复。

【定义】

此技术是指经患者鼻孔进入且经其鼻咽部、食管置入胃腔的管道,建立肠内营养通路的技术。

【操作前准备】

1. 患者准备:签署《胃管置入知情同意书》,了解置入胃管的必要性及置管后可能发生的并发症。
2. 环境准备:舒适、安静,光线充足,湿温度适宜。
3. 人员准备:操作医生、助手、护士。
4. 用物准备:手套、纱布、治疗巾、20 mL注射器、一次性胃管、液状石蜡油、棉签、弯盘、止血钳、手电筒、别针、导管标签、胶布,必要时备压舌板、听诊器等。

【操作步骤】

1. 医生根据病情，评估患者是否需要放置胃管。
2. 准备相关用物。
3. 核对姓名、病案号，向患者、家属解释操作的目的、过程及配合方法。
4. 去除患者义齿、眼镜。
5. 检查胃管是否通畅，长度标记是否清晰。
6. 插管前，检查鼻腔通气情况，选择通气顺利的一侧鼻孔插管。
7. 安置体位（清醒患者取半坐位或坐位，无法坐起者取侧卧位，昏迷患者取去枕平卧位，由医护人员抬高患者的下颌）。
8. 置管过程中，严密观察患者生命体征的变化，听取患者主诉。
9. 测量胃管插入长度，成人插入的长度为45~55 cm。

测量方法：

(1) 从前额发际至胸骨剑突的距离。

(2) 从鼻尖至耳垂再到胸骨剑突的距离。

10. 初步固定胃管，确定胃管的位置：

(1) 抽取胃液法：这是确定胃管是否在胃内最可靠的方法。

(2) 听气过水声法：将听诊器置于患者胃部，快速经胃管向胃内注入10 mL的空气，可听到气过水声。

(3) 观察气泡法：将胃管末端置于盛水的治疗碗内，无气泡逸出。

11. 确定胃管在胃内，妥善固定管道：

(1) 用剪刀将胶布剪成"工"字形。

(2) 将"工"字形胶布上端固定于鼻翼，下端一头绕胃管固定，另一头以反方向绕胃管固定。

(3) 再剪一段长形胶布，以高举平台法将胃管固定于脸颊处（图20-1）。

12. 将胃管末端反折，用纱布包好，并用别针固定于枕旁或患者衣领处。
13. 做好管道标识，记录管道名称、外露长度、置管时间。
14. 对患者及家属的宣教：

(1) 解释胃管置管的目的、重要性及注意事项。

(2) 指导患者及家属配合的事项：

①活动时，动作轻柔，避免牵拉、扭曲、折叠管道。

②避免自行调整胃管的深度。

③保持口、鼻部干燥,若有出汗、沾湿等,应及时告知护士。

(3)意外情况的处理:若发生意外拔管或管道移位等情况,应立即呼叫医护人员处理。

15.完成护理记录。

【观察和护理要点】

1.告知患者及家属留置胃管的目的及重要性。

2.每班观察管道的固定情况、导管外露长度,观察胶布固定处的皮肤情况,如有松脱或污迹,应随时更换。

3.胃管若接负压装置,负压装置需每日更换一次,注意观察引流液的颜色、性质及量,做好记录。如有异常情况,应及时告知医生。

4.保持引流通畅,持续引流时,引流袋要低于胃管。

5.活动时,避免牵拉管道,以防管道脱出。

【注意事项】

1.插管动作宜轻柔,以避免损伤食管黏膜。

2.插管过程中,如患者出现恶心,应暂停片刻;出现呛咳、呼吸困难,应立即拔管重插;如插入不顺畅,应检查胃管是否盘在口咽部,忌硬性插入。

3.为昏迷患者插管时,应将患者头向后仰。当胃管插入会厌部约15 cm时,用左手托起头部,使下颌靠近胸骨柄,加大咽部通道的弧度。

【操作流程】

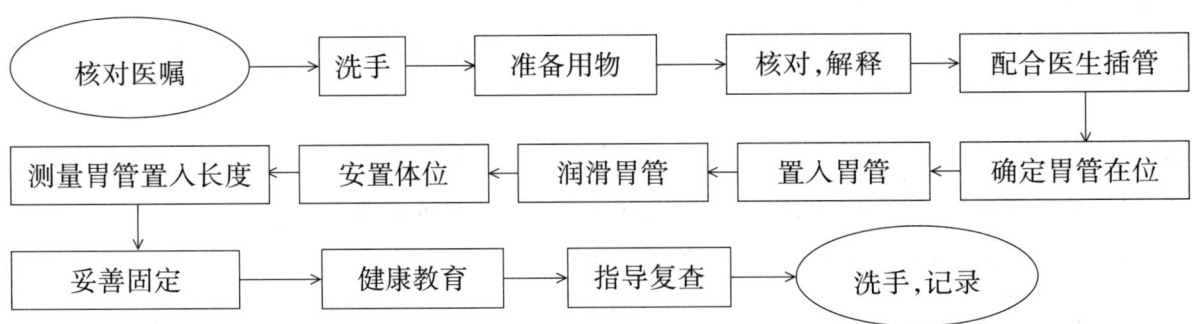

第二节 胃管维护技术评分标准

姓名_____ 层级_____ 科室_____ 得分_____

项目	项目总分	操作要求	评分等级及分值				实际得分
			A	B	C	D	
仪表	5	工作衣、帽、鞋穿戴整齐,符合规范	5	4	3	2～0	
操作前准备	5	环境舒适、安静,光线充足,湿温度适宜	5	4	3	2～0	
	5	洗手,戴口罩	5	4	3	2～0	
	5	备齐用物,放置合理	5	4	3	2～0	
操作过程	3	确认患者身份	3	2	1	0	
	3	向患者、家属做好宣教	3	2	1	0	
	20	查看置管是否成功,在近胃管15～20 cm处做好标记。将"工"字形胶布上端固定于鼻翼,下端一头绕胃管固定,另一头以反方向绕胃管固定,再剪一段长形胶布,以高举平台法将胃管固定于脸颊处	20～16	15～11	10～6	5～0	
	8	测量胃管置入的长度,确定胃管在胃内(抽取胃液法、气过水声法、观察气泡法)	8	7～5	4～3	2～0	
	8	接负压盘,观察引流液的颜色、性质、量	8	7～5	4～3	2～0	
	14	做好管道标识,记录管道名称、置入长度、置管时间	14～12	11～8	7～4	3～0	
	5	告知患者置管及引流的目的、重要性及注意事项	5	4	3	2～0	
	6	整理床单位,妥善安置患者	6	5	4	3～0	
操作后	8	洗手,正确记录	8	7～5	4～3	2～0	
质量控制	5	对患者的态度,与患者的沟通,对患者的关心,操作熟练程度	5	4	3	2～0	
总计	100						

第三节 胃管维护技术风险防范流程

维护胃管时,存在阻塞、滑脱,鼻、咽、食管黏膜损伤和出血,声音嘶哑、插管困难、呃逆等风险,具体防范流程如下。

【阻塞、滑脱】

阻塞、滑脱

预防：
1. 妥善固定胃管并定期更换。
2. 每班检查胃管，及时发现和固定脱出的胃管。
3. 每日观察引流的颜色、性质、量。如发现异常，应及时告知医生。
4. 对昏迷、烦躁的患者，予以保护性约束。
5. 医护人员熟练操作技术。
6. 禁止多渣黏稠食物或药物注入胃管内。

临床表现：
腹胀无缓解或加剧，无引流液引出或明显减少，回抽胃液阻力增大，注气时无气过水声，引流量小于冲洗量。

处理：
1. 如发现胃管阻塞，应立即告诉医生，予以及时处理。
2. 如从胃管注入食物或药物，需每日定时冲洗胃管。
3. 负压盘的位置应低于置管部位，以利于引流。如有漏气，应及时更换。

【鼻、咽、食管黏膜损伤和出血】

损伤和出血

预防：
1. 置管动作轻柔、缓慢，注意避开鼻中隔前下部的易出血区。
2. 需长期插胃管者，应注意观察其口、鼻腔黏膜的变化，适当更换固定位置。
3. 需长期插管者，每日予液状石蜡油滴鼻2次。
4. 根据需要每日护理口腔2次。
5. 长期留置胃管者，宜选用质地软、管径小的胃管，应每周更换胃管一次。

临床表现：
咽部不适、疼痛、吞咽困难，难以忍受，有时可见鼻腔流出血性液体。

处理：
1. 鼻黏膜损伤引起出血量较多时，可用冰生理盐水和肾上腺素浸润的纱条填塞止血。
2. 雾化吸入地塞米松、庆大霉素等可减轻黏膜充血、水肿。
3. 食管黏膜损伤出血时，可予制酸、保护黏膜等药。
4. 安抚患者及家属。
5. 严密观察病情并记录，做好交接班。

【声音嘶哑】

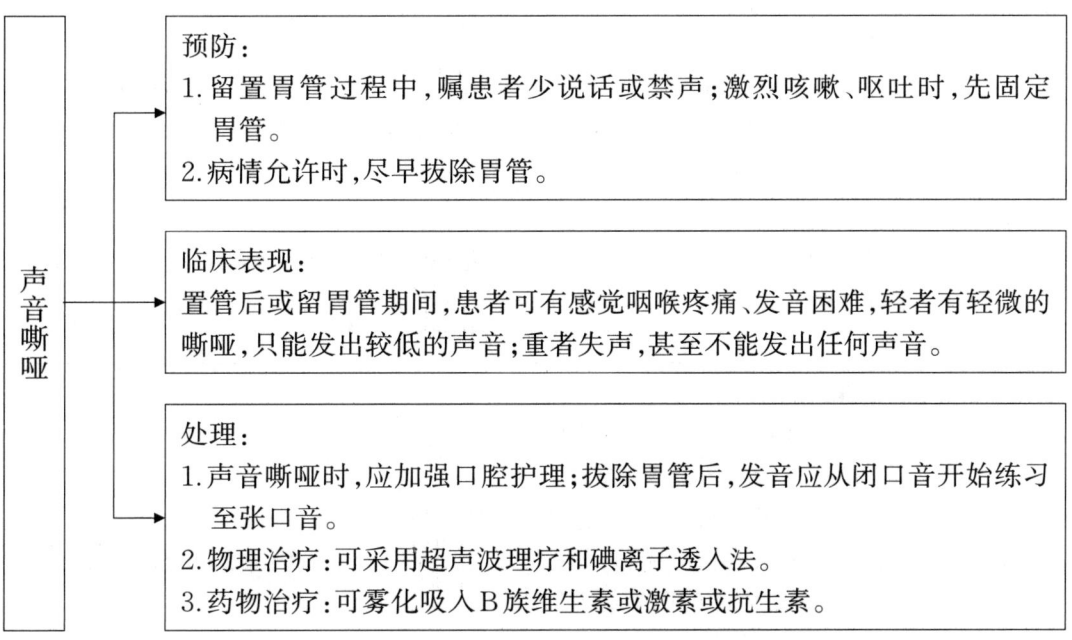

声音嘶哑

预防：
1. 留置胃管过程中，嘱患者少说话或禁声；激烈咳嗽、呕吐时，先固定胃管。
2. 病情允许时，尽早拔除胃管。

临床表现：
置管后或留胃管期间，患者可有感觉咽喉疼痛、发音困难，轻者有轻微的嘶哑，只能发出较低的声音；重者失声，甚至不能发出任何声音。

处理：
1. 声音嘶哑时，应加强口腔护理；拔除胃管后，发音应从闭口音开始练习至张口音。
2. 物理治疗：可采用超声波理疗和碘离子透入法。
3. 药物治疗：可雾化吸入B族维生素或激素或抗生素。

【插管困难】

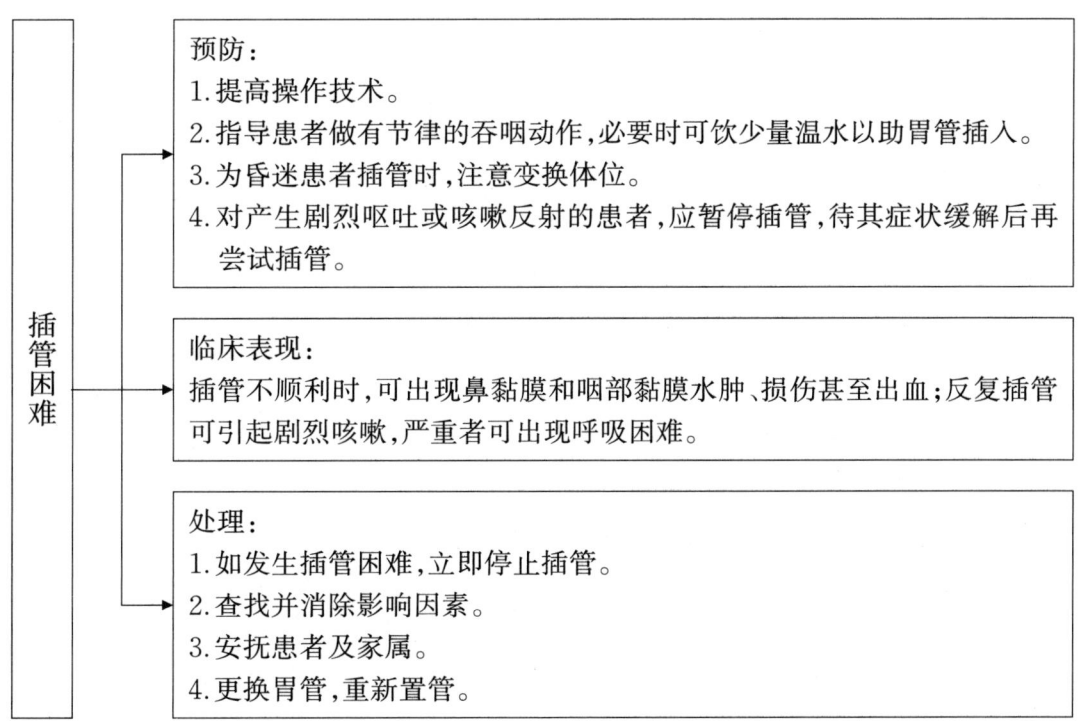

插管困难

预防：
1. 提高操作技术。
2. 指导患者做有节律的吞咽动作，必要时可饮少量温水以助胃管插入。
3. 为昏迷患者插管时，注意变换体位。
4. 对产生剧烈呕吐或咳嗽反射的患者，应暂停插管，待其症状缓解后再尝试插管。

临床表现：
插管不顺利时，可出现鼻黏膜和咽部黏膜水肿、损伤甚至出血；反复插管可引起剧烈咳嗽，严重者可出现呼吸困难。

处理：
1. 如发生插管困难，立即停止插管。
2. 查找并消除影响因素。
3. 安抚患者及家属。
4. 更换胃管，重新置管。

【呃逆】

呃逆
- 预防：
  1. 留置胃管期间，每日需做口腔护理，勿用冷水刺激，以免加重呃逆。
  2. 定期检查，冲洗胃管，保持胃管引流通畅。

- 临床表现：
  喉间"呃呃"连声，持续不断，声短而频频发作，令人不能自制。轻者数分钟或数小时；重者昼夜发作不停，可严重影响患者休息、呼吸。

- 处理：
  1. 如出现呃逆，应调整胃管位置。
  2. 检查胃管引流是否通畅。
  3. 安抚患者及家属，分散患者注意力。
  4. 遵医嘱采取相应措施（如按压穴位，或用盐酸氯丙嗪25 mg注射足三里穴，或肌内注射甲氧氯普胺10 mg等）。
  5. 严密观察病情并记录。

第二十一章 鼻胆管的维护

第一节 鼻胆管维护技术

【适用范围】

化脓性胆管炎急诊进行胆管引流或胆管结石不能全部取出时，临时性引流、胆管漏、胆管良恶性梗阻及经鼻胆管结石溶石术后引流治疗等。

【目的】

通过管道引流胆汁，达到暂时解除梗阻、缓解胆管压力的治疗需要。

【定义】

此技术是指通过内镜将管道一端经十二指肠乳头插入胆管中，另一端从鼻孔引出体外，建立胆汁体外引流的技术。

【操作前准备】

1. 患者准备：签署《手术知情同意书》，了解手术的必要性及术后可能发生的并发症，做好碘过敏试验，禁食禁饮。
2. 环境准备：舒适、安静，光线充足，湿温度适宜。
3. 人员准备：操作医生、助手、放射科医生、护士。
4. 用物准备：十二指肠镜、各类导管、造影剂、X线机、加压固定胶布、皮筋、别针、导管标签。

【操作步骤】

1. 医生根据病情，评估患者是否需要放置鼻胆管。

2.准备相关用物。

3.核对姓名、病案号,向患者、家属解释操作目的、过程及配合方法。

4.患者准备:去除义齿、眼镜;咽喉部麻醉(1%的利多卡因胶浆);常规建立静脉通路滴注解痉镇静药物。

5.安置体位:协助患者先取左侧卧位,将左手臂放于背后,待内镜进入十二指肠后,再取俯卧位。

6.术中严密观察患者生命体征的变化,听取患者主诉。

7.待患者苏醒后,送回病房,做好交接。

8.病房护士测量鼻胆管外露长度,并予以妥善固定:

(1)用剪刀将胶布剪成"工"字形。

(2)将"工"字形胶布上端固定于鼻翼,下端一头绕鼻胆管固定,另一头以反方向绕鼻胆管固定。

(3)再剪一段长形胶布,以高举平台法将鼻胆管外露部分固定于脸颊处(图21-1)。

(4)外露鼻胆管过耳郭后,固定于耳下或用别针纽扣固定于胸前(图21-2)。

9.接引流袋,观察引流液的颜色、性质、量。

10.做好管道标识,记录管道名称、外露长度、置管时间。

11.对患者及家属的宣教:

(1)解释鼻胆管置管及引流的目的及重要性。

(2)指导患者及家属的配合事项:

①活动时,动作轻柔,避免牵拉、扭曲、折叠管道。

②避免自行调整鼻胆管的深度:

③保持口鼻干燥,若有出汗、沾湿等,应及时告知护士。

(3)若发生外拔管或管道移位等,应立即呼叫医护人员处理。

12.完成护理记录。

【观察和护理要点】

1.告知患者及家属留置鼻胆管的目的及重要性。

2.每班观察管道固定情况、导管外露长度,观察胶布固定处的皮肤情况。如导管有松脱或污迹时,应随时更换。

3.鼻胆管接无菌引流袋或轻负压装置,每日更换一次,注意观察引流胆汁的颜色、性质及量,并做好记录。如有异常,应及时告知医生。

4.保持引流通畅。持续引流时,引流袋要低于鼻胆管位置。

5.活动时,避免牵拉管道,以防管道脱出。

【注意事项】

1.一般鼻胆管无须常规冲洗,引流量较少或胆汁黏稠、浑浊时,可用抗生素溶液冲洗,避免暴力抽吸。

2.对躁动、不合作的患者,予以保护性约束,以防发生非计划性拔管。

【操作流程】

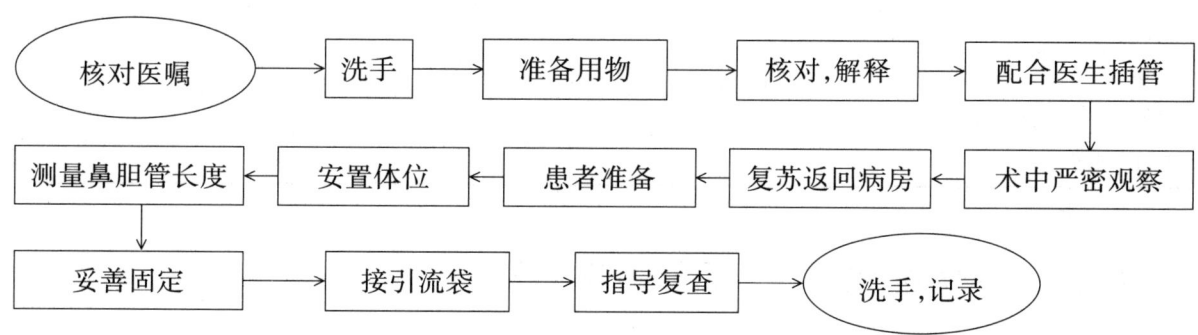

第二节 鼻胆管维护技术评分标准

姓名_____ 层级_____ 科室_____ 得分_____

项目	项目总分	操作要求	评分等级及分值				实际得分
			A	B	C	D	
仪表	5	工作衣、帽、鞋穿戴整齐,符合规范	5	4	3	2~0	
操作前准备	5	环境舒适、安静,光线充足,湿温度适宜	5	4	3	2~0	
	5	修剪指甲,规范洗手,戴口罩	5	4	3	2~0	
	5	备齐用物,放置合理	5	4	3	2~0	
操作过程	3	确认患者身份	3	2	1	0	
	3	向患者、家属做好宣教	3	2	1	0	
	20	置管成功后,在近鼻管道15~20 cm处做好标记。将"工"字形胶布上端固定于鼻翼,下端一头绕鼻胆管固定,另一头以反方向绕鼻胆管固定,再剪一段长形胶布以高举平台法将鼻胆管固定于脸颊处。用胶布将外露鼻胆管过耳郭后,固定于耳下或胸前	20~16	15~11	10~6	5~0	

项目	项目总分	操作要求	评分等级及分值				实际得分
			A	B	C	D	
操作过程	8	测量鼻胆管外露长度,外露导管多余部分绕圈,用橡皮筋套或别针固定于肩部	8	7~5	4~3	2~0	
	8	连接引流袋,观察引流液的颜色、性质、量	8	7~5	4~3	2~0	
操作过程	14	做好管道标识,记录管道名称、外露长度、置管时间	14~12	11~8	7~4	3~0	
	5	告知患者置管及引流的目的、重要性	5	4	3	2~0	
	6	整理床单位,妥善安置患者	6	5	4	3~0	
操作后	8	洗手,正确记录	8	7~5	4~3	2~0	
质量控制	5	对患者的态度,与患者的沟通,对患者的关心,操作熟练程度	5	4	3	2~0	
总计	100						

第三节 鼻胆管维护技术风险防范流程

维护鼻胆管时,存在阻塞、滑脱,鼻、咽、食管黏膜损伤和出血,声音嘶哑等风险,具体防范流程如下。

【鼻胆管阻塞、滑脱】

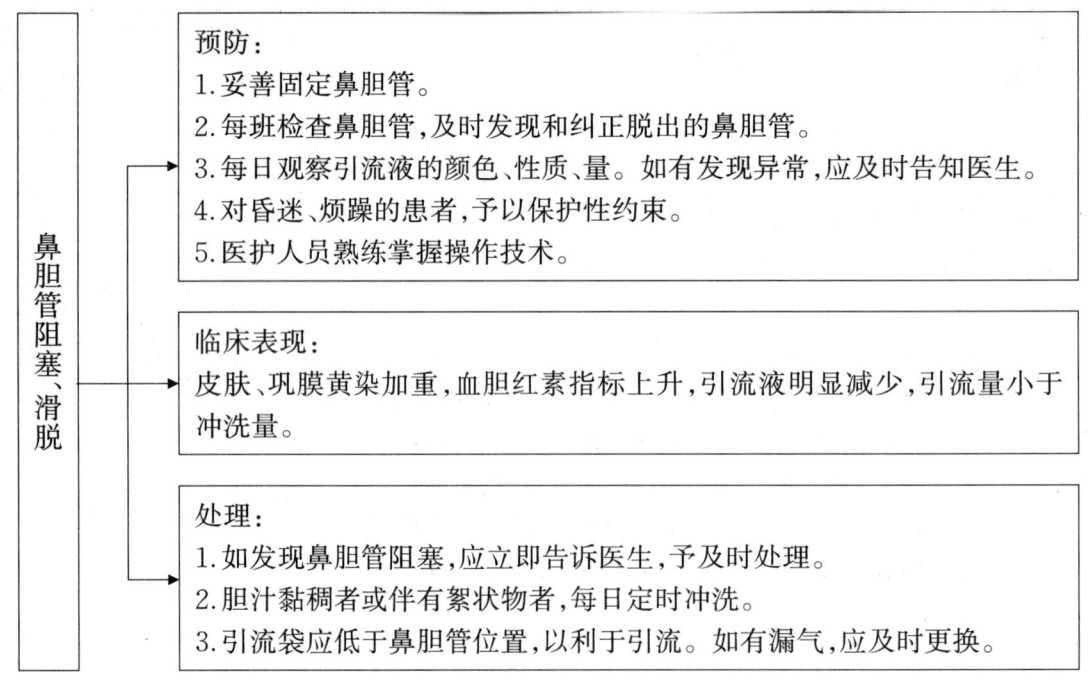

鼻胆管阻塞、滑脱

预防:
1. 妥善固定鼻胆管。
2. 每班检查鼻胆管,及时发现和纠正脱出的鼻胆管。
3. 每日观察引流液的颜色、性质、量。如有发现异常,应及时告知医生。
4. 对昏迷、烦躁的患者,予以保护性约束。
5. 医护人员熟练掌握操作技术。

临床表现:
皮肤、巩膜黄染加重,血胆红素指标上升,引流液明显减少,引流量小于冲洗量。

处理:
1. 如发现鼻胆管阻塞,应立即告诉医生,予及时处理。
2. 胆汁黏稠者或伴有絮状物者,每日定时冲洗。
3. 引流袋应低于鼻胆管位置,以利于引流。如有漏气,应及时更换。

【鼻、咽、食管黏膜损伤和出血】

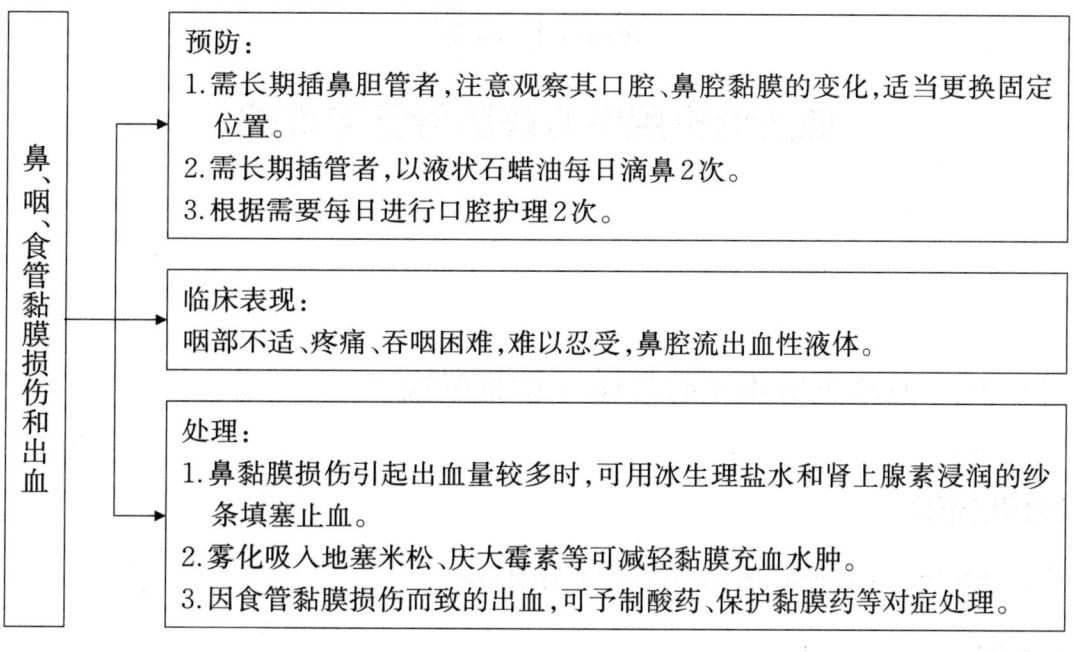

鼻、咽、食管黏膜损伤和出血

预防：
1. 需长期插鼻胆管者，注意观察其口腔、鼻腔黏膜的变化，适当更换固定位置。
2. 需长期插管者，以液状石蜡油每日滴鼻2次。
3. 根据需要每日进行口腔护理2次。

临床表现：
咽部不适、疼痛、吞咽困难，难以忍受，鼻腔流出血性液体。

处理：
1. 鼻黏膜损伤引起出血量较多时，可用冰生理盐水和肾上腺素浸润的纱条填塞止血。
2. 雾化吸入地塞米松、庆大霉素等可减轻黏膜充血水肿。
3. 因食管黏膜损伤而致的出血，可予制酸药、保护黏膜药等对症处理。

第二十二章 血液透析用中心静脉导管的维护

第一节 血液透析用中心静脉导管维护技术

【适用范围】

中心静脉导管是各种血液净化疗法的血管通路之一。

【目的】

将血液从体内引出至透析器净化,再返回至体内完成溶质及液体的转运,以清除体内代谢废物,调节水电解质平衡。

【定义】

中心静脉导管(CVC)是一根置入大静脉的导管,通常采用Seldinger技术经皮穿刺置入人体胸腹腔中大静脉(上腔静脉/下腔静脉)或右心房。目前临床常用Y形双腔导管,透析时血液由红端口引出,经过滤后,再从蓝端口输回体内。置管部位一般为双侧颈内静脉、双侧锁骨下静脉及双侧股静脉。根据导管是否带涤纶套,可固定在皮下隧道中,一般可分为临时导管和长期导管,长期导管可留置数月甚至更长的时间。

【操作前准备】

1. 患者准备:签署《手术知情同意书》,了解手术的必要性及术后可能发生的并发症,做好心理护理。

2. 环境准备:舒适、安静,光线充足,湿温度适宜,有合适的电源,无电磁波干扰。

3. 人员准备:透析医生、透析护士。

4. 用物准备:静脉穿刺包、中心静脉导管、利多卡因、肝素钠、B超机、无菌治疗巾、无菌手术衣、无菌纱布、无菌敷料、无菌手套、生理盐水、注射器、0.5%碘伏消毒液、棉签、胶布、碘伏棉球。

【操作步骤】

1. 评估血管条件。
2. 准备相关用物。
3. 核对姓名、病案号,向患者、家属解释操作目的、过程及配合方法。
4. 根据穿刺部位选择安置体位,备皮。从颈内静脉穿刺,采取去枕平卧位,头偏向对侧,肩部可垫软枕,头低位10°~15°;从股静脉穿刺,采取仰卧位,屈膝,大腿外展外旋45°。
5. 术中严密观察患者生命体征变化,听取患者主诉。
6. 术后穿刺处覆盖无菌敷料,妥善固定导管,根据情况压迫止血,遵医嘱透析。
7. 做好管道标识、置管时间,以右侧颈内静脉置管为例(图22-1)。
8. 对患者及家属的健康教育:

(1)告知血液透析用中心静脉导管的目的及重要性。

(2)指导患者及家属配合的事项:

①穿宽松衣物,活动时动作轻柔,避免牵拉、扭曲、折叠管道,穿脱衣服时避免将导管拔出,避免搔抓导管周围皮肤及敷料,每日监测体温。

②避免自己进行导管操作,导管出口处皮肤每周换药2~3次,保持局部皮肤清洁、干燥。若敷料潮湿等,应及时告知医务人员。指导患者擦浴及淋浴的正确方法。

(3)意外情况的处理:若发生导管脱出等意外,勿自行回纳导管,应立即压迫止血,并呼叫医护人员处理。

9. 做好相关护理记录。

【观察和护理要点】

1. 导管出口处皮肤每周换药2~3次,如敷料潮湿应随时更换。换药时,如发现置管处皮肤红肿或有脓性分泌物或患者有不适主诉,要重视并予以及时处理。
2. 严格执行手卫生,戴口罩,戴手套,严格执行无菌操作,减少导管管口暴露的时间。
3. 透析时,在导管下铺无菌治疗巾后,拧开动静脉管帽,用5%碘伏棉签消毒动静脉端,抽吸,无血凝块,确认动静脉管腔通畅后,连接血液净化管路进行透析。透析过程中,用无菌治疗巾覆盖导管与管路连接处,避免感染(图22-2)。
4. 血液透析结束下机后,用碘伏棉球消毒动静脉管口2次,再用生理盐水10 mL正压将动静脉管腔内的残留血液冲进管腔内,然后按照导管刻度注入封管液封管,盖上无菌肝素帽,用无菌纱布包裹,并用胶布固定(图22-3)。

5.封管可减少导管内血栓的形成,提高导管通畅的重要环节。中心静脉导管血液透析封管液主要有不同浓度的肝素、不同浓度的枸橼酸盐、尿激酶、含抗生素的混合封管液(肝素加抗生素、枸橼酸盐加抗生素等)、含非抗生素类抗菌药的混合封管液等。但对于何种封管液有最佳的抗栓效果及较好的安全性,目前尚未达成一致看法。

6.避免过度活动和局部受压,以免静脉压力过高而致血液反流,导致导管内血栓形成而堵管。

7.严格执行消毒隔离制度。做好病室空气、地面、物体表面的消毒,床单位一用一消毒。

【注意事项】

1.皮肤表面的葡萄球菌是中心静脉导管感染最主要的病原菌来源,医护人员应严格执行手卫生,严格消毒患者皮肤,避免增加感染的机会。

2.注意保持导管翼的固定,密切观察置管处有无渗血、渗液。

3.每次透析前,抽出封管液,抽管不畅时切忌向导管内推注生理盐水,以免血栓脱落而形成栓塞,可采用尿激酶溶栓。

4.不使用血液透析用中心静脉导管进行静脉治疗、采血。

5.建议使用一次性肝素帽,避免重复使用肝素帽。

6.对躁动、不合作的患者,予以保护性约束,以防发生非计划性拔管。

【操作流程】

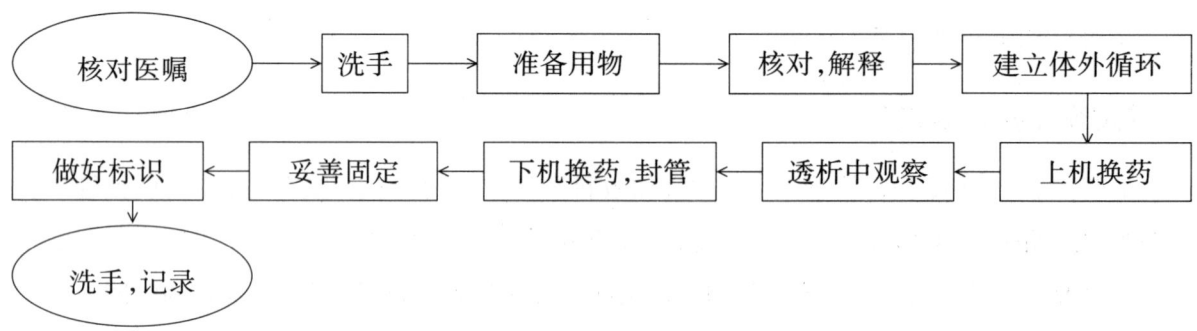

第二节 血液透析用中心静脉导管维护技术评分标准

姓名_____ 层级_____ 科室_____ 得分_____

项目	项目总分	操作要求	评分等级及分值 A	B	C	D	实际得分
仪表	5	工作衣、帽、鞋穿戴整齐,符合规范	5	4	3	2～0	
操作前准备	5	环境舒适、安静,光线充足,有合适电源	5	4	3	2～0	
	5	洗手,戴口罩	5	4	3	2～0	
	5	备齐用物,放置合理	5	4	3	2～0	
操作过程	5	上机:核对患者信息及治疗参数;评估患者生命体征和置管类型,解释治疗目的、注意事项及配合要点	5	4	3	2～0	
	5	接通电源,开机自检,检查血液滤过器及体外循环管路包装的完整性及有效期	5	4	3	2～0	
	5	根据医嘱选择治疗模式,逐步安装血液滤过器及体外循环管路,遵医嘱设定治疗参数	5	4	3	2～0	
	6	置管处换药:严格执行无菌操作,打开静脉导管敷料,观察导管入口处皮肤,消毒,覆盖无菌敷料	6～5	4	3	2～0	
	5	抽封管液:将无菌治疗巾铺于导管下,夹闭导管夹,取下肝素帽,用碘伏棉签消毒导管接头2次,再用注射器回抽导管内封管液,推注在纱布上,检查是否有血凝块	5	4	3	2～0	
	6	执行上机:核对患者信息,据病情选择连接方式,使用抗凝剂,妥善固定导管及管路,按"治疗"键	6～5	4	3	2～0	
	5	交代注意事项,协助患者取舒适卧位,处理用物	5	4	3	2～0	
	6	治疗中观察:按照体外循环管路走向的顺序依次检查体外循环管路系统;置管处皮肤有无渗血、渗液,缝线有无脱落,管路连接是否紧密;遵医嘱及时调整各项治疗参数,并记录	6～5	4	3	2～0	
	5	下机:密闭式回血完毕后,停血泵,夹闭管路,断开中心静脉导管和体外循环管路连接,协助患者取舒适卧位	5	4	3	2～0	
	6	打开无菌治疗巾,戴无菌手套,用碘伏棉球消毒动静脉管管口各2次.用生理盐水10ml将动静脉管腔内的残留血液冲洗干净。按照导管刻度注入封管液封管,盖上无菌肝素帽,用无菌纱布包裹、胶布固定。	6～5	4	3	2～0	
	6	揭开导管置管处敷料,检查皮肤有无渗血、渗液,缝线有无脱落,取碘伏棉球消毒置管管口处皮肤,覆盖无菌敷料	6～5	4	3	2～0	
	5	交代注意事项,妥善安置患者	5	4	3	2～0	

续表

项目	项目总分	操作要求	评分等级及分值				实际得分
			A	B	C	D	
操作过程	5	正确卸除血滤器、体外循环管路及液体袋。关闭电源,擦拭机器,并将其推至固定位置存放备用	5	4	3	2~0	
操作后	5	处理用物,洗手,正确记录	5	4	3	2~0	
质量控制	5	严格执行无菌操作,关爱患者,有效沟通,操作熟练	5	4	3	2~0	
总计	100						

第三节 血液透析用中心静脉导管维护技术风险防范流程

维护血液透析用中心静脉导管时,存在感染、导管功能障碍(血栓形成和血流不畅)、出血、滑脱等风险,具体防范流程如下。

【感染】

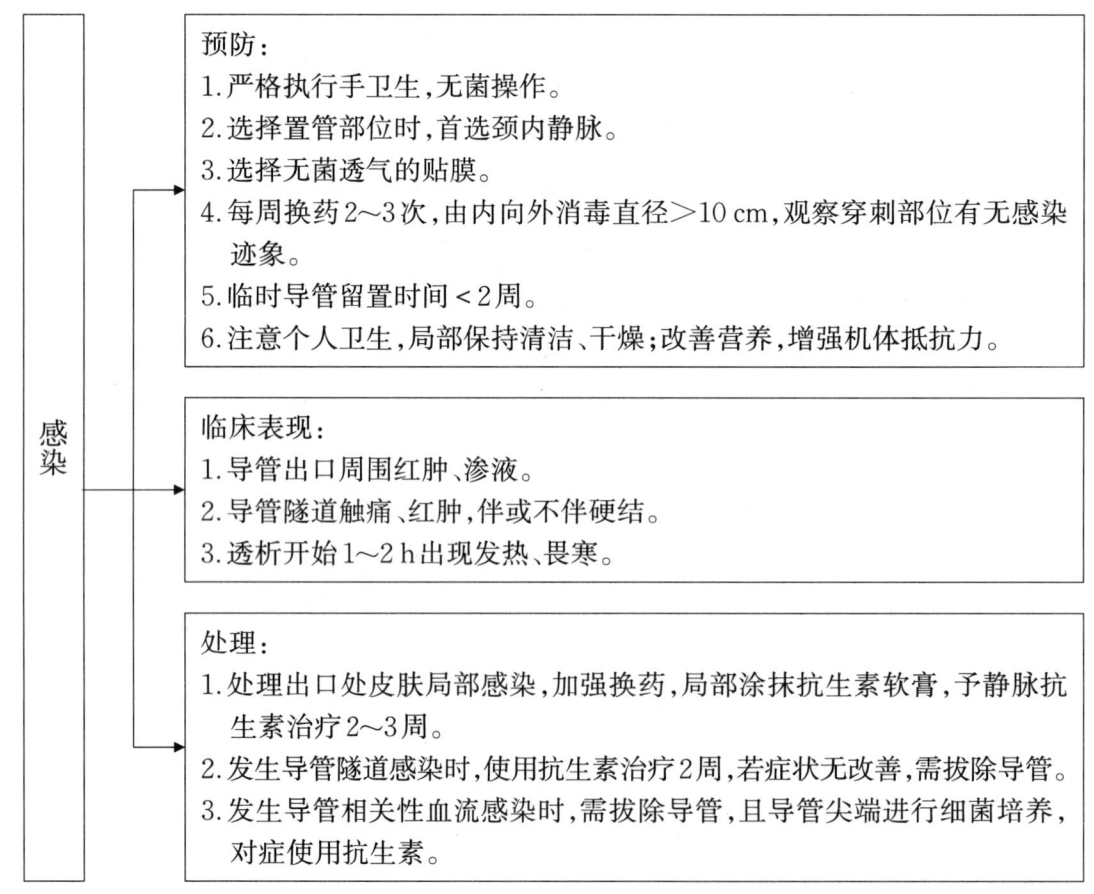

【导管功能障碍】

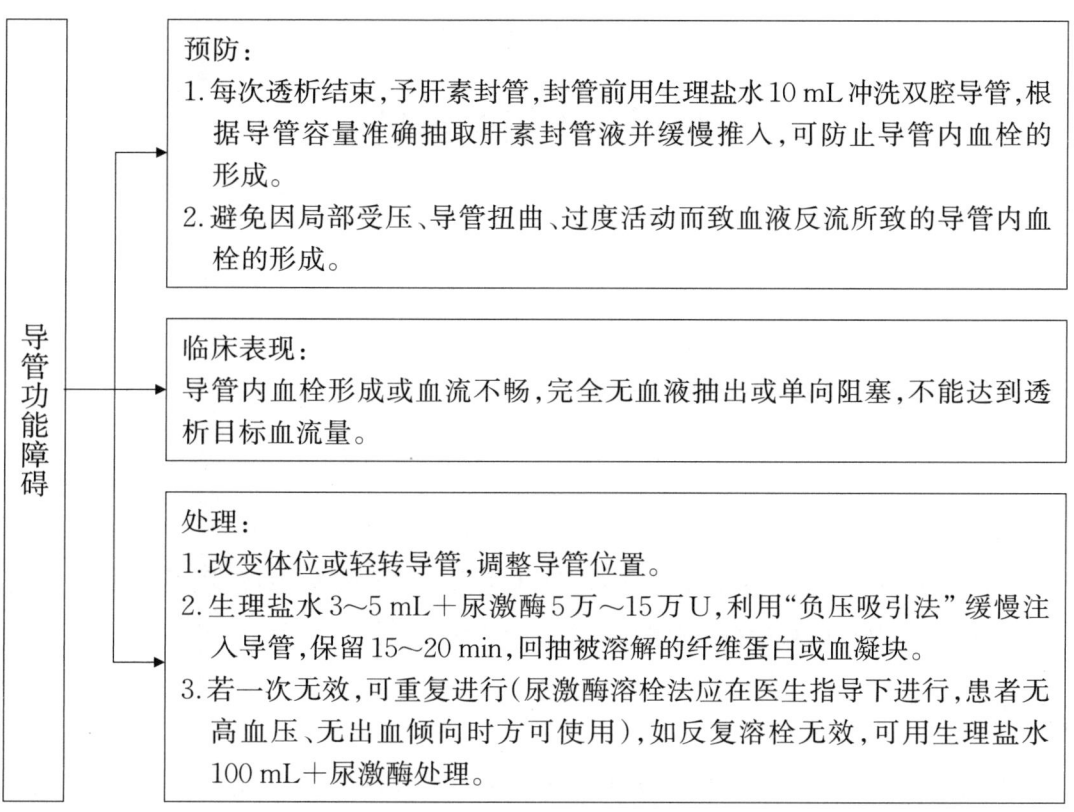

导管功能障碍

预防：
1. 每次透析结束，予肝素封管，封管前用生理盐水 10 mL 冲洗双腔导管，根据导管容量准确抽取肝素封管液并缓慢推入，可防止导管内血栓的形成。
2. 避免因局部受压、导管扭曲、过度活动而致血液反流所致的导管内血栓的形成。

临床表现：
导管内血栓形成或血流不畅，完全无血液抽出或单向阻塞，不能达到透析目标血流量。

处理：
1. 改变体位或轻转导管，调整导管位置。
2. 生理盐水 3~5 mL＋尿激酶 5 万~15 万 U，利用"负压吸引法"缓慢注入导管，保留 15~20 min，回抽被溶解的纤维蛋白或血凝块。
3. 若一次无效，可重复进行（尿激酶溶栓法应在医生指导下进行，患者无高血压、无出血倾向时方可使用），如反复溶栓无效，可用生理盐水 100 mL＋尿激酶处理。

【出血、滑脱】

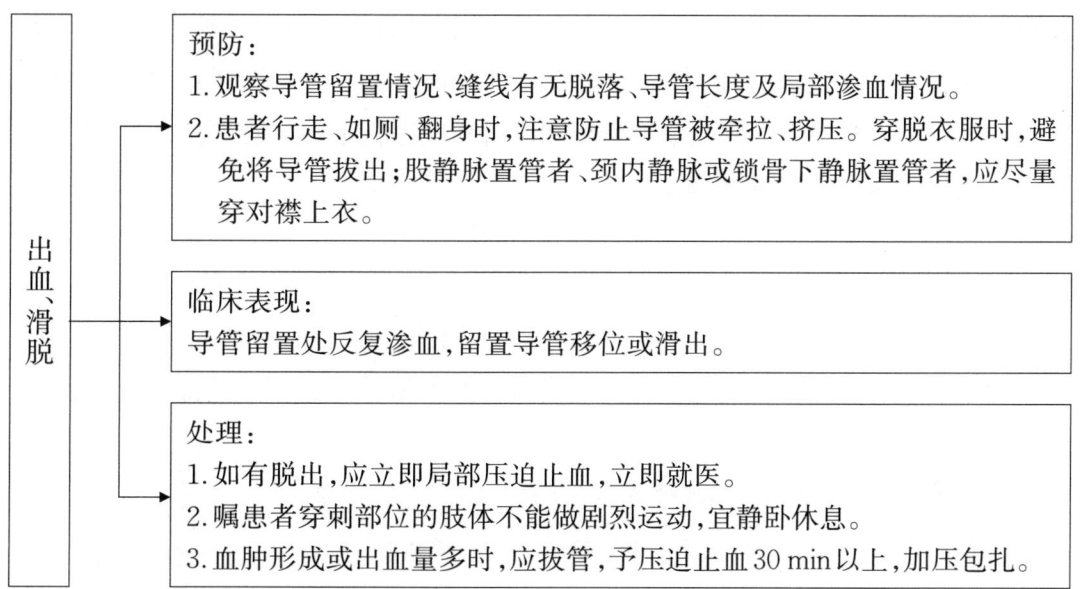

出血、滑脱

预防：
1. 观察导管留置情况、缝线有无脱落、导管长度及局部渗血情况。
2. 患者行走、如厕、翻身时，注意防止导管被牵拉、挤压。穿脱衣服时，避免将导管拔出；股静脉置管者、颈内静脉或锁骨下静脉置管者，应尽量穿对襟上衣。

临床表现：
导管留置处反复渗血，留置导管移位或滑出。

处理：
1. 如有脱出，应立即局部压迫止血，立即就医。
2. 嘱患者穿刺部位的肢体不能做剧烈运动，宜静卧休息。
3. 血肿形成或出血量多时，应拔管，予压迫止血 30 min 以上，加压包扎。

第二十三章

腹膜透析管的维护

第一节 腹膜透析管维护技术

【适用范围】

适用于各种原因引起的急慢性肾衰竭,急性药物中毒和毒物中毒,以及其他充血性心力衰竭、急性胰腺炎、肝性脑病、高胆红素血症等肝病的辅助治疗。

【目的】

通过腹膜透析清除体内蓄积的代谢废物和过多的水分,纠正水电解质酸碱平衡紊乱。

【定义】

腹膜透析(Peritoneal Dialysis,PD),简称腹透,是慢性肾衰竭患者最常用的替代性疗法之一。主要利用腹膜的半透膜特性,将适量透析液引入腹腔并停留一段时间,借助腹膜毛细血管内血液及腹腔内透析液中的溶质浓度梯度和渗透梯度进行水和溶质交换,以清除蓄积的代谢废物,纠正水电解质酸碱平衡紊乱。

【操作前准备】

1. 患者准备:检查腹透出口是否良好,管路连接固定是否妥当。患者取舒适体位。
2. 环境准备:舒适、安静,光线充足。操作前,先用紫外线空气消毒30 min,通风,关闭门窗。
3. 护士准备:工作衣、帽、鞋穿戴整齐,符合规范,洗手,戴口罩。
4. 用物准备:治疗车上备加温至37℃腹膜透析液、碘伏帽、蓝夹子、弹簧秤、治疗单、腹膜透析记录单、速干手消毒液。

【操作步骤】

1. 核对医嘱及治疗单,洗手,从恒温箱中取出加温至37℃的腹膜透析液,检查外包装及有效期、透析液袋上的浓度、容量标识,观察液体是否清澈及有无渗漏等。
2. 移出腹膜透析外接短管,确认外接短管上的旋钮处于关闭状态。
3. 拉开透析液拉环,取下短管碘伏帽,迅速将Y形管主干与短管连接,连接时短管向下,旋拧至完全密合。
4. 蓝夹子夹闭入液管路,将透析液袋口的蓝色出口塞折断,悬挂透析液袋,高于腹部50～60 cm,将引流袋放至低位。
5. 打开短管旋钮开关,引流患者腹腔内的液体进入引流袋。引流完毕,关闭短管上的开关。
6. 移开入液管路的蓝夹子,进行灌入前冲洗,冲洗时间为5 s,冲洗液为30～50 mL。
7. 用蓝夹子夹闭出液管路。打开短管旋钮开关,开始向腹腔灌注新腹透液,看表计时间。
8. 灌注结束后,关闭短管开关,用蓝夹子夹住入液管路,看表计时间。
9. 打开碘伏帽的外包装,检查帽盖内海绵是否浸润碘伏。
10. 将Y形管主干末端接头与短管分离,短管朝下,将碘伏帽拧在外接短管接头上,旋钮碘伏帽至完全密合。
11. 观察引流袋内引流液的情况,用弹簧秤称引流液袋重量。
12. 告知患者注意事项。
13. 整理用物,洗手,记录。

【观察和护理要点】

1. 每日测量和记录体重、血压、尿量、饮水量,准确记录每次透析液保留腹腔的时间和透出液量,观察引流液的色泽及澄清度,定期送检腹透液。
2. 观察透析导管出口处皮肤有无渗血、渗液、红肿等。
3. 观察有无透析液引流不畅:主要表现为腹透液流出总量减少、流入和(或)流出时不通畅。常见原因有腹膜透析管移位、受压、扭曲,纤维蛋白堵塞,大网膜包裹等。处理方法:改变患者体位;排空膀胱;增加活动,保持大便通畅,必要时服用导泻剂或灌肠,促使肠蠕动;腹膜透析管内注入尿激酶、肝素盐水等,去除堵塞透析管的纤维素、血块等;调整透析管的位置;以上处理无效者可重新手术置管。
4. 观察有无腹痛、腹胀:常见的原因为腹透液温度过高或过低、渗透压过高、腹透液流入或流出的速度过快、腹膜炎等。护理时,注意调节腹透液的温度、渗透压,控制腹透液进出的速度,积极治疗腹膜炎。

【注意事项】

1.更换透析液时,注意环境舒适、安静、光线充足,交换透析液的场所应定期打扫并定时进行空气消毒。

2.检查透析导管与外接短管之间的连接是否紧密,避免脱落及腹腔外管路扭曲。

3.操作前,仔细检查腹膜透析液和管路有无破损及渗漏。如有,一经发现应立即更换。

4.保护腹膜透析导管。进行腹膜透析操作时,避免牵拉、摆动腹膜透析导管。保持导管和出口处清洁、干燥。

5.操作时,不可接触剪刀等锐利物品。

6.连接接头时,注意无菌操作,避免污染接头。

7.使用一次性碘伏帽。

8.每6个月更换一次外接短管,如有破损或开关失灵应立即更换。

9.加强腹膜透析患者及家属居家腹膜透析相关知识的培训,做好延伸护理。

10.预防腹膜透析相关性腹膜炎:腹膜炎是腹膜透析的主要并发症,多由腹膜透析操作时接触污染物或肠道炎症,或腹透管出口处、皮下隧道发生感染引起。常见的病原体为革兰阳性球菌。临床表现为腹痛、发热、腹部压痛、反跳痛、腹透液混浊等。处理方法如下:

(1)密切观察腹透液的颜色、性质、量;及时留取腹透液送常规检查和进行细菌、真菌培养;记录24 h出入量。

(2)用2000 mL透析液连续冲洗腹腔3~4次。

(3)腹膜透析液内加入抗生素及肝素,也可全身应用抗生素。

(4)若治疗后,感染仍无法控制,应考虑拔除透析管。

11.预防导管出口处感染和隧道感染:常见原因为腹透管出口处未保持清洁、干燥。避免腹透外管反复过度牵拉而引起局部组织损伤。症状表现为导管出口周围发红肿胀、疼痛,甚至伴有脓性分泌物,沿隧道移行处压痛明显。处理方法如下:

(1)出口处局部使用抗生素软膏或清创处理,每日换药。

(2)根据药敏试验使用敏感抗生素,感染严重时采用静脉用药。

(3)继发腹膜炎、难治性皮下隧道感染、局部或全身用药2周后仍难以控制感染时,应考虑拔管。

严格遵照操作流程进行导管出口处的护理(图23-1)。

预防导管出口处感染和隧道感染,需要注意以下几点:

(1)妥善固定导管,短管末端放入腰带内,避免牵拉。

(2)保持局部清洁、干燥。腹透管置入6周内暂不沐浴,改为擦身;置入6周后沐浴时,用人工肛袋保护腹透出口处腹透管,禁止盆浴。沐浴后,立即进行隧道口护理并更换导管出口敷料。

(3)接触导管前,清洁双手。

【操作流程】

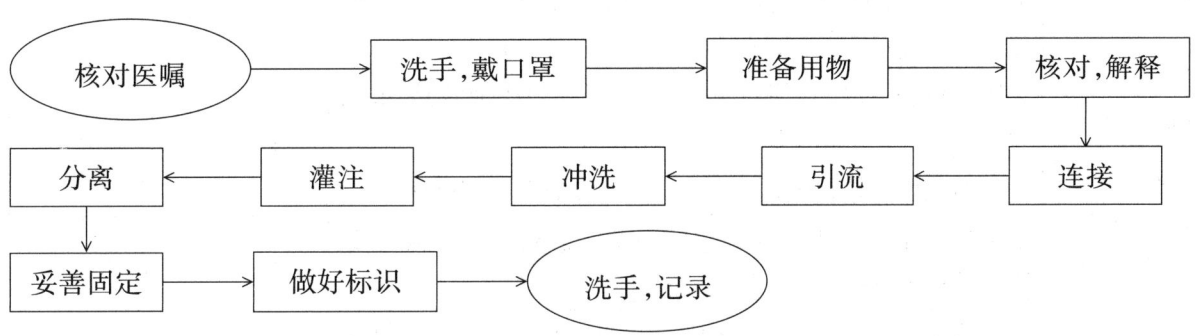

第二节 腹膜透析管维护技术评分标准

姓名_____ 层级_____ 科室_____ 得分_____

项目	项目总分	操作要求	评分等级及分值 A	B	C	D	实际得分
仪表	5	工作衣、帽、鞋穿戴整齐,符合规范	5	4	3	2~0	
操作前准备	5	环境舒适、安静,光线充足。操作前,先用紫外线空气消毒30 min后通风,关闭门窗	5	4	3	2~0	
	5	洗手,戴口罩	5	4	3	2~0	
	5	备齐用物,放置合理	5	4	3	2~0	
操作过程	5	向患者、家属做好宣教,协助患者取舒适体位	5	4	3	2~0	
	5	遵循"一看、二按、三挤压"原则,检查腹透出口是否良好,查看管路连接固定是否妥当	5	4	3	2~0	
	5	检查腹透液外包装及有效期、透析液袋上的浓度、容量标识,观察液体是否清澈、有无渗漏等	5	4	3	2~0	
	5	确认外接短管旋钮处于关闭状态,将腹透液Y形管主干与短管连接	5	4	3	2~0	

续表

项目	项目总分	操作要求	评分等级及分值 A	B	C	D	实际得分
操作过程	5	用蓝夹子夹闭入液管路,悬挂透析液袋,高于腹部50~60 cm。打开短管旋钮开关,引流患者腹腔内的液体,看表计时间,引流完毕关闭短管上的开关	5	4	3	2~0	
	5	将透析液袋蓝色出口塞折断,进行灌入前冲洗,冲洗时间为5 s,冲洗液30~50 mL	5	4	3	2~0	
	5	用蓝夹子夹闭出液管路。打开短管旋钮开关开始向腹腔灌注新腹透液,看表计时间	5	4	3	2~0	
	5	灌注结束后,关闭短管开关,用蓝夹子夹住入液管路,看表计时间	5	4	3	2~0	
	5	打开碘伏帽的外包装,检查帽盖内海绵是否浸润碘伏	5	4	3	2~0	
	5	将Y形管主干末端接头与短管分离,短管朝下,将碘伏帽拧在外接短管接头上,旋钮碘伏帽至完全密合	5	4	3	2~0	
	5	做好管道标识,记录管道名称、置管时间,将管路放置在腹膜透析管保护袋中	5	4	3	2~0	
	5	观察引流液的颜色、性质、量,记录于腹透记录本	5	4	3	2~0	
	5	告知患者置入腹膜透析管的目的及重要性、注意事项	5	4	3	2~0	
	5	整理床单位,妥善安置患者	5	4	3	2~0	
操作后	5	洗手,正确记录	5	4	3	2~0	
质量控制	5	对患者的态度,与患者的沟通,对患者的关心,操作熟练程度	5	4	3	2~0	
总计	100						

第三节 腹膜透析管维护技术风险防范流程

维护腹膜透析管时,存在腹膜透析管滑脱、阻塞、移位及出口处皮肤出血、感染等风险,具体防范流程如下。

【滑脱、阻塞、移位】

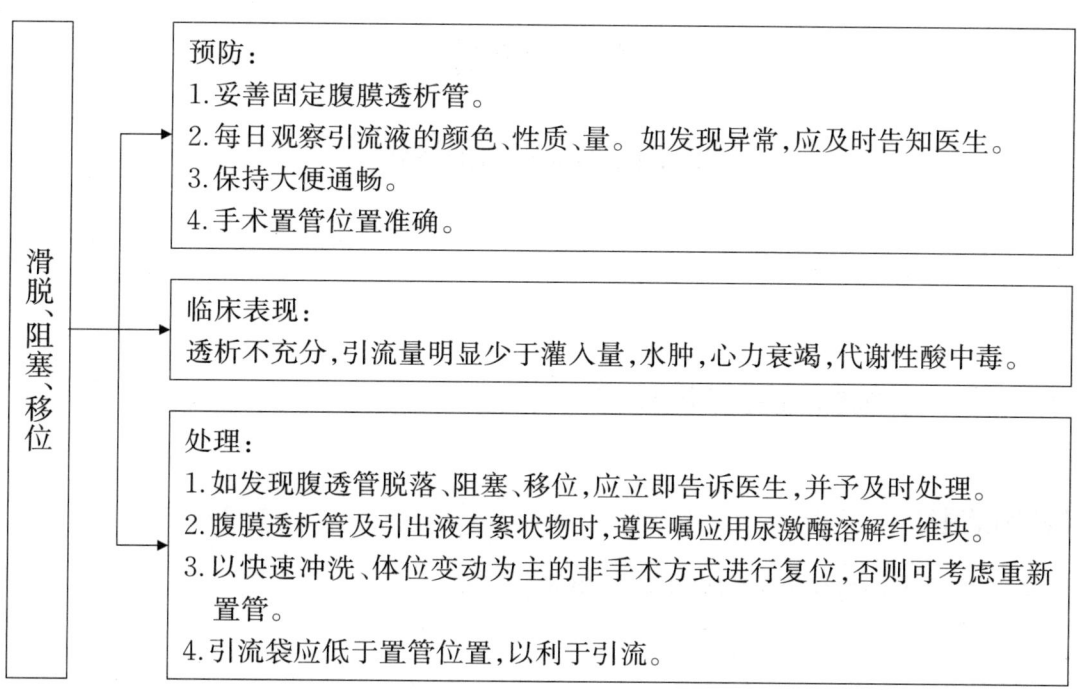

滑脱、阻塞、移位

预防：
1. 妥善固定腹膜透析管。
2. 每日观察引流液的颜色、性质、量。如发现异常，应及时告知医生。
3. 保持大便通畅。
4. 手术置管位置准确。

临床表现：
透析不充分，引流量明显少于灌入量，水肿，心力衰竭，代谢性酸中毒。

处理：
1. 如发现腹透管脱落、阻塞、移位，应立即告诉医生，并予及时处理。
2. 腹膜透析管及引出液有絮状物时，遵医嘱应用尿激酶溶解纤维块。
3. 以快速冲洗、体位变动为主的非手术方式进行复位，否则可考虑重新置管。
4. 引流袋应低于置管位置，以利于引流。

【出口处皮肤出血、感染】

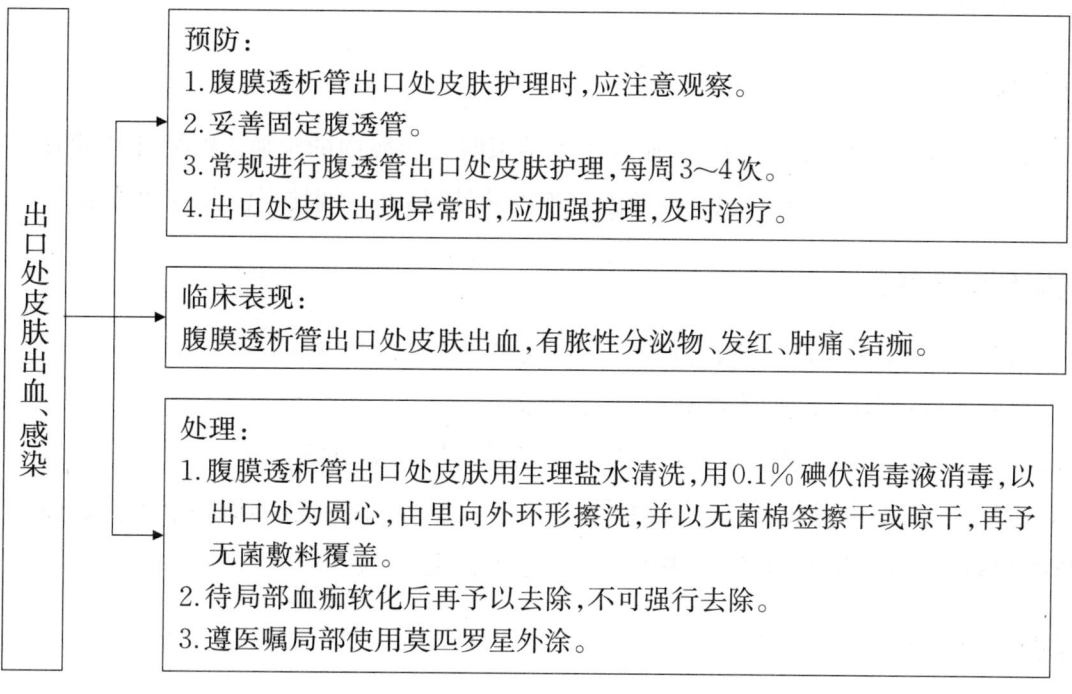

出口处皮肤出血、感染

预防：
1. 腹膜透析管出口处皮肤护理时，应注意观察。
2. 妥善固定腹透管。
3. 常规进行腹透管出口处皮肤护理，每周3～4次。
4. 出口处皮肤出现异常时，应加强护理，及时治疗。

临床表现：
腹膜透析管出口处皮肤出血，有脓性分泌物、发红、肿痛、结痂。

处理：
1. 腹膜透析管出口处皮肤用生理盐水清洗，用0.1％碘伏消毒液消毒，以出口处为圆心，由里向外环形擦洗，并以无菌棉签擦干或晾干，再予无菌敷料覆盖。
2. 待局部血痂软化后再予以去除，不可强行去除。
3. 遵医嘱局部使用莫匹罗星外涂。

第二十四章
心包引流管的维护

第一节 心包引流管维护技术

【适用范围】

心脏外科手术心包切开后需做引流的患者。

【目的】

排出心包腔内渗血、渗液，以防止在心包腔内出现继发压迫、心包填塞、感染、损害等，促进患者术后恢复。

【定义】

此技术是指为了引流出心脏、大血管手术结束时心包腔内的渗血、渗液，于手术切口旁开孔将带孔乳胶管一端放置于心包腔内并固定于皮肤处，另外一端接引流装置的技术。

【操作前准备】

1. 患者准备：了解操作目的、配合要点和注意事项，取合适体位。
2. 环境准备：舒适、安静，光线充足，私密性良好。
3. 护士准备：工作衣、帽、鞋穿戴整齐，符合规范，洗手，戴口罩。
4. 用物准备：手术刀片、缝线、无菌纱布、导管标签、引流装置、卵圆钳、治疗盘、碘伏消毒液、棉签、弯盘、量杯、胶布、手套、医用垃圾桶、记录单、记号笔。

【操作步骤】

1. 手术结束时，医生置管，用缝线将引流管固定于皮肤处，覆盖伤口敷料，外接闭式引流装置。

2. 患者由手术室返回病房,护士交接,确认患者闭式引流装置放置妥当后,平稳地将患者移至床上,妥善安置体位。

3. 观察引流管缝线,确定无松动(图24-1);如有缝线松动,应及时通知医生处理。伤口敷料覆盖在引流管出口皮肤处,避免管道折叠,需使用胸带固定胸廓时要特别注意(图24-2)。闭式引流装置位置合适(图24-3)。

4. 挤压引流管,观察引流管内引流液的颜色、性质、量及有无血凝块,引流是否通畅;伤口有无渗血。

5. 导管标签粘贴位置合理,书写内容清晰完整。

6. 根据医嘱将闭式引流装置正确接负压吸引装置。

7. 对患者及家属的宣教:

(1)解释放置心包引流管的目的及重要性。

(2)指导患者及家属配合相关事项。

①避免牵拉、扭曲、折叠管道。

②出现敷料卷边及渗液等异常情况,应及时通知护士。

③意外情况的处理:若发生管道意外滑出或者引流管与引流瓶脱开的情况,应立即呼叫医护人员处理。

8. 洗手,完成护理记录。

【观察和护理要点】

1. 密切观察引流液的颜色、性质和量。

2. 及时挤捏心包引流管,术后早期每隔15～30 min挤捏一次,保持引流管通畅;抬高床头15°～30°,以利于引流和呼吸。

3. 保持管道密闭和无菌,引流瓶应低于引流管胸腔平面出口60 cm,并保持直立。

4. 保持引流管长度适宜,翻身活动时防止管道受压、打折、扭曲、滑出。

5. 搬动患者时,注意保持引流瓶高度低于引流管管口,以防引流液逆流而发生感染。

6. 拔除引流管后,24 h内应密切观察患者有无胸闷、憋气、呼吸困难等,观察局部有无渗血、渗液。如有变化,应及时报告医生处理。

7. 引流瓶更换:引流瓶每周更换一次。引流液接近2/3满或有污迹、异味等时,及时更换。

【注意事项】

1. 正常情况下,心脏手术后2～3 h引流液较多,3 h后引流量逐渐减少,颜色由鲜红色变淡红色,呈浆液性。当引流液量偏多且有血凝块时,引流液突然减少或引流不畅,挤捏引流管无效,且伴有生命体征变化,首先应考虑为心包填塞的早期征兆,及时告知医生并做紧急处理。急性心包积血达150 mL可引起急性循环衰竭,导致心脏停搏。

2.挤捏引流管方法:先用一手捏紧引流管的近皮肤处,再用另一手顺着引流管向下挤捏,两手交替松开后,再交替挤捏,借管腔复原产生负压冲击心包腔内的积血。

3.每次挤捏引流管时,应先检查固定引流管的缝线,如有松脱现象,应及时汇报医生处理。

【操作流程】

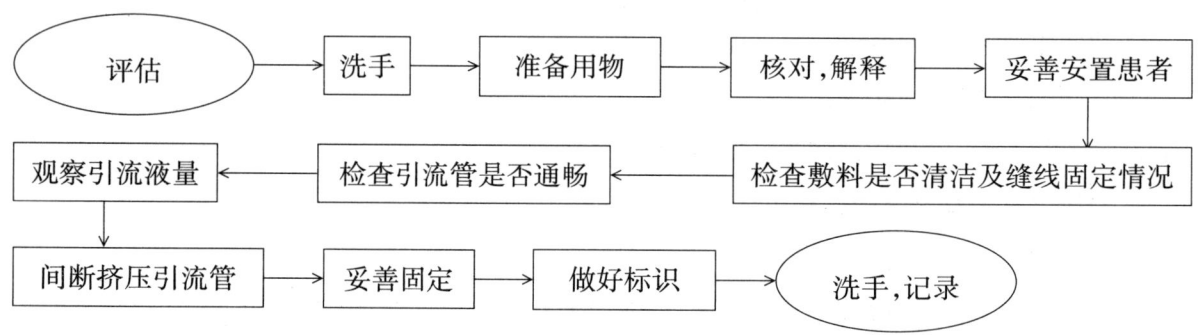

第二节 心包引流管维护技术评分标准

姓名_____ 层级_____ 科室_____ 得分_____

项目	项目总分	操作要求	评分等级及分值				实际得分
			A	B	C	D	
仪表	5	工作衣、帽、鞋穿戴整齐,符合规范	5	4	3	2~0	
操作前准备	5	环境舒适、安静,光线充足	5	4	3	2~0	
	5	洗手,戴口罩	5	4	3	2~0	
	5	备齐用物,放置合理	5	4	3	2~0	
操作过程	5	患者返回病房时做好交接,注意保护隐私	5	4	3	2~0	
	5	妥善安置,取合适体位	5	4	3	2~0	
	5	检查置管处敷料有无渗血、渗液	5	4	3	2~0	
	5	检查引流管缝线、接头连接是否紧密、稳妥	5	4	3	2~0	
	15	正确挤捏引流管	15~10	9~6	5~4	3~0	
	5	保持引流管通畅,避免引流管折叠、扭曲、受压	5	4	3	2~0	

项目	项目总分	操作要求	评分等级及分值				实际得分
			A	B	C	D	
操作过程	5	观察引流液的颜色、性质、量	5	4	3	2~0	
	5	做好高危管道标识	5	4	3	2~0	
	5	根据医嘱将引流瓶正确接负压吸引装置	5	4	3	2~0	
	5	向患者及家属做好宣教	5	4	3	2~0	
	5	整理床单位,妥善安置患者	5	4	3	2~0	
操作后	8	洗手,正确记录	8	7~5	4	3~0	
质量控制	7	安置患者体位时,注重舒适、安全,随时关注患者,保证引流的有效性	7	6~4	3	2~0	
总计	100						

第三节 心包引流管维护技术风险防范流程

维护心包引流管时,存在阻塞、心包填塞、滑脱、感染等风险,具体防范流程如下。

【堵塞、心包填塞】

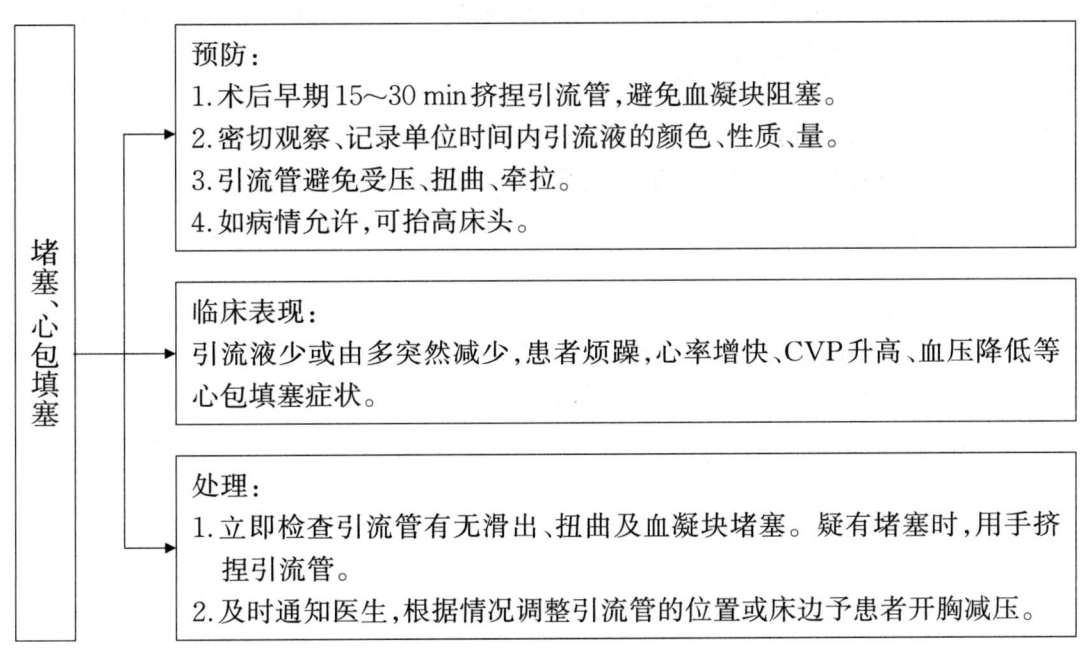

堵塞、心包填塞

预防:
1. 术后早期15~30 min挤捏引流管,避免血凝块阻塞。
2. 密切观察、记录单位时间内引流液的颜色、性质、量。
3. 引流管避免受压、扭曲、牵拉。
4. 如病情允许,可抬高床头。

临床表现:
引流液少或由多突然减少,患者烦躁,心率增快、CVP升高、血压降低等心包填塞症状。

处理:
1. 立即检查引流管有无滑出、扭曲及血凝块堵塞。疑有堵塞时,用手挤捏引流管。
2. 及时通知医生,根据情况调整引流管的位置或床边予患者开胸减压。

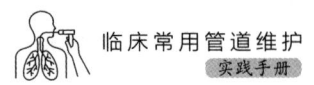

【滑脱】

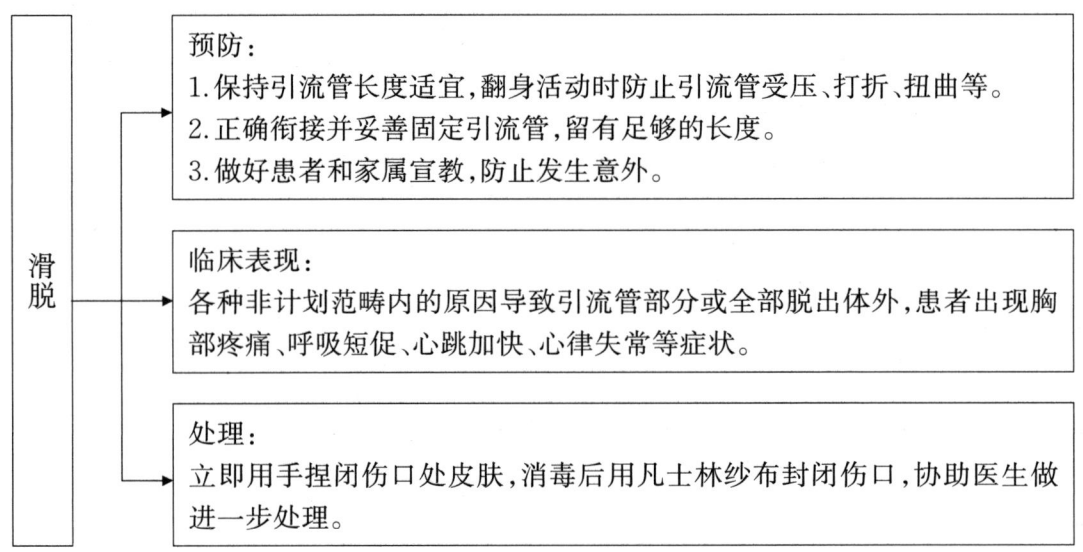

滑脱

预防：
1. 保持引流管长度适宜，翻身活动时防止引流管受压、打折、扭曲等。
2. 正确衔接并妥善固定引流管，留有足够的长度。
3. 做好患者和家属宣教，防止发生意外。

临床表现：
各种非计划范畴内的原因导致引流管部分或全部脱出体外，患者出现胸部疼痛、呼吸短促、心跳加快、心律失常等症状。

处理：
立即用手捏闭伤口处皮肤，消毒后用凡士林纱布封闭伤口，协助医生做进一步处理。

【感染】

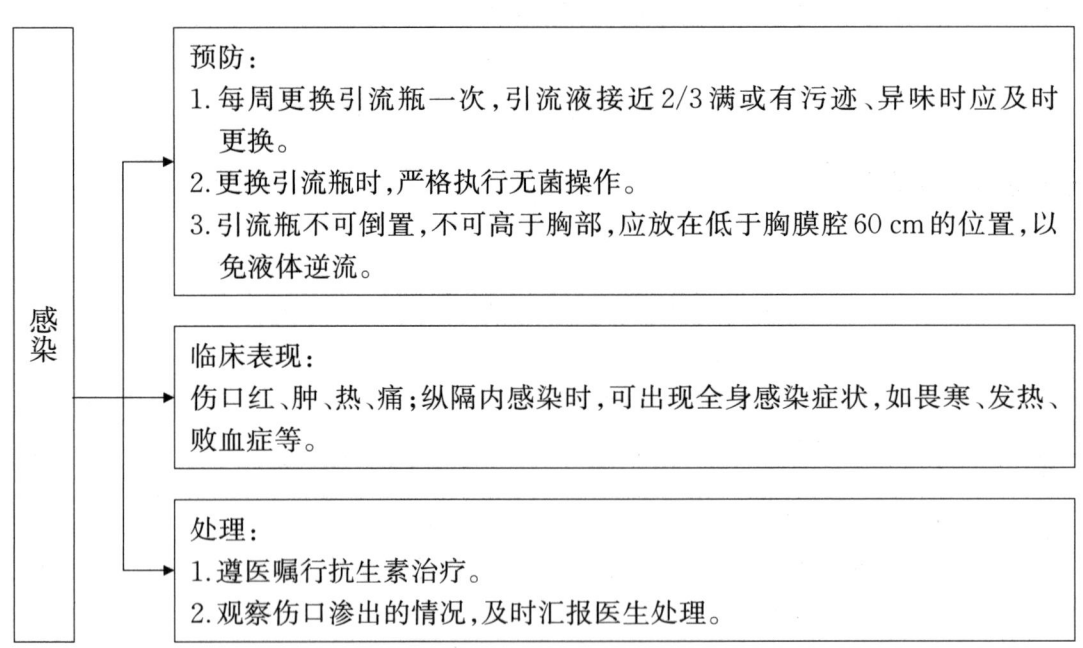

感染

预防：
1. 每周更换引流瓶一次，引流液接近2/3满或有污迹、异味时应及时更换。
2. 更换引流瓶时，严格执行无菌操作。
3. 引流瓶不可倒置，不可高于胸部，应放在低于胸膜腔60 cm的位置，以免液体逆流。

临床表现：
伤口红、肿、热、痛；纵隔内感染时，可出现全身感染症状，如畏寒、发热、败血症等。

处理：
1. 遵医嘱行抗生素治疗。
2. 观察伤口渗出的情况，及时汇报医生处理。

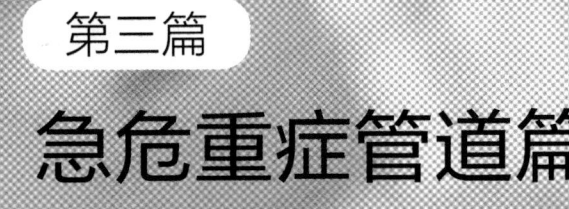

第三篇
急危重症管道篇

第二十五章 漂浮导管的维护

第一节 漂浮导管维护技术

【适用范围】

心肌梗死、心力衰竭、心血管手术、肺栓塞、呼吸衰竭、严重创伤、灼伤、各种类型的休克、嗜铬细胞瘤及其他内外科疾病危重患者。

【目的】

通过漂浮导管监测右心房压、右心室压、肺动脉压、肺毛细血管楔压及测定心输出量等重要参数,用于评估左右心功能,诊断肺动脉高压和肺动脉栓塞,辨别心包病变、瓣膜病变,早期诊断心肌缺血等。

【定义】

此技术是指经静脉穿刺置管,特制的导管经上腔静脉或下腔静脉进入右心房,利用气囊在血流中的漂浮作用顺着血流到右心室、肺动脉,根据需要采集相应的数据的技术。

【操作前准备】

1. 患者准备:了解操作目的、配合要点和注意事项,取合适体位。
2. 环境准备:舒适、安静,光线充足,私密性良好。
3. 护士准备:工作衣、帽、鞋穿戴整齐,符合规范,洗手,戴口罩。
4. 用物准备:敷料、速干手消毒液、棉签、胶布。

【操作步骤】

1. 患者由手术室带回管道,护士确认患者管道固定有效、放置妥当后,平稳地将患者移至床上。如果此时患者已经苏醒,进行相应的宣教。

2. 评估:

(1)导管各项连接的紧密性、通畅度。

(2)观察置管口有无渗血、管道是否有效固定、敷料是否标记更换日期。若穿刺局部有渗血,需及时更换敷料。

3. 敷料更换:

(1)选择合适的敷料。

(2)一手固定导管,一手揭去原敷料。

(3)以穿刺处为中心,由内向外做环形摩擦消毒至少30 s,消毒面积大于敷料面积。

(4)消毒面积干燥30 s后,以置管点为中心粘贴敷料。

(5)做好敷料更换标识,适当放置导管远端,避免重力牵拉。

4. 测压:

(1)将漂浮导管肺动脉腔与床边监护仪有创导线连接,保持压力包压力在300 mmHg,检测并确定管道通畅,设置监护仪参数(图25-1)。

(2)压力传感器归零:将压力传感器置于右心房水平,转动三通,使压力传感器与大气相通,按下监护仪上的"压力归零"按钮,监护仪上显示"压力归零,数字为0",表示归零成功(图25-2)。

(3)转动三通,使压力传感器与漂浮导管肺动脉管腔相通,此时监护仪可持续监测肺动脉压。

(4)根据病情采集肺毛细血管楔压时,向导管顶端气囊端注入适当气量,一般不超过1.5 mL,当监测数据不再发生明显变化时,读数即肺毛细血管楔压,读取数据后,尽快放松气囊。

(5)当需要测心排出量时,准备相应的心排出量模块、导联线和冰盐水。一般由两人合作完成,一人操作监护仪,调至心排出量测量界面,根据操作提示"等待注射状态",另一人准备好冰盐水,连接导管右心房腔;按"开始"键,注射冰盐水,输入导管管径数据后,监护仪提示冰盐水的注射量,一般为10~15 mL;需注射3次或以上,每次注射在4 s内完成,以减少误差。根据监护仪提示实施注射,选取注射效果最满意的3次,保存数据后监护仪自动计算出心排出量,根据体表面积计算出心脏指数。

5. 测压结束,整理用物,洗手,完成护理记录。

【观察和护理要点】

1. 密切监测波形、数据的变化,根据需要记录相应的数据。

2. 保持导管通畅,保持加压袋压力在300 mmHg,保证肝素稀释液持续、匀速的进入。

3. 保持管道密闭和无菌。

4. 管道固定适宜,翻身活动时防止导管受压、打折、扭曲、滑出。

5. 置管处敷料72 h更换一次,如有渗血应及时更换。

6. 拔除导管后,局部按压15~30 min,置管口覆盖无菌敷料,密切观察患者有无胸闷、憋气、呼吸困难等,观察局部有无渗血、肿胀等。如有异常,应及时报告医生处理。

7. 并发症的观察护理

(1)心律失常:这是发生在插管术中的常见并发症,因导管尖端接触心肌壁或心瓣膜所致,临床可见室性期前收缩、室上性心动过速等心电图的改变。导管退出后,室性期前收缩可很快消失,但如出现严重心律失常(如室性心动过速、室性颤动)应立即拔除导管,予药物治疗及急救处理。操作中必须持续监护心电情况,插入导管如遇阻力,不可强行进入。做好相关事件的预防,有心肌供血不足或心脏疾病的患者,予含服硝酸甘油5 mg及氧气吸入;有心律失常者,予注射利多卡因50 mg;插管时患者床边准备急救药物。

(2)导管气囊破裂:常见于气囊充盈过度或气体快速注入时。气囊最大充气量容积不能超过1.5 mL。监测肺动脉楔压时测得数据后应及时抽气,能有效预防气囊破裂。

(3)血栓性静脉炎:若因术中置管时无菌操作不严格或维护导管时未执行无菌操作而致的直接的血行污染,患者可出现高热、寒战,甚至败血症。血栓性静脉炎多发生于经外周静脉置管的患者,发病与置管时间有密切的关系。置管时间越长,发生率越高。因此,必须强调术中及术后操作的无菌要求,皮肤插管处伤口每日换药一次,注意保持局部的清洁、干燥。心导管留置时间以最多不超过72 h为佳,以防感染及血栓性静脉炎的发生。

(4)栓塞:因导管头端充胀的气囊长时间嵌入肺动脉或插管时导管在肺动脉中多次移动所致。监测肺动脉压时,不主张向导管气囊内持续充气,应以肺动脉平均压作为临床持续检测指标。

(5)导管堵塞或肺动脉血栓形成:多见于有栓塞史及血液高凝状态的患者。应予预防性抗凝治疗,心导管各腔以肝素盐水持续冲洗,注意心内压力图形的改变,保持心导管的通畅。

(6)肺动脉破裂:见于肺动脉高压、血管壁变性的患者,因导管在肺动脉内反复移动、气囊过度充气所致。病程中需严密监测肺动脉压力的改变。

(7)导管在心腔内扭曲、打结:多因导管质软、易弯曲、插入血管长度过长而发生。注意导管置入的长度,从右心房进入肺动脉一般长度不应超过15 cm。如发现扭曲,应立即退出导管,以免打结。

(8)告知患者漂浮导管的相关知识,掌握配合管道维护的相关要求。

【注意事项】

1.肝素液的配置:将肝素50 mg加入0.9%生理盐水500 mL中,相当于12.5 IU/mL;保持肝素液冲洗装置的压力在300 mmHg。

2.身高以厘米(cm)为单位、体重以千克(kg)为单位,便于计算体表面积。

【操作流程】

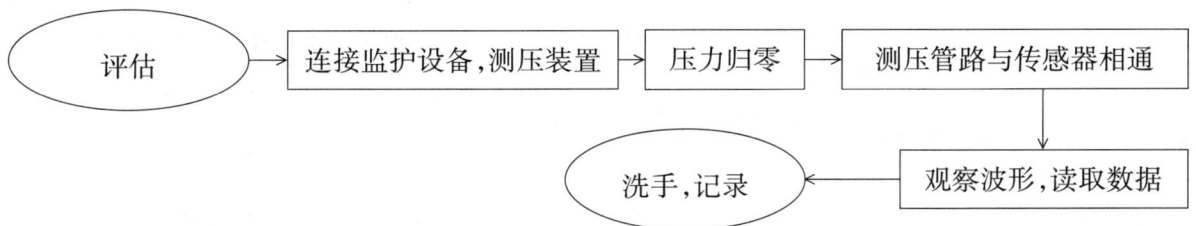

第二节 漂浮导管维护技术评分标准

姓名_____ 层级_____ 科室_____ 得分_____

项目	项目总分	操作要求	评分等级及分值				实际得分
			A	B	C	D	
仪表	5	工作衣、帽、鞋穿戴整齐,符合规范	5	4	3	2~0	
操作前准备	5	环境舒适、安静,光线充足,私密性良好	5	4	3	2~0	
	5	洗手,戴口罩	5	4	3	2~0	
	5	备齐用物,放置合理	5	4	3	2~0	
操作过程	5	核对患者信息,解释操作目的,取得患者配合	5	4	3	2~0	
	5	妥善安置患者体位	5	4	3	2~0	
	5	评估导管及敷料	5	4	3	2~0	
	5	选择合适敷料	5	4	3	2~0	
	5	一手固定导管,一手揭去原敷料	5	4	3	2~0	
	5	以穿刺处为中心,由内向外做环形摩擦消毒至少30 s,消毒面积大于敷料面积	5	4	3	2~0	
	5	以置管点为中心粘贴敷料	5	4	3	2~0	
	5	做好敷料更换标识,适当放置导管远端,避免重力牵拉	5	4	3	2~0	

续表

项目	项目总分	操作要求	评分等级及分值 A	B	C	D	实际得分
操作过程	5	检查压力包压力,保持压力在300 mmHg	5	4	3	2~0	
	10	观察压力波形,确保通畅、测压准确	10	9~6	5~3	2~0	
	5	向患者及家属做好宣教	5	4	3	2~0	
	5	整理床单位,妥善安置患者	5	4	3	2~0	
操作后	8	洗手,正确记录	8	7~5	4	3~0	
质量控制	7	对患者的态度,与患者的沟通,对患者的关心,操作熟练程度	7	6~4	3	2~0	
总计	100						

第三节　漂浮导管维护技术风险防范流程

维护漂浮导管时,存在穿刺部位出血、血肿、阻塞、感染等风险,具体防范流程如下。

【穿刺部位出血、血肿】

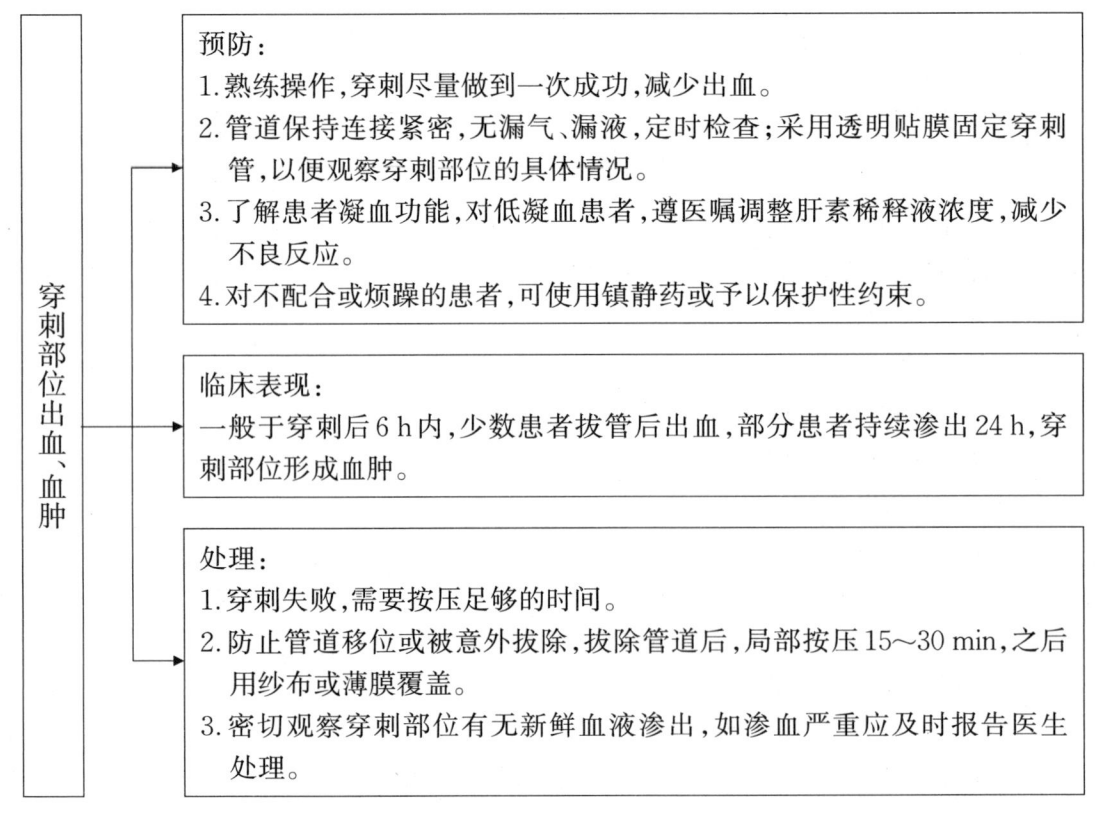

【阻塞】

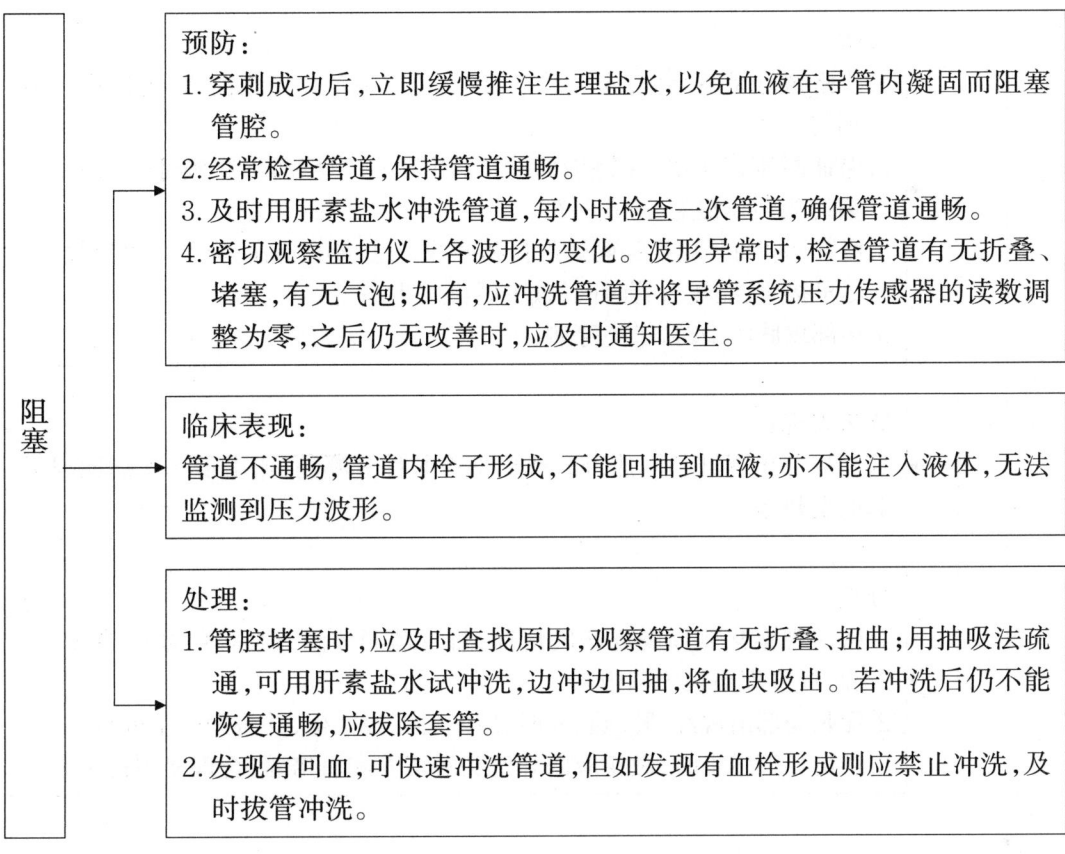

阻塞

预防：
1. 穿刺成功后，立即缓慢推注生理盐水，以免血液在导管内凝固而阻塞管腔。
2. 经常检查管道，保持管道通畅。
3. 及时用肝素盐水冲洗管道，每小时检查一次管道，确保管道通畅。
4. 密切观察监护仪上各波形的变化。波形异常时，检查管道有无折叠、堵塞，有无气泡；如有，应冲洗管道并将导管系统压力传感器的读数调整为零，之后仍无改善时，应及时通知医生。

临床表现：
管道不通畅，管道内栓子形成，不能回抽到血液，亦不能注入液体，无法监测到压力波形。

处理：
1. 管腔堵塞时，应及时查找原因，观察管道有无折叠、扭曲；用抽吸法疏通，可用肝素盐水试冲洗，边冲边回抽，将血块吸出。若冲洗后仍不能恢复通畅，应拔除套管。
2. 发现有回血，可快速冲洗管道，但如发现有血栓形成则应禁止冲洗，及时拔管冲洗。

【感染】

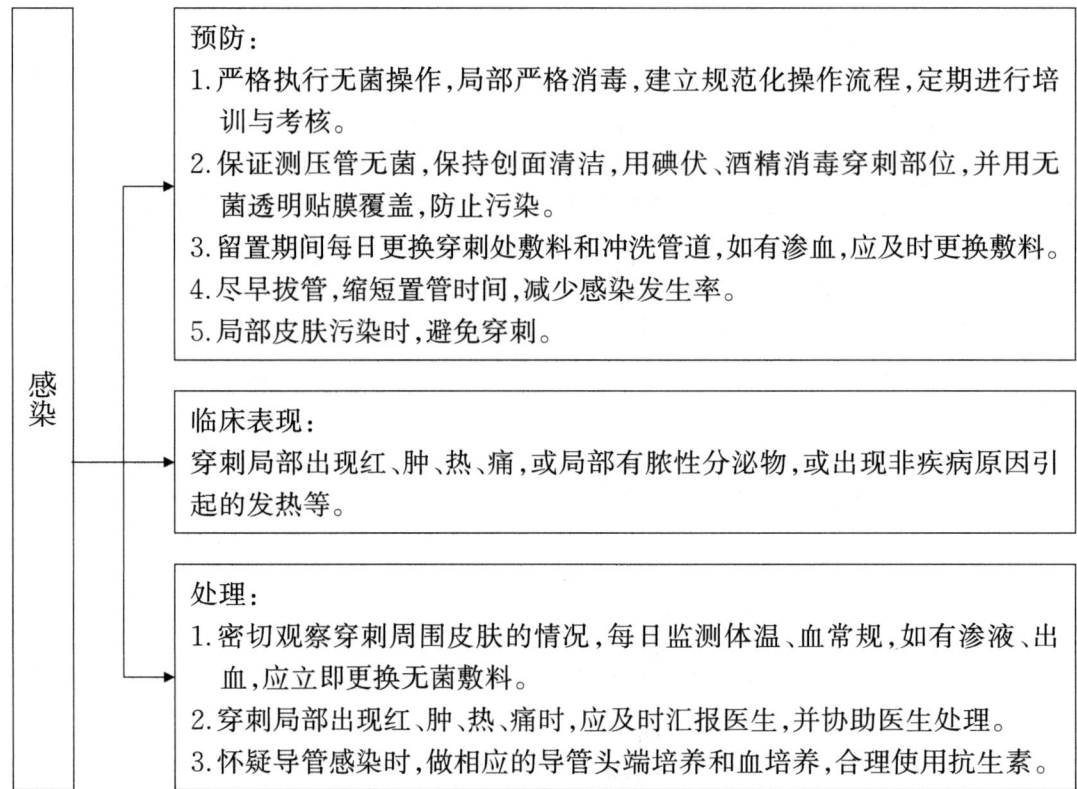

感染

预防：
1. 严格执行无菌操作，局部严格消毒，建立规范化操作流程，定期进行培训与考核。
2. 保证测压管无菌，保持创面清洁，用碘伏、酒精消毒穿刺部位，并用无菌透明贴膜覆盖，防止污染。
3. 留置期间每日更换穿刺处敷料和冲洗管道，如有渗血，应及时更换敷料。
4. 尽早拔管，缩短置管时间，减少感染发生率。
5. 局部皮肤污染时，避免穿刺。

临床表现：
穿刺局部出现红、肿、热、痛，或局部有脓性分泌物，或出现非疾病原因引起的发热等。

处理：
1. 密切观察穿刺周围皮肤的情况，每日监测体温、血常规，如有渗液、出血，应立即更换无菌敷料。
2. 穿刺局部出现红、肿、热、痛时，应及时汇报医生，并协助医生处理。
3. 怀疑导管感染时，做相应的导管头端培养和血培养，合理使用抗生素。

第二十六章

动脉导管的维护

第一节 动脉导管维护技术

【适用范围】

各种原因导致的休克或应用血管活性药物的患者,或血压不易控制的高血压患者,或需低温麻醉和控制性降压的患者,或需反复抽取动脉血标本做血气分析的患者,或遭受严重创伤、多器官功能衰竭的患者,或为危重及大手术的患者,或需监测动脉压、监测无创血压困难的患者,或需经动脉穿制施行选择性动脉造影的患者,或需注射抗肿瘤药物、行区域性化疗的患者等。

【目的】

1. 连续监测直接动脉血压,以及时、准确地反映患者血压动态的变化。
2. 通过动脉置管也可采集标本,避免频繁穿刺动脉给患者带来的疼痛或血管壁损伤。
3. 有助于判断患者心肌收缩力、心输出量及外周血管阻力的情况,进而为病情变化提供依据。

【定义】

此技术是指通过在肱动脉、桡动脉、股动脉、足背动脉等部位留置导管来连续监测动脉血压的技术。

【操作前准备】

1. 患者准备:检查尺动脉侧支循环情况,行 Allen 试验,签署《手术知情同意书》。
2. 环境准备:舒适、安静,采取适当遮挡。
3. 护士准备:工作衣、帽、鞋穿戴整齐,符合规范,洗手,戴口罩。

4.动脉测压装置准备:监护仪、模块、监测导线、压力传感器、压力包、肝素液体(500 mL氯化钠溶液+0.4 mL肝素钠)、三通、动脉测压管。

5.用物准备:动脉套管针、动脉测压管、无菌手套、注射器、穿刺消毒用物、透明敷贴、0.5%碘伏消毒液、3 M胶布、无菌治疗巾、无菌纱球、无菌纱布。

【操作步骤】

1.核对有效医嘱。

2.核对患者床号、姓名、病案号,协助患者取合适体位。

3.评估患者意识、病情、活动能力及合作程度,选择合适的穿刺部位。

4.向患者解释留置动脉穿刺导管的目的和重要性。

5.打开监护仪,查看监护信号,安装好动脉测压装置。

6.用生理盐水冲洗压力传感器,备用,排尽管道内的气体。

7.戴一次性无菌手套,常规消毒、铺无菌巾,配合医生置管。

8.置管成功后,连接压力传感器,并将加压袋压力打到300 mmHg。注意关闭加压袋三通,防止加压袋漏气(图26-1)。

9.将压力传感器套装通过监测导线与压力模块连接起来。

10.妥善固定导管,防止意外脱管(图26-2)

(1)以穿刺点为中心,用10 cm×12 cm透明敷料敷于穿刺点(完全覆盖动脉穿刺针及穿刺点)。

(2)提起动脉导管,将动脉导管向上进行U形固定(如是桡动脉导管,可从大拇指虎口内绕一下再向上进行U形固定),胶布1横向固定透明敷料下缘,同时贴于透明敷料与患者皮肤上。

(3)胶布2自连接导管下方向上呈蝶形交叉、固定。

(4)胶布3横向固定于胶布2上。

(5)另取一胶布,上面注明操作者姓名及日期,贴于透明敷料上缘或下缘。

11.做好管道标识,记录管道名称、置管时间。

12.压力传感器归零:将压力传感器置于右心房水平,转动三通,压力传感器与大气相通,按下监护仪上的"压力归零"按钮,监护仪上显示"压力归零",数字为0,表示归零成功。

13.转动三通,将压力传感器与动脉置管相通,监护仪持续监测血压。

14.观察动脉血压波形,确保监护的准确性,实时监测有创血压。

15.设置血压报警范围;检查报警参数,确保报警处于"开始"状态。

16.操作过程中,注意观察患者的病情变化,必要时给予患者心理安慰,缓解患者紧张情绪。

17.动脉置管后,如有明显的渗血,应先用无菌纱球覆盖穿刺点,再予纱布敷料加压包扎,24 h后换药一次。

18.对患者及家属的宣教:

(1)置管前,医生需向患者及其家属讲解动脉置管的目的、术中需配合的事项,取得患者及家属的理解和配合,并签署《手术知情同意书》。

(2)置管中,告知患者置管部位,并取得其配合。

(3)置管后,患者若出现心慌、气急、穿刺侧肢体活动异常等,应及时告知医护人员;穿刺部位若出现出血、红、肿、热、痛等,应及时告知医护人员,同时保持穿刺部位皮肤清洁、干燥,防止局部发生感染;防止管道牵拉、折叠、扭曲及管道接头脱落;对烦躁的患者,予以保护性约束。

19.整理用物,洗手并完成护理记录。

【观察和护理要点】

1.每小时观察穿刺部位有无出血,穿刺肢体血运情况有无苍白、麻木,患者有无肢体疼痛。

2.妥善固定导管,观察导管连接情况,避免导管脱开。对烦躁的患者,予以保护性约束。

3.保持压力包压力在300 mmHg,使稀释的肝素液持续小量输注管路,维持测压管路通畅。

4.动脉测压管内严禁进气,定时检查管道内有无气泡。

5.每96 h更换传感器和固定敷贴,若穿刺处有渗出,应及时更换透明敷贴,消毒穿刺点,消毒面积应大于透明敷贴面积。

6.每6～8 h对传感器定标一次,监测患者生命体征、病情变化。

7.压力传感器零点校正,保证压力传感器与心脏水平位置一致,保证测定数值准确。交换患者体位时,始终保持压力传感器与心脏水平位置一致。

8.当动脉波形出现低钝或消失时,应考虑动脉穿刺针处有打折或血栓堵塞的可能。处理:揭开透明敷贴,若有打折应将导管恢复正常;若有堵塞,应先回抽血液再冲洗导管,防止血凝块冲入动脉内,并用酒精消毒,待穿刺处皮肤干燥后贴上透明敷贴。

9.注意无菌操作,一般动脉导管留置7日。

【注意事项】

1. 严格执行无菌操作,预防发生感染。
2. 留置期间予2~10 U/mL肝素液持续冲洗,冲洗速度为2~3 mL/h,以保证导管通畅。
3. 穿刺后妥善压迫,防止局部血肿或血栓形成。
4. 严密观察术侧远端手指或足趾的颜色、温度,评估有无远端肢体缺血。
5. 严格掌握适应证,每日评估导管留置的必要性,预防导管相关性感染。
6. 保证测压管道系统无菌、各个接头连接紧密。每次测压及抽取血标本后,立即用肝素盐水冲洗。
7. 测压前,应行"压力归零"校正。
8. 向患者及家属做好宣教:告知留置动脉穿刺导管的目的和重要性,指导患者穿刺处肢体勿过度伸展及弯曲,翻身及活动时注意避免牵拉导管等。

【操作流程】

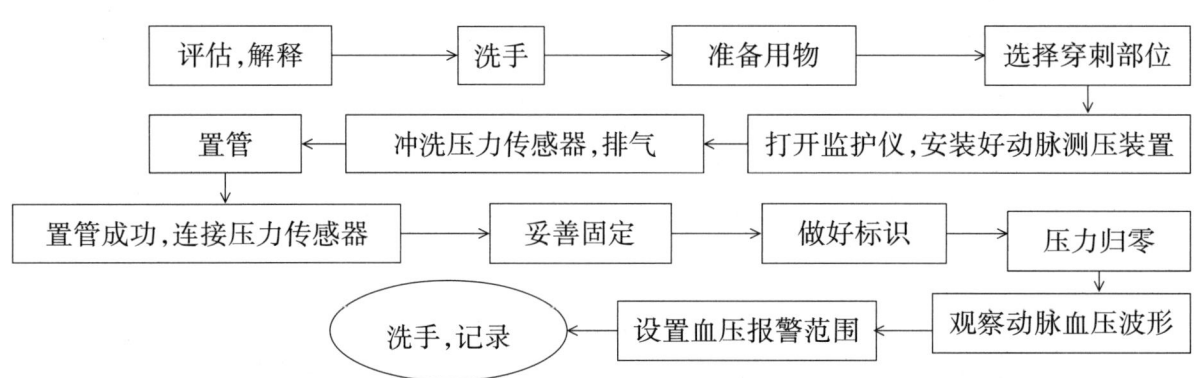

第二节　动脉导管维护技术评分标准

姓名_____　层级_____　科室_____　得分_____

项目	项目总分	操作要求	评分等级及分值				实际得分
			A	B	C	D	
仪表	5	工作衣、帽、鞋穿戴整齐,符合规范	5	4	3	2~0	
操作前准备	3	环境舒适、安静,采取适当遮挡	3	2	1	0	
	3	洗手,戴口罩	3	2	1	0	
	4	备齐用物,放置合理	4	3	2	1	

续表

项目	项目总分	操作要求	评分等级及分值				实际得分
			A	B	C	D	
操作过程	2	确认有效医嘱	2	1.5	1	0	
	3	核对患者床号、姓名、病案号,向患者做好宣教	3	2	1	0	
	2	协助患者取合适体位,暴露穿刺部位	2	1.5	1	0	
	3	打开监护仪,查看监护信号	3	2	1	0	
	5	安装好动脉测压装置	5	4	3	2~0	
	5	生理盐水冲洗压力传感器,备用,排尽管道内的气体	5	4	3	2~0	
	5	置管成功后,连接压力传感器,并将加压袋压力打到300 mmHg,注意关闭加压袋三通,防止加压袋漏气	5	4	3	2~0	
	2	将压力传感器套装通过监测导线与压力模块连接起来	2	1.5	1	0	
	10	妥善固定导管[①以穿刺点为中心,用10 cm×12 cm透明敷料粘贴(完全覆盖动脉穿刺针及穿刺点);②提起动脉导管,将动脉导管向上进行U形固定(如是桡动脉导管,可从大拇指虎口内绕一下再向上U形固定),胶布1横向固定透明敷料下缘,同时贴于透明敷料与患者皮肤上;③胶布2自连接导管下方向上呈蝶形交叉、固定;④胶布3横向固定于胶布2上。)]	10	9~6	5	4~0	
	3	压力传感器归零	3	2	1	0	
	5	转动三通,将压力传感器与动脉置管相通,监护仪持续监测血压	5	4	3	2~0	
	5	观察动脉血压波形,确保监护的准确性	5	4	3	2~0	
	5	设置血压报警范围	5	4	3	2~0	
	5	检查报警参数,确保报警处于"开始"状态	5	4	3	2~0	
	5	做好管道标识,记录管道名称、置管时间	5	4	3	2~0	
	5	告知患者动脉置管的目的、重要性、注意事项	5	4	3	2~0	
操作后	3	整理床单位,妥善安置患者,分类处理用物	3	2	1	0	
	2	洗手,正确记录	2	1.5	1	0	
质量控制	5	对患者的态度,与患者的沟通,对患者的关心,操作熟练程度	5	4	3	2~0	
	5	严格执行无菌操作	5	4	3	2~0	
总计	100						

第三节　动脉导管维护技术风险防范流程

维护动脉导管时,存在出血、局部血肿,动脉栓塞、肢体坏死,堵塞,局部感染,滑脱等风险,具体防范流程如下。

【出血、局部血肿】

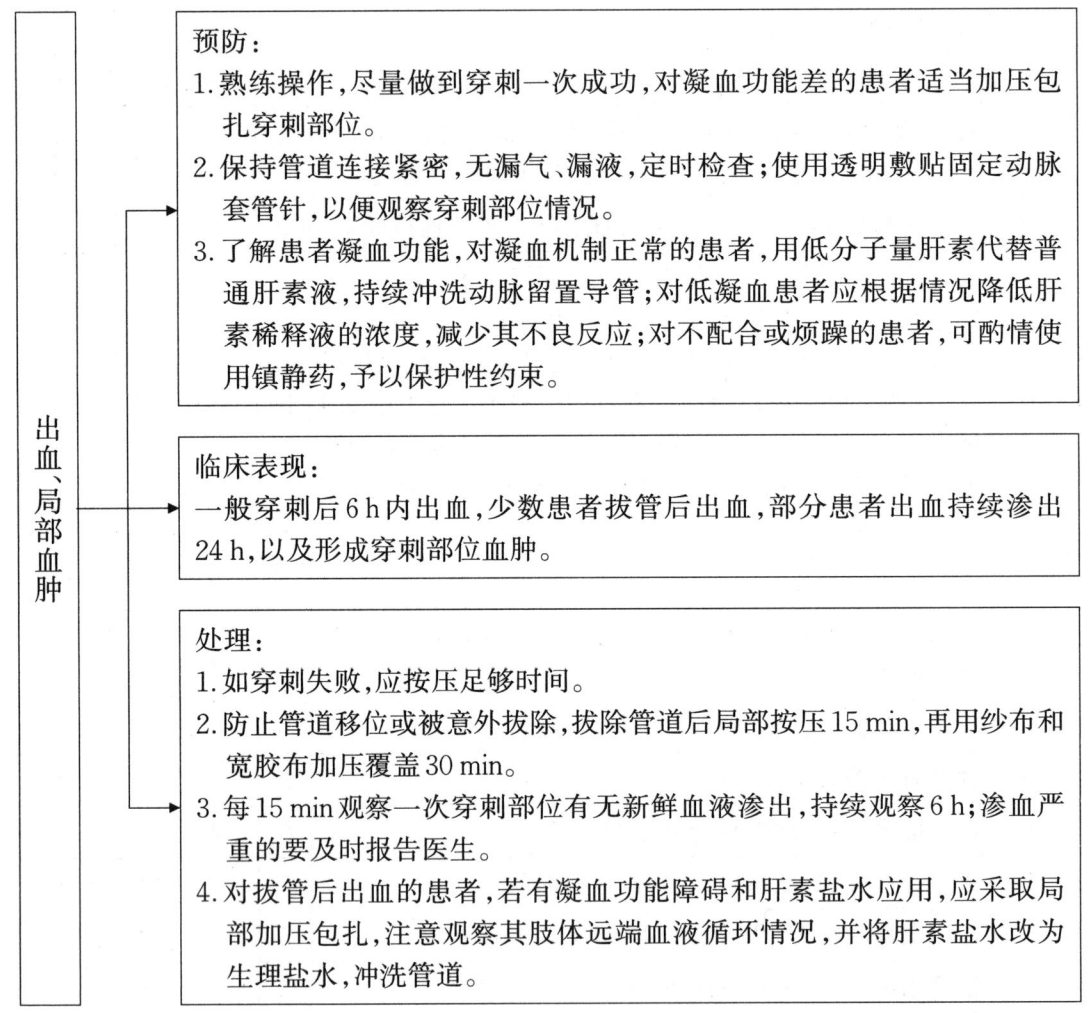

预防:
1. 熟练操作,尽量做到穿刺一次成功,对凝血功能差的患者适当加压包扎穿刺部位。
2. 保持管道连接紧密,无漏气、漏液,定时检查;使用透明敷贴固定动脉套管针,以便观察穿刺部位情况。
3. 了解患者凝血功能,对凝血机制正常的患者,用低分子量肝素代替普通肝素液,持续冲洗动脉留置导管;对低凝血患者应根据情况降低肝素稀释液的浓度,减少其不良反应;对不配合或烦躁的患者,可酌情使用镇静药,予以保护性约束。

临床表现:
一般穿刺后6h内出血,少数患者拔管后出血,部分患者出血持续渗出24 h,以及形成穿刺部位血肿。

处理:
1. 如穿刺失败,应按压足够时间。
2. 防止管道移位或被意外拔除,拔除管道后局部按压15 min,再用纱布和宽胶布加压覆盖30 min。
3. 每15 min观察一次穿刺部位有无新鲜血液渗出,持续观察6h;渗血严重的要及时报告医生。
4. 对拔管后出血的患者,若有凝血功能障碍和肝素盐水应用,应采取局部加压包扎,注意观察其肢体远端血液循环情况,并将肝素盐水改为生理盐水,冲洗管道。

【动脉栓塞、肢体坏死】

动脉栓塞、肢体坏死

预防：
1. 只有 Allen 试验阴性者，才能进行动脉穿刺置管；置管后，取舒适体位，每小时协助患者活动一次；对清醒患者，鼓励取功能位。
2. 穿刺动作轻柔、准确，避免反复穿刺而造成血管壁的损伤；选择适当的穿刺针。
3. 拧紧所有接头；避免增加开关和延长管道；保持冲洗液袋水量充足，定期冲洗管道和开关，消除从冲洗液中逸出的微小气泡；拔管后按压穿刺点至少 15 min，严密包扎 24 h；在测压、取血或调试零点等过程中，严防气体进入而发生空气栓塞。
4. 用肝素盐水冲洗测压管道，测压完成后，及时滴入低分子量肝素，以防血液凝固和回血。
5. 管道内如有血块堵塞，应及时抽出，切勿将血块推入管道中，以防发生动脉栓塞。
6. 密切观察动脉穿刺部位远端皮肤的颜色和温度，以及有无缺血征象。若发现液体外渗，穿刺部位红肿、发白或发绀、变凉，应立即拔除导管，并用 50% 硫酸镁加维生素 B_{12} 0.25 mg 持续湿敷 6 h。
7. 若冲洗管道并调零后栓塞情况仍无改善，应及时通知医生。
8. 动脉置管时间长短与血栓形成呈正相关，在患者循环功能稳定后，应及早拔除导管。

临床表现：
疼痛，动脉搏动减弱或消失，感觉运动障碍，皮温降低，皮肤颜色苍白。

处理：
1. 如遇输液不畅、疑有管腔堵塞，严禁强行冲管，可反复回抽，沿导管走向逆行持续揉搓导管，边回抽边按揉，直至将导管内的血栓条抽出，再用生理盐水接导管口，回抽血液，确定针管内无血凝块后，可继续保留导管，否则应拔除导管，以防发生血块堵塞。
2. 对导管内血栓明确者，应立即拔除导管，行溶栓治疗，尿激酶可用于治疗导管血栓性堵塞。
3. 拔管后局部加压包扎，包扎时注意观察肢体远端血液循环情况，如出现末梢血液循环不良，应适当给予松解；如患者有凝血功能异常，应调整肝素剂量和浓度。
4. 及时了解患肢肿胀的原因，如为静脉回流受阻，应抬高肢体 30°，并垫一小枕，对清醒患者鼓励取功能位；如肢体肿胀无原因可以解释时，应立即通知医生尽早拔管，严密观察肢体血液循环，防止动脉血栓形成。

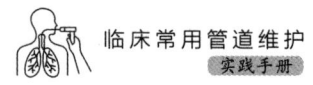

【堵塞】

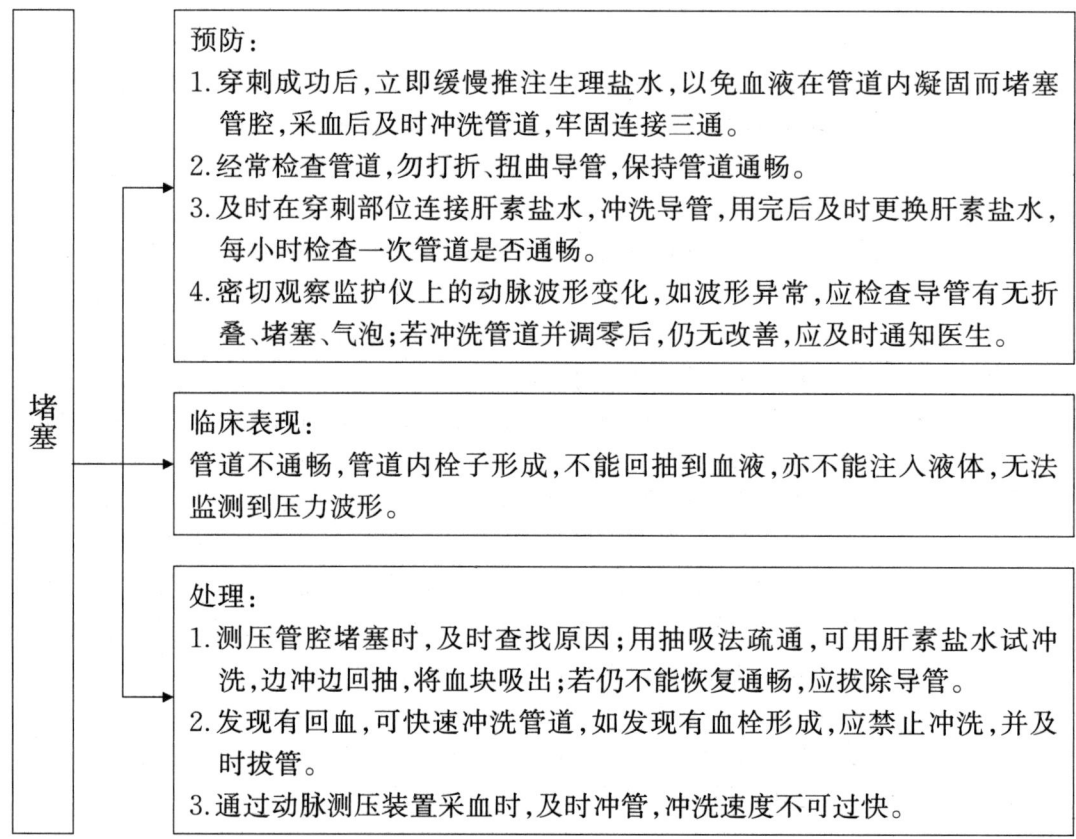

堵塞

预防：
1. 穿刺成功后，立即缓慢推注生理盐水，以免血液在管道内凝固而堵塞管腔，采血后及时冲洗管道，牢固连接三通。
2. 经常检查管道，勿打折、扭曲导管，保持管道通畅。
3. 及时在穿刺部位连接肝素盐水，冲洗导管，用完后及时更换肝素盐水，每小时检查一次管道是否通畅。
4. 密切观察监护仪上的动脉波形变化，如波形异常，应检查导管有无折叠、堵塞、气泡；若冲洗管道并调零后，仍无改善，应及时通知医生。

临床表现：
管道不通畅，管道内栓子形成，不能回抽到血液，亦不能注入液体，无法监测到压力波形。

处理：
1. 测压管腔堵塞时，及时查找原因；用抽吸法疏通，可用肝素盐水试冲洗，边冲边回抽，将血块吸出；若仍不能恢复通畅，应拔除导管。
2. 发现有回血，可快速冲洗管道，如发现有血栓形成，应禁止冲洗，并及时拔管。
3. 通过动脉测压装置采血时，及时冲管，冲洗速度不可过快。

【局部感染】

局部感染

预防：
1. 所需用物必须经灭菌处理，置管操作应严格执行无菌操作。
2. 自动脉测压管内抽血化验时，导管接头处应用0.5%碘伏消毒液严密消毒。
3. 测压管道系统应始终保持无菌状态，保持创面清洁，穿刺部位用0.5%碘伏消毒液消毒并用透明敷贴覆盖，防止污染。
4. 穿刺处如有污染或渗血，应随时换药，保持穿刺部位无菌及敷贴完整。
5. 测压管内不能留有血液，必须冲洗干净。
6. 置管时间一般不应超过7日，一旦发现感染迹象，应立即拔除导管。

临床表现：
沿血管走向出现条索状红线，患者感觉穿刺部位灼热、剧痛，皮肤周围少数有肿胀。

处理：
1. 密切观察穿刺周围皮肤情况，每日监测体温、血常规变化，如有渗液、出血，应立即更换敷贴。
2. 患肢局部出现红、肿、胀、痛等时，应及时拔除动脉导管针，予庆大霉素湿敷患处，每日2次；或局部予50%硫酸镁加维生素B_{12} 0.25 mg持续湿敷6 h。若症状未解除，可延长湿敷时间。
3. 局部有皮肤污染时，应更换测压部位；怀疑有导管感染时，应做导管头端培养和血培养，合理使用抗生素。

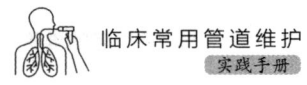

【导管滑脱】

导管滑脱

预防：
1. 桡动脉置管后,妥善固定肢体,尤其是交接班时,一定要交代清楚,对意识不清或躁动不安的患者,予以保护性约束。
2. 穿刺套管和连接管应妥善固定、连接紧密,对躁动不配合、不能有效沟通的患者,应通知医生给予镇静药,并适当约束穿刺部位肢体,约束带应尽量避开置管位置,以防约束带摩擦致管道滑出。
3. 使用透明敷贴和3 M胶布固定导管。
4. 用胶布妥善固定管道,皮肤穿刺进针处用透明敷贴覆盖;若穿刺部位潮湿、渗液或透明膜黏性下降时,应及时更换敷贴,由双人协助更换。

临床表现：
导管因固定不牢而滑出动脉外,或管道被意外拔出。

处理：
1. 如发现固定导管的敷贴松动,应及时给予重新固定。
2. 导管不全滑脱但仍在动脉管内,可继续使用;否则应拔除并按压置管处15 min以上,加压包扎30 min。
3. 置管处若有血肿,严禁揉擦,可抬高患肢,观察末梢血液循环。
4. 对仍有监测动脉血压要求的患者,可于另一肢体重新置管。

第二十七章 经口气管插管的维护

第一节 经口气管插管维护技术

【适用范围】

经口气管插管的患者。

【目的】

1. 保持口腔清洁、湿润、舒适,预防口腔感染等并发症。
2. 观察口腔黏膜、舌苔的变化及有无特殊口腔气味,提供病情变化信息。
3. 保证口腔卫生,保持口腔正常功能,促进通气,降低呼吸机相关性肺炎的发生率。
4. 确保气管插管固定有效,预防非计划性拔管的发生。

【定义】

此技术是指评估并确认气管导管的位置、深度;每4～6 h进行口腔护理,保证导管固定有效,保证患者氧供并保持呼吸道通畅的技术。

【操作前准备】

1. 患者准备:了解操作的目的,取合适体位。
2. 环境准备:舒适、安静,光线充足。
3. 护士准备:工作衣、帽、鞋穿戴整齐,符合规范,洗手,戴口罩。
4. 用物准备:治疗盘、治疗巾、手电筒、压舌板、口腔护理液(按需要选择)、气囊压力表或5 mL注射器、一次性口腔抽吸管(含刷头)或棉球(16个)、血管钳、无齿镊、吸痰装置、吸痰管、速干手消毒液、3 M胶布、口咽通气道、寸带、纱布、纸巾、棉签、液状石蜡油、听诊器,必要时备张口器。

【操作步骤】

1. 确认患者,评估病情、气管插管情况及负压装置、操作环境等。

2. 洗手,戴口罩,准备用物。

3. 备齐用物至床旁,核对患者。

4. 向意识清醒的患者解释气管插管、口腔护理的目的,注意事项及配合要点,取得患者的配合。

5. 听诊双肺呼吸音是否清晰,有无痰鸣音;如需吸痰,吸痰前后应增大氧流量(使用呼吸机的患者,吸痰前后应吸 2 min 纯氧)。

6. 患者取合适体位,头偏向操作者,垫治疗巾于下颌下。

7. 必要时,用吸痰管吸净气道内分泌物,换吸痰管后再吸净患者口鼻腔分泌物。

8. 检查气管插管气囊有无漏气,保持气囊的压力为 25~30 cmH$_2$O。

9. 湿润患者口唇,口唇干裂者可使用液状石蜡油。

10. 再次查看气管插管在门齿处的长度,在助手协助下拆开患者寸带和气管插管,固定胶布。

11. 固定导管,再次检查深度。保持气管插管下端在气管分叉上 1~2 cm。如插管过深,可导致一侧肺不张;如插管过浅,易使导管脱出。

12. 口腔护理:用压舌板轻轻撑开颊部,使用一次性口腔抽吸管连接吸痰装置或使用血管钳夹紧棉球清洁口腔及牙的各面(包括牙外侧面、内侧面、咬合面、面颊部、舌面、硬腭等)。

13. 用手电筒及压舌板由内向外依次检查舌腭弓、咽腭弓、软腭、口角、颊、唇等部位的黏膜有无异常、糜烂,有无棉球残留。如有溃疡,选择合适药物涂于患处。

14. 更换口咽通气道,掌握口咽通气道置入的方法。

15. 再次查看患者气管插管距门齿的长度,采用 X 形固定法固定气管插管和口咽通气道(图 27-1)。

(1)撕取 2 条 15~20 cm 的宽胶布,两侧由中央撕成 2 等份,成 X 形,中间余 2~3 cm。

(2)另一名护士协助扶持插管,保证插管达到有效的深度。

(3)用清洁胶布固定部位。

(4)将胶布上端完全固定于鼻翼及面颊处,指压固定好的胶布。

(5)下端胶布一端与气管插管呈 45°~60°螺旋固定在气管插管和口咽通气道上,末端打 0.3 cm 小褶,另一端以同法缠绕于插管上。

(6)重复上述步骤,将胶布粘贴在上唇上部皮肤及面颊处。

16. 取寸带固定气管插管和口咽通气道后,将一端寸带绕患者脖颈一周与另一端固定,松紧以能放入一指为宜,再用2块纱布分别垫于患者嘴角处。

17. 听诊双肺呼吸音,与之前对照,必要时吸痰。

18. 密切观察患者呼吸及血氧饱和度的变化。

19. 撤去治疗巾,安置患者,清理用物。

20. 洗手,记录。

21. 对患者及家属做好宣教。

(1)解释留置气管插管的目的及重要性。

(2)指导患者及家属需要配合的事项。

【观察和护理要点】

1. 气管插管气囊压力必须保持在安全范围内,防止误吸。

2. 口腔冲洗时,应由两名护士配合操作(一人冲洗,另一人操作)。

3. 密切观察患者呼吸及血氧饱和度的变化。如有异常,立即停止,通知医生。

4. 口腔护理时,注意观察患者口腔黏膜的变化。如有无充血、炎症、腐烂、溃疡、肿胀及舌苔颜色的异常变化等。

5. 口腔护理时,应固定好气管插管,防止插管意外滑脱。

【注意事项】

1. 操作前,测量气囊压力。

2. 使用棉球行口腔护理操作前后应认真清点棉球的数量,棉球不要过湿,禁止漱口,可采取口鼻腔冲洗。

3. 检查气管管的插深度和外露长度,避免插管移位和脱出。

4. 对不合作的患者,可应用镇痛镇静药或予以保护性约束。固定插管时,增加寸带联合胶布固定,以防发生非计划性拔管。

5. 严格执行无菌操作,操作时动作要轻柔,避免损伤口唇、鼻腔。

6. 男性患者应及时剃须,保持局部清洁,以达到有效的固定。

【操作流程】

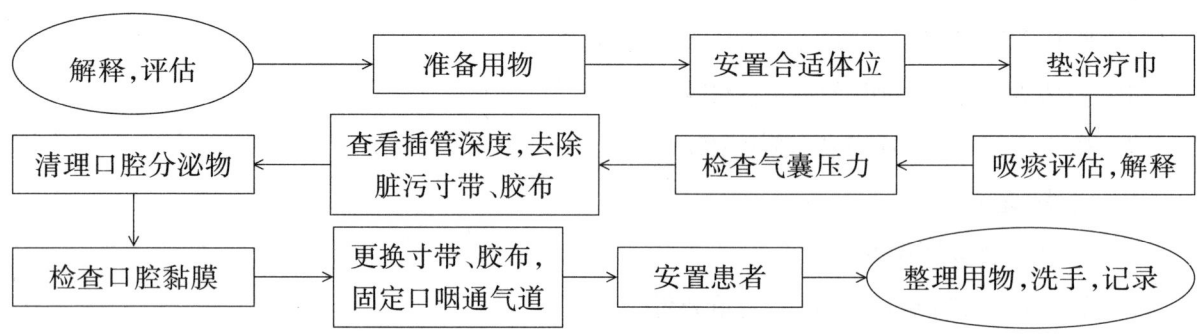

第二节　经口气管插管维护技术评分标准

姓名_____　层级_____　科室_____　得分_____

项目	项目总分	操作要求	评分等级及分值 A	B	C	D	实际得分
仪表	5	工作衣、帽、鞋穿戴整齐,符合规范	5	4	3	2~0	
操作前准备	4	环境舒适、安静,光线充足	4	3	2	1~0	
	4	洗手,戴口罩	4	3	2	1~0	
	2	备齐用物,放置合理	2	1.5	1	0	
操作过程	3	确认患者身份	3	2	1	0	
	2	向患者、家属做好宣教	2	1.5	1	0	
	2	患者取合适体位,头偏向一侧	2	1.5	1	0	
	2	垫治疗巾于下颌下	2	1.5	1	0	
	2	听诊双肺呼吸音	2	1.5	1	0	
	8	吸痰	8	7~5	4~3	2~0	
	5	检查气管插管的气囊有无漏气,保持气囊的压力为25~30 cmH$_2$O	5	4	3	2~0	
	3	湿润口唇,口唇干裂者使用液状石蜡油	3	2	1	0	
	2	查看气管插管距门齿处的长度,助手协助去除患者脏污的纱布、寸带和气管插管固定胶布	2	1.5	1	0	
	2	固定导管,再次检查其深度	2	1.5	1	0	

续表

项目	项目总分	操作要求	评分等级及分值				实际得分
			A	B	C	D	
操作过程	20	用压舌板轻轻撑开颊部,使用一次性口腔抽吸管连接吸痰装置或使用血管钳夹紧棉球清洁口腔及牙的各面(包括牙外侧面、内侧面、咬合面、面颊部、舌面、硬腭等)	20	19~11	10~6	5~0	
	4	用手电筒及压舌板由内向外依次检查舌腭弓、咽腭弓、软腭、口角、颊、唇等部位的黏膜有无异常、糜烂,有无棉球残留	4	3	2	1~0	
	2	口腔疾患处的正确处理(如有溃疡,酌情涂药于溃疡处,口唇干裂者涂以液状石蜡油)	2	1.5	1	0	
	2	更换口咽通气道	2	1.5	1	0	
	5	再次查看气管插管距门齿的深度,采用X形固定法固定气管插管和口咽通气道	5	4~3	2	1~0	
	2	听诊双侧呼吸音,与之前对照,必要时吸痰	2	1.5	1	0	
	2	观察病情(呼吸、血氧饱和度)	2	1.5	1	0	
	2	撤去治疗巾,整理床单位,妥善安置患者	2	1.5	1	0	
操作后	3	按院感要求处理用物	3	2	1	0	
	2	洗手,记录	2	1.5	1	0	
质量控制	5	对患者的态度,与患者的沟通,对患者的关心,操作熟练程度	5	4	3	2~0	
	5	冲洗过程中,做好气管插管的固定	5	4	3	2~0	
总计	100						

第三节 经口气管插管维护技术风险防范流程

维护经口气管插管时,存在滑脱、呼吸道黏膜损伤、感染、心律失常、气道痉挛、阻塞性肺不张等风险,具体防范流程如下。

【滑脱】

滑脱
- 预防：
  1. 听诊呼吸音,观察胸廓运动。
  2. 监测血氧饱和度、血气指标。
  3. 按医嘱合理使用镇痛镇静药,并做好评估。
  4. 按医嘱实施保护性约束。
  5. 观察插管深度,监测气囊压力。

- 临床表现：
  呼吸困难、发绀,血氧饱和度下降,烦躁,大汗淋漓。

- 处理：
  1. 开放气道。
  2. 建议球囊辅助呼吸。
  3. 通知麻醉科行紧急气管插管。
  4. 准备各种抢救物品。

【呼吸道黏膜损伤】

呼吸道黏膜损伤
- 预防：
  1. 使用优质、前端钝圆且有多个侧孔、后端有负压调节孔的吸痰管。
  2. 吸引前,先蘸生理盐水润滑吸痰管。
  3. 选择型号适当的吸痰管:成人一般选用12—18号,婴幼儿选择10号,新生儿常用6—8号。
  4. 插入深度为患者有咳嗽或恶心反应即可。有气管插管者,超过气管套管1~2cm;插入动作应轻柔,不可用力过猛,禁止带负压插管;抽吸时,必须旋转向外拉,严禁提插。
  5. 每次吸痰时间不宜超过15s,若痰未吸净,可暂停3~5min再次抽吸;每次吸痰前测试导管是否通畅、使用负压是否适宜。

- 临床表现：
  气道黏膜受损可吸出血性痰;纤维支气管镜检查可见受损处黏膜糜烂、充血、肿胀、渗血,甚至出血;口唇黏膜受损可见有表皮破溃,甚至出血。

- 处理：
  1. 鼻腔黏膜损伤者,可外涂金霉素软膏。
  2. 发生气管黏膜损伤时,可根据医嘱使用雾化吸入治疗,可缓解黏膜水肿,稀释痰液,以利于分泌物排出。

【感染】

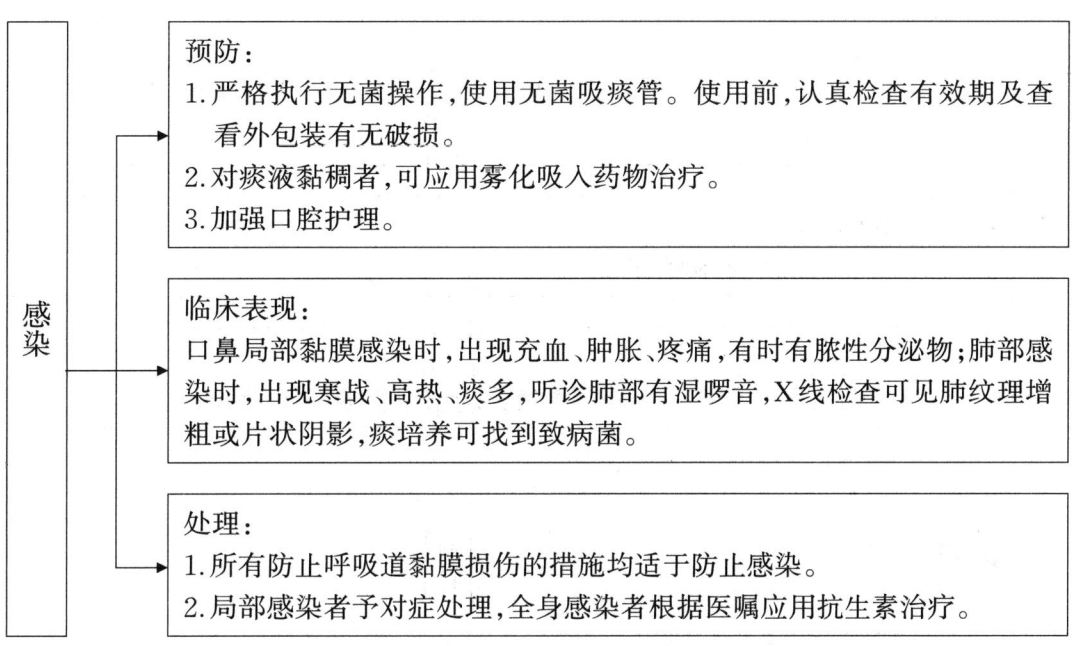

感染

预防：
1. 严格执行无菌操作，使用无菌吸痰管。使用前，认真检查有效期及查看外包装有无破损。
2. 对痰液黏稠者，可应用雾化吸入药物治疗。
3. 加强口腔护理。

临床表现：
口鼻局部黏膜感染时，出现充血、肿胀、疼痛，有时有脓性分泌物；肺部感染时，出现寒战、高热、痰多，听诊肺部有湿啰音，X线检查可见肺纹理增粗或片状阴影，痰培养可找到致病菌。

处理：
1. 所有防止呼吸道黏膜损伤的措施均适于防止感染。
2. 局部感染者予对症处理，全身感染者根据医嘱应用抗生素治疗。

【心律失常】

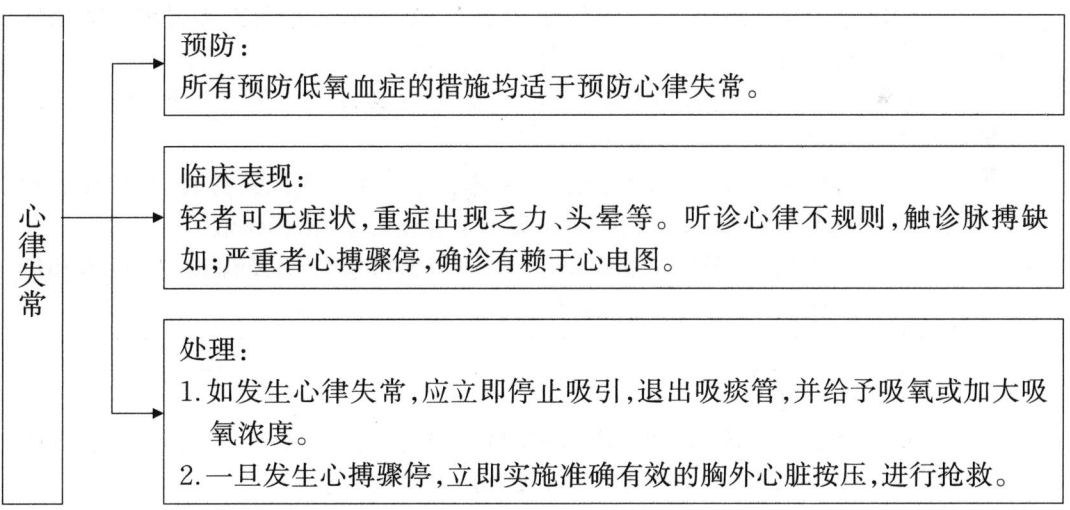

心律失常

预防：
所有预防低氧血症的措施均适于预防心律失常。

临床表现：
轻者可无症状，重症出现乏力、头晕等。听诊心律不规则，触诊脉搏缺如；严重者心搏骤停，确诊有赖于心电图。

处理：
1. 如发生心律失常，应立即停止吸引，退出吸痰管，并给予吸氧或加大吸氧浓度。
2. 一旦发生心搏骤停，立即实施准确有效的胸外心脏按压，进行抢救。

【气道痉挛】

气道痉挛

预防：
对气道高度敏感的患者，可于吸引前少量滴入1%利多卡因，也可予抗组胺药预防气道痉挛。

临床表现：
呼吸困难、喘鸣和咳嗽。

处理：
气道痉挛发作时，应暂停气道吸引，给予β受体兴奋剂吸入。

【阻塞性肺不张】

阻塞性肺不张

预防：
1. 选择型号合适的吸痰管。
2. 采用间歇负压吸引的办法，减少对气道的刺激。
3. 每次操作最多2次，每次持续时间不超过15s，避免压力过高。吸痰管在拔出过程中，应边旋边退。
4. 插入吸痰管前和吸痰过程中，必须观察吸引管是否通畅，防止无效吸引。
5. 加强肺部体疗，每2h协助患者翻身、叩背一次。翻身时，可以仰卧和侧卧交替，还可以利用雾化吸入来湿化气道，稀释痰液。
6. 吸痰前后听诊肺部呼吸音，密切观察呼吸频率及深度、血氧饱和度变化。

临床表现：
急性大面积肺不张时，可出现咳嗽、喘鸣、咯血、脓痰、畏寒和发热，或唇甲发绀，胸部X线可见按肺叶或肺段分布的致密影。

处理：
1. 及时行气管切开，有条件时，可借助纤维支气管镜对肺不张部位进行充分的吸引、冲洗，以排除气道阻塞，并嘱患者深呼吸以促进肺复张。
2. 阻塞性肺不张患者常合并肺部感染，需适时使用抗生素治疗。

第二十八章

气管切开套管的维护

第一节　气管切开套管维护技术

【适用范围】

气管切开的患者。

【目的】

1. 便于清除气道分泌物。
2. 解除上呼吸道阻塞,减轻呼吸道阻力。
3. 减少呼吸道解剖无效腔,增加有效通气量。
4. 便于给氧、气管内给药及雾化吸入等局部治疗。
5. 便于长期机械通气治疗。
6. 保持气管切开处清洁、干燥,预防切口感染,促进创面愈合。

【定义】

此技术是评估并确认气切套管位置正确、系带松紧度适宜,以及保证导管固定有效,保证患者氧供,并保持呼吸道通畅的技术。

【操作前准备】

1. 患者准备:了解操作目的、配合要点和注意事项,取合适体位。
2. 环境准备:舒适、安静,光线充足。
3. 护士准备:工作衣、帽、鞋穿戴整齐,符合规范,洗手,戴口罩。
4. 用物准备:无菌治疗碗、0.9％生理盐水棉球、75％酒精棉球(或0.1％碘伏棉球)、血管钳、无齿镊、8 cm × 8 cmY形无菌纱布、听诊器、手电筒、胶布、弯盘、一次性手套、速干手消毒液、寸带、气囊压力表或5 mL注射器,必要时准备吸痰用物。

【操作步骤】

1. 核对患者,评估病情、气管套管、气切伤口及敷料情况,以及吸痰指征、操作环境等。

2. 洗手,戴口罩,准备用物。

3. 备齐用物至床旁,核对患者身份。

4. 向清醒患者解释气切伤口换药的目的,取得患者的配合。

5. 安置患者卧位(半卧位或坐位),下颌下垫治疗巾。

6. 必要时,经气管套管内吸痰。

7. 再次检查气管切开套管的位置、气囊压力及寸带松紧度,防止操作过程中因牵拉而使导管脱出。

8. 去除Y形纱布:戴一次性手套揭除Y形纱布上的胶布;左手轻轻提拉固定外套管翼部,右手取下Y形纱布;观察气切伤口及周围有无红肿、分泌物及皮下气肿;脱下一次性手套,与Y形纱布一起置入医用垃圾桶。用速干手消毒液消毒双手。

9. 消毒伤口:用75%酒精棉球(或0.1%碘伏棉球)由外向内消毒伤口周围皮肤2~3遍,消毒范围距切口5~6 cm,再用0.9%生理盐水棉球由内向外消毒切口2~3遍,用0.9%生理盐水棉球擦拭外套管两翼(图28-1)。

10. 更换敷料:

(1) 将盛有无菌Y形纱布治疗碗置于治疗巾上。

(2) 左手取1把无菌镊子,右手取1把无菌血管钳夹取无菌Y形纱布。

(3) 左手将镊子轻轻提拉,固定外套管翼部,右手用血管钳将无菌Y形纱布垫于套管下方,由下往上,Y形开口在上,两边重叠。

(4) 用胶布固定Y形纱布。

11. 固定:如需更换寸带,须两人合作,一人固定气管切开套管的两翼,另一人先去除污染的寸带,将干净寸带从一端固定好,绕脖子一周,从另一端进行固定。检查固定带松紧是否合适(以能容纳一指为宜)(图28-2)。

12. 撤去治疗巾,协助患者取舒适体位,整理床单位。

13. 处理用物,洗手,记录。

14. 对患者及家属做好宣教。

(1) 解释留置气管切开套管的目的及重要性。

(2) 指导患者及家属的配合事项。

【观察和护理要点】

1. 听诊双肺通气情况。伤口有无渗血和皮下气肿,气管切开套管是否通畅。
2. 每班检查气管切开套管寸带的松紧度,以能容纳一指为宜。
3. 寸带被渗血、渗液污染后,应及时更换。
4. 更换寸带需两人合作,以免患者呛咳过度而将气管套管咳出。
5. 带有声门下吸引装置的气管切开套管,每2 h使用60~80 mmHg压力间歇吸引。

【注意事项】

1. 妥善固定,防止套管脱出,寸带松紧度以能容纳一指为宜。
2. 保持呼吸道通畅,鼓励清醒患者自行咳嗽;对昏迷及咳痰无力的患者,可由医护人员按需给予吸痰处理。
3. 预防感染:护士每4~6 h进行一次口腔护理,更换气切纱布,每根吸痰管只用一次。
4. 观察痰液的量、颜色及性质:若发现痰液量明显增多或带有鲜血或为黄绿色或有异味等,需要警惕有无肺部感染。
5. 意外脱管的紧急处理办法:应立即通知医生,由医生重新置入消毒的气管套管,床边备灭菌弯血管钳1把,以备套管脱出时,可以扩张气管切开口,以保持患者通气。

【操作流程】

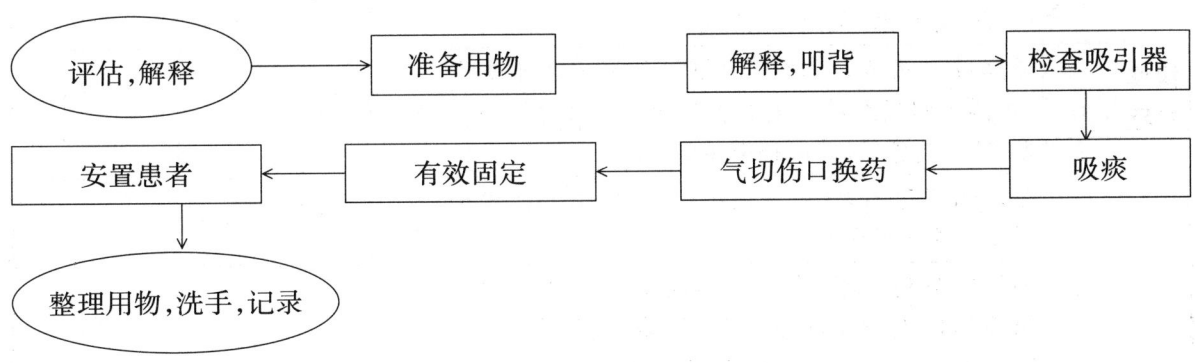

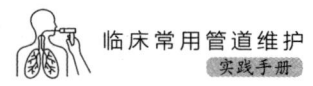

第二节 气管切开套管维护技术评分标准

姓名_____ 层级_____ 科室_____ 得分_____

项目	项目总分	操作要求	评分等级及分值 A	B	C	D	实际得分
仪表	5	工作衣、帽、鞋穿戴整齐,符合规范	5	4	3	2~0	
操作前准备	2	环境舒适、安静,光线充足	2	1.5	1	0	
	3	洗手,戴口罩	3	2	1	0	
	5	备齐用物(检查吸引器性能),检查一次性物品,放置合理	5	4	3	2~0	
操作过程	3	核对患者身份	3	2	1	0	
		向患者、家属做好宣教	2	1.5	1	0	
	2	评估气管切开套管固定寸带松紧度、气囊压力	2	1.5	1	0	
	2	观察气管切开伤口有无红肿、渗液	2	1.5	1	0	
	3	评估患者意识状态、生命体征,听诊双肺呼吸音,必要时行肺部叩击	3	2	1	0	
	15	按吸痰技术标准规范经气管切开套管内吸痰	15~13	12~8	7~4	3~0	
	4	评估痰液的量和性质、生命体征、血氧饱和度、双肺呼吸音、呼吸机各参数,并做好记录	4	3	2	1~0	
	2	吸痰结束后,立即连接呼吸机通气,正确处理吸痰管和手套,关闭吸引器	2	1.5	1	0	
	5	予高浓度吸氧,待血氧饱和度升至正常水平后,再调回氧流量至正常水平,取合适体位(一般平卧,头稍后仰,以利于暴露创口)	5	4	3	2~0	
	4	气切伤口有污染时,予以更换敷料,戴一次性手套去除Y形纱布	4	3	2	1~0	
	20	用75%酒精棉球(或0.1%碘伏棉球)由外向内消毒伤口周围皮肤2~3遍,消毒范围距切口5~6 cm,用0.9%生理盐水棉球由内向外消毒切口2~3遍,用0.9%生理盐水棉球擦拭外套管两翼	20~16	15~10	9~5	4~0	
	4	更换无菌Y形纱布,用胶布固定	4	3	2	1~0	
	3	气管切开套管寸带污染时,需更换寸带:一人双手固定气管切开套管的两翼,另一人去除脏污的寸带	3	2	1	0	

续表

项目	项目总分	操作要求	评分等级及分值				实际得分
			A	B	C	D	
操作过程	2	将干净寸带绕颈一周,从另一端固定	2	1.5	1	0	
	2	固定的松紧度以能容纳一指为宜	2	1.5	1	0	
	2	撤去治疗巾,整理床单位,妥善安置患者	2	1.5	1	0	
操作后	3	处理用物	3	2	1	0	
	2	洗手,记录	2	1.5	1	0	
质量控制	5	对患者的态度,与患者的沟通,操作熟练程度	5	4	3	2~0	
总计	100						

第三节　气管切开套管维护技术风险防范流程

维护气管切开套管时,存在低氧血症、感染、呼吸道黏膜损伤、心律失常、气道痉挛、阻塞性肺不张、气管套管意外滑脱等风险,具体防范流程如下。

【低氧血症】

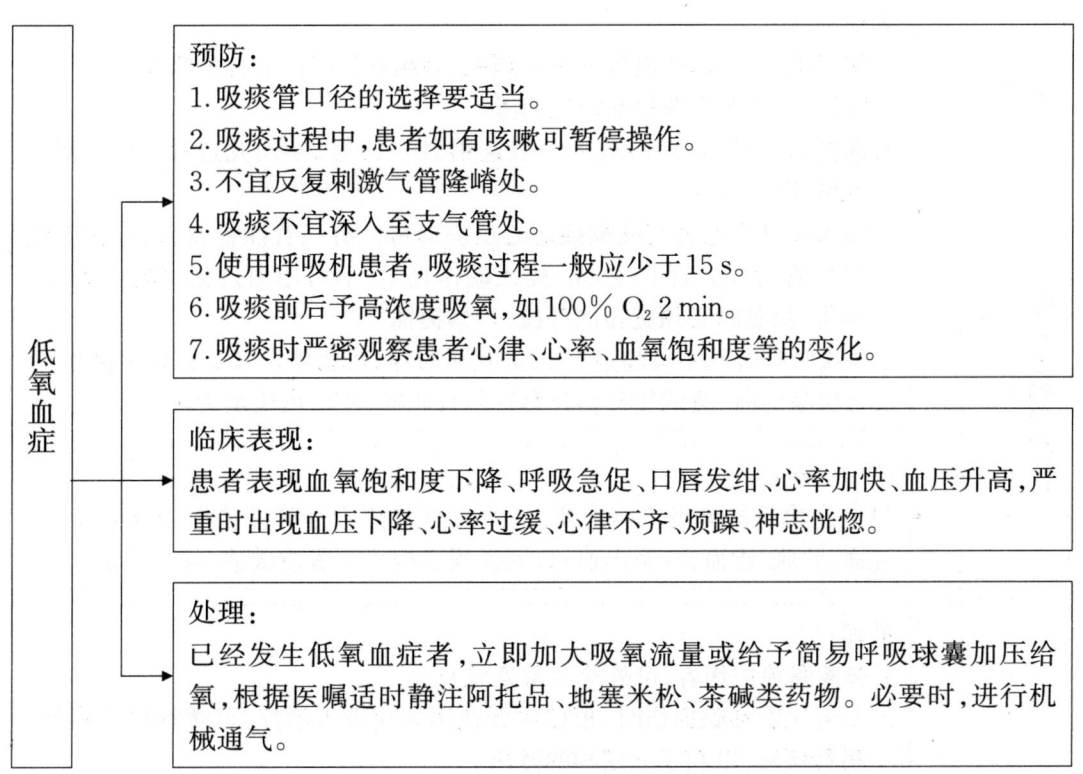

预防:
1. 吸痰管口径的选择要适当。
2. 吸痰过程中,患者如有咳嗽可暂停操作。
3. 不宜反复刺激气管隆嵴处。
4. 吸痰不宜深入至支气管处。
5. 使用呼吸机患者,吸痰过程一般应少于15 s。
6. 吸痰前后予高浓度吸氧,如100% O_2 2 min。
7. 吸痰时严密观察患者心律、心率、血氧饱和度等的变化。

临床表现:
患者表现血氧饱和度下降、呼吸急促、口唇发绀、心率加快、血压升高,严重时出现血压下降、心率过缓、心律不齐、烦躁、神志恍惚。

处理:
已经发生低氧血症者,立即加大吸氧流量或给予简易呼吸球囊加压给氧,根据医嘱适时静注阿托品、地塞米松、茶碱类药物。必要时,进行机械通气。

【感染】

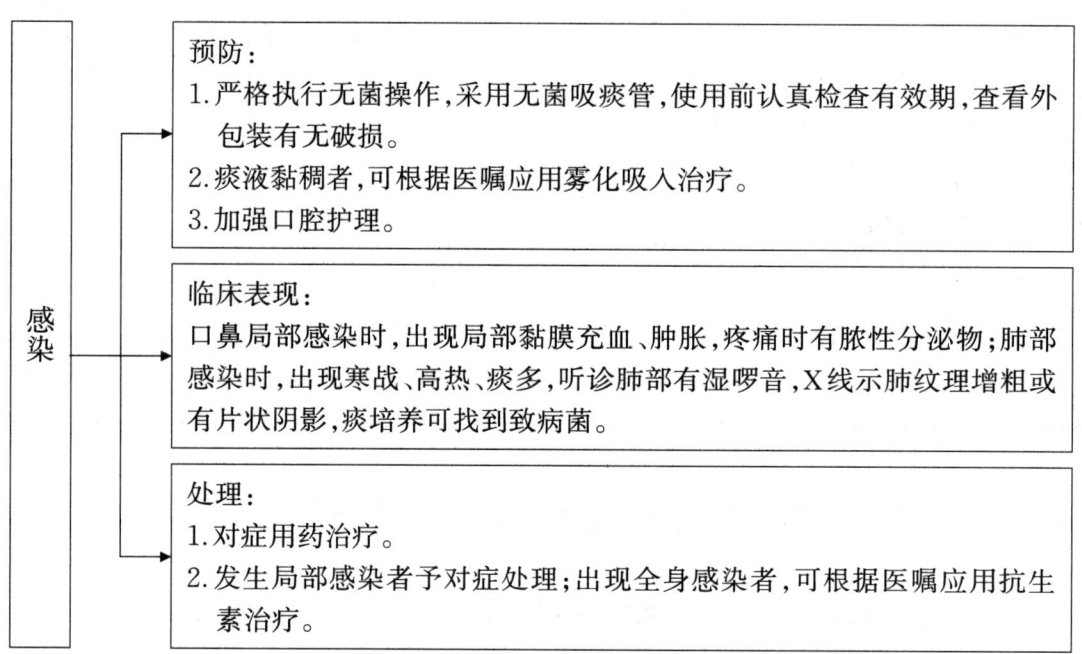

感染
- 预防：
  1. 严格执行无菌操作，采用无菌吸痰管，使用前认真检查有效期，查看外包装有无破损。
  2. 痰液黏稠者，可根据医嘱应用雾化吸入治疗。
  3. 加强口腔护理。
- 临床表现：
  口鼻局部感染时，出现局部黏膜充血、肿胀，疼痛时有脓性分泌物；肺部感染时，出现寒战、高热、痰多，听诊肺部有湿啰音，X线示肺纹理增粗或有片状阴影，痰培养可找到致病菌。
- 处理：
  1. 对症用药治疗。
  2. 发生局部感染者予对症处理；出现全身感染者，可根据医嘱应用抗生素治疗。

【呼吸道黏膜损伤】

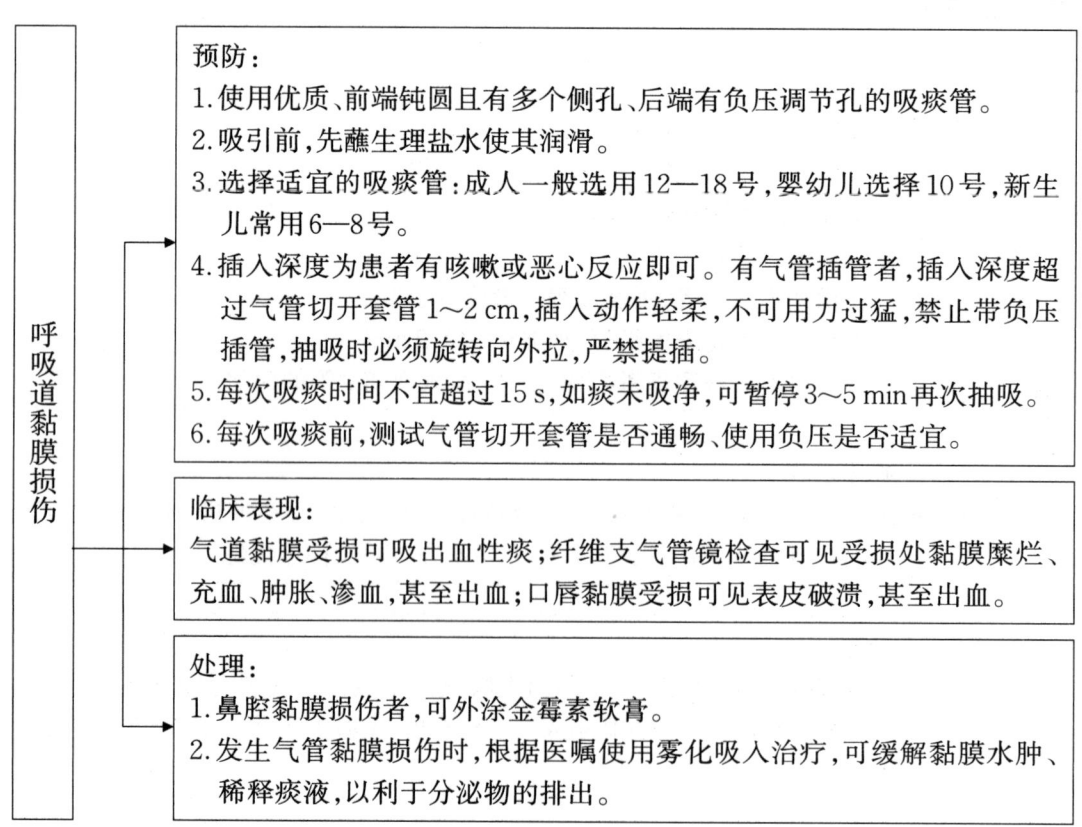

呼吸道黏膜损伤
- 预防：
  1. 使用优质、前端钝圆且有多个侧孔、后端有负压调节孔的吸痰管。
  2. 吸引前，先蘸生理盐水使其润滑。
  3. 选择适宜的吸痰管：成人一般选用12—18号，婴幼儿选择10号，新生儿常用6—8号。
  4. 插入深度为患者有咳嗽或恶心反应即可。有气管插管者，插入深度超过气管切开套管1~2 cm，插入动作轻柔，不可用力过猛，禁止带负压插管，抽吸时必须旋转向外拉，严禁提插。
  5. 每次吸痰时间不宜超过15 s，如痰未吸净，可暂停3~5 min再次抽吸。
  6. 每次吸痰前，测试气管切开套管是否通畅、使用负压是否适宜。
- 临床表现：
  气道黏膜受损可吸出血性痰；纤维支气管镜检查可见受损处黏膜糜烂、充血、肿胀、渗血，甚至出血；口唇黏膜受损可见表皮破溃，甚至出血。
- 处理：
  1. 鼻腔黏膜损伤者，可外涂金霉素软膏。
  2. 发生气管黏膜损伤时，根据医嘱使用雾化吸入治疗，可缓解黏膜水肿、稀释痰液，以利于分泌物的排出。

【心律失常】

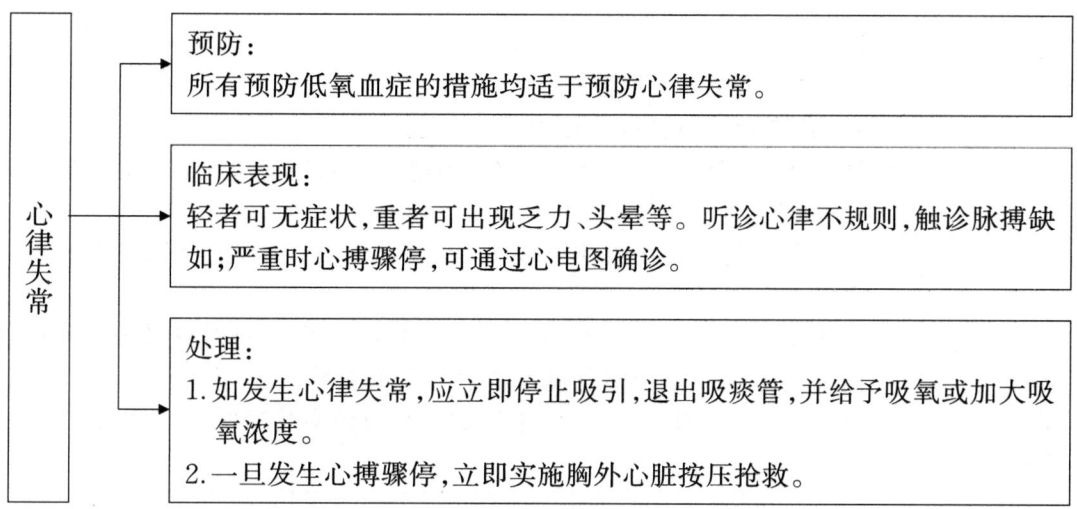

心律失常
- 预防：
  所有预防低氧血症的措施均适于预防心律失常。
- 临床表现：
  轻者可无症状，重者可出现乏力、头晕等。听诊心律不规则，触诊脉搏缺如；严重时心搏骤停，可通过心电图确诊。
- 处理：
  1. 如发生心律失常，应立即停止吸引，退出吸痰管，并给予吸氧或加大吸氧浓度。
  2. 一旦发生心搏骤停，立即实施胸外心脏按压抢救。

【气道痉挛】

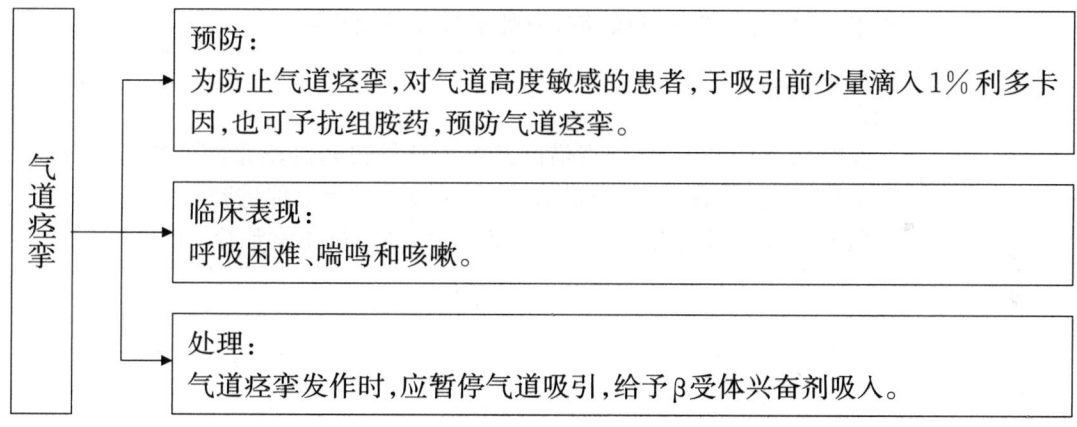

气道痉挛
- 预防：
  为防止气道痉挛，对气道高度敏感的患者，于吸引前少量滴入1%利多卡因，也可予抗组胺药，预防气道痉挛。
- 临床表现：
  呼吸困难、喘鸣和咳嗽。
- 处理：
  气道痉挛发作时，应暂停气道吸引，给予β受体兴奋剂吸入。

【阻塞性肺不张】

阻塞性肺不张

预防：
1. 选择型号合适的吸痰管。
2. 采用间歇负压吸引的办法，减少对气道的刺激。
3. 每次操作最多2次，每次持续时间不超过15 s，以避免压力过高。吸痰管拔出时，应边旋边退。
4. 插入吸痰管前及在吸痰过程中，需观察吸引管是否通畅，防止无效吸引。
5. 加强肺部体疗，每2 h协助患者翻身、叩背一次，翻身时患者可仰卧和侧卧交替，还可利用雾化吸入湿化气道，稀释痰液。
6. 吸痰前后听诊肺部呼吸音，密切观察呼吸频率及深度、血氧饱和度的变化。

临床表现：
急性大面积肺不张时，可出现咳嗽、喘鸣、咯血、脓痰、畏寒和发热，或唇甲发绀，胸部X线可见按肺叶或肺段分布的致密影。

处理：
1. 及时切开气管，有条件者借助纤维支气管镜对肺不张部位进行充分的吸引、冲洗，以排除气道阻塞，并嘱患者深呼吸以促进肺复张。
2. 阻塞性肺不张患者常合并肺部感染，可使用抗生素治疗。

【滑脱】

滑脱
- 预防：
  1. 听诊呼吸音，观察胸廓运动及血氧饱和度。
  2. 每班评估寸带固定的情况，及时调节松紧度。
  3. 根据医嘱监测血气分析。
  4. 观察置管口周围皮肤渗血及皮下气肿情况。
  5. 每4 h监测气囊压力，保持气囊压力为25~30 cmH$_2$O。
  6. 去除各种导致导管滑脱的原因。

- 临床表现：
  气管套管部分或全部由气管内脱出后，患者可出现呼吸困难、发绀、烦躁、大汗淋漓、血氧饱和度下降、呼吸机低压报警，患者喉部有声音发出。

- 处理：
  1. 部分脱出：抽吸尽气囊内气体，将气管套管插回至气管内，确认气管套管位置正确后充气囊，重新固定，调节系带松紧度。
  2. 全部脱出：无气管窦道形成者，立即使用呼吸气囊加压给氧，配合医生做好气管插管；气管窦道已形成者，应请耳鼻喉科医生会诊并配合重置或更换气管套管。

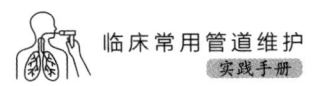

第二十九章

主动脉球囊反搏的维护

第一节 主动脉球囊反搏维护技术

【适用范围】

主动脉球囊反搏(Intra-Aortic Ballon Pump,IABP)是一种左心室辅助技术,在心脏收缩期前放气,通过球囊的减压、萎缩,降低主动脉开放压,减少心脏做功;在舒张期通过球囊的充盈,提高主动脉舒张压,从而改善冠状动脉的灌注作用,减轻心脏的负荷,降低心脏耗氧量,起到改善血流动力学的作用。目前广泛用于心功能不全等危重患者及ICU循环衰竭患者。

【目的】

1. 降低左室后负荷,减少心脏做功。
2. 提高舒张压,增加冠状动脉灌注。
3. 增加全身重要脏器血液灌注,改善微循环。
4. 降低右房压及肺动脉压。

【定义】

此技术是指经股动脉将气囊导管置于左锁骨下动脉开口远端1~2 cm处和肾动脉开口近端的降主动脉内,另一端接反搏器的技术。这是目前应用最广泛的左心室辅助循环方法。

【操作前准备】

1. 患者准备:了解操作目的、配合要点和注意事项,取合适体位。
2. 环境准备:舒适、安静,光线充足。
3. 人员准备:操作医生、助手、高年资护士。
4. 器械准备:穿刺针、导丝、扩张器、压力换能器套装、压力延长管、注射器(20 mL、10 mL、

5 mL、2 mL 各 1 个)、肝素钠、利多卡因、0.5% 碘伏消毒液、无菌手套、胶布、IABP 机、IABP 导管(根据患者身高选择不同型号的 IABP 导管)、加压袋、500 mL 生理盐水、弯盘、约束带、三通。

5. 用物准备：急救药品、气管插管、吸痰及吸痰装置、除颤仪、3 M 固定胶布、无菌敷贴、导管标签。

【操作步骤】

1. 根据病情，评估患者是否需要进行主动脉球囊反搏。
2. 准备用物，配合医生放置。
3. 核对患者信息，向患者、家属解释操作目的、过程及配合方法。
4. 协助患者取平卧位，双下肢分开并外展，将患者床的高度调整至适合医生操作的位置，并做好 X 线透视的准备。对非清醒或不能配合的患者，予以保护性约束，防止操作过程中牵拉管道。
5. 协助医生穿无菌手术衣，消毒皮肤，并做好术中配合工作及对患者病情的观察。
6. 检查反搏泵是否完好且处于备用状态，启动反搏泵准备程序，首先检查氦气的储量，打开阀门，启动电源进入待机状态，协助医生连接好心电监护仪与控制器，保证良好的心电信号。
7. 协助医生准备压力换能器套装，排空压力延长管内的空气，使压力保持在 300 mmHg。
8. 当医生成功放置好气囊后，协助医生将气囊延长管连接于反搏泵上，正确连接压力换能器套装并进行校零（右心房水平）。
9. 协助医生向气泵内预充氦气，检查氦气压力，再次检查各导管连接的紧密性，然后按"开始"键，根据动脉压力波形调整充放气时相。
10. 协助医生缝合并固定鞘管及球囊反搏导管，在 X 线透视下确定球囊位置是否合适，确定位置后协助医生固定，贴膜保护，注明日期，确定足背动脉搏动点并做好标记，便于随时监测。
11. 与医生再次核对机器的参数设置，如触发选择、反搏频率、充气阀门、充气时相、排气时相等参数。
12. 更换敷贴时，协助医生揭开 IABP 导管敷贴，评估穿刺处皮肤有无渗血、红肿等，测量导管外露刻度。协助医生以穿刺点为中心，由内向外做环形消毒，消毒面积大于敷料面积，协助更换新敷贴。
13. 做好管道和敷贴标识，梳理管道，检查导管有无打折、扭曲、接头松动，观察患者置管侧的皮温、皮色、毛细血管再充盈和足背动脉搏动的情况(图29-1)。

14.协助医生妥善固定,置管侧下肢予保护性约束(图29-2)。

15.整理床单位,协助患者取合适体位。

16.整理用物,洗手,完成护理记录。

【观察和护理要点】

1.密切观察患者生命体征,定时评估循环和呼吸情况,尤其是心率及心律变化,监测反搏图形是否正确,及时记录IABP机参数的调整情况。

2.经常检查确认置管部位,保持无菌状态,床头不要抬高超过30°,以避免导管位置上移而堵塞左锁骨下动脉。若患者主诉眩晕,应警惕球囊是否堵塞了动脉;若患者出现腰痛或尿量减少,应注意球囊位置是否发生了变化。

3.定时评估IABP治疗是否有效,尽可能让IABP机在无外部声音干扰的情况下工作。

4.遵医嘱予抗凝药物以防止血栓形成,按时用肝素盐水加压冲洗,保持管路通畅。如穿刺部位出血,立即用手压迫,并通知医生。

5.鼓励患者在病情允许的情况下,活动手臂、非制动腿及制动腿的踝部功能锻炼。

6.IABP辅助有效的表现:

(1)动脉波形的改变。舒张压升高,大部分舒张压高于收缩压,血容量不足或血管张力低时,舒张压会略低于收缩压。

(2)临床情况的改善:升压药用量逐渐减少;心排出量增加;血压逐渐回升,静脉压或左房压逐渐减低;心率、心律恢复正常;尿量增加;末梢血液循环改善,手脚变暖。

【注意事项】

1.熟悉IABP的触发方式、反搏时相、反搏比例、气囊充气量及预警系统,观察波形变化。IABP机报警并停止工作时,立即报告医生并及时处理。

2.将导管固定于不易脱落的部位,防止患者变换体位时导管打折、移位和脱落。每次操作后检查导管有无移位,管内有无回血。

3.观察穿刺部位有无渗血、血肿,保持局部皮肤的清洁、干燥;换药时严格执行无菌操作。

4.密切观察双下肢血液循环情况,穿刺后4 h内每15 min评估一次患者术侧肢体颜色、温度、足背动脉搏动情况,4 h后每小时评估一次IABP治疗是否有效;使用肝素治疗期间注意观察皮肤黏膜、穿刺伤口、尿液、胃肠道及颅内有无出血倾向;监测尿量变化。

5.严密观察有无突发持续性撕裂样胸痛症状。

6. 应用IABP时,患者取平卧位,穿刺侧下肢伸直,避免弯曲,使用约束带予以保护性约束,适当抬高床头(不超过30°),协助患者轴线翻身,使下肢与躯干成一直线,注意气囊、导管是否移位。

7. 检查管路连接情况,予肝素盐水持续加压冲管、间断(15~30 min)冲洗,以免形成血栓。每隔24 h更换一次肝素盐水冲洗液,确保中心管和压力监测装置中无气泡。

8. 尽量避免在中心管采集血样,确保得到最佳的波形。

【操作流程】

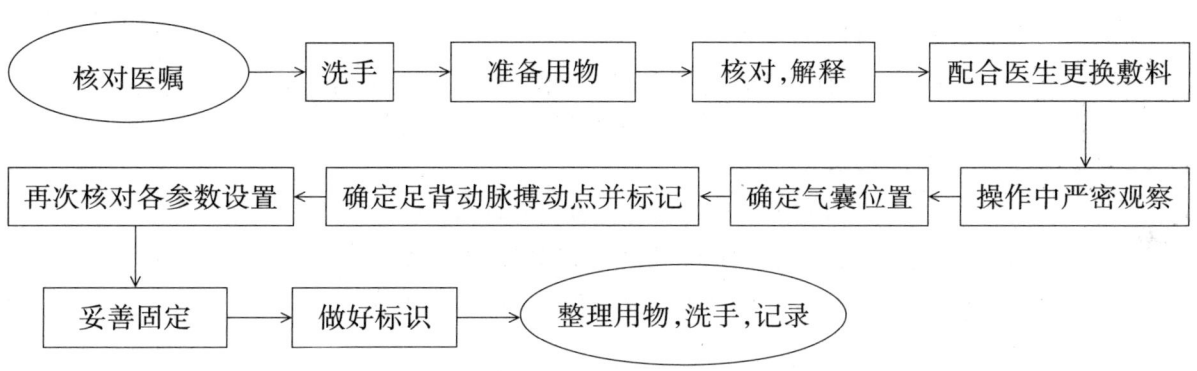

第二节 主动脉球囊反搏维护技术评分标准

姓名_____ 层级_____ 科室_____ 得分_____

项目	项目总分	操作要求	评分等级及分值				实际得分
			A	B	C	D	
仪表	5	工作衣、帽、鞋穿戴整齐,符合规范	5	4	3	2~0	
操作前准备	5	环境舒适、安静,光线充足	5	4	3	2~0	
	5	洗手,戴口罩	5	4	3	2~0	
	5	备齐用物,评估患者	5	4	3	2~0	
操作过程	5	核对患者信息,解释操作目的,取得患者配合	5	4	3	2~0	
	5	协助患者取平卧位,双下肢分开并外展,将病床高度调整至适合操作的位置	5	4	3	2~0	
	5	协助医生消毒皮肤,严格执行无菌操作,按需将消毒物品递给医生	5	4	3	2~0	
	5	观察反搏图形是否正常、肝素水冲管是否通畅、IABP Y形管道内有无回血,穿刺侧下肢皮温、皮色及足背动脉搏动是否正常	5	4	3	2~0	

续表

项目	项目总分	操作要求	评分等级及分值				实际得分
			A	B	C	D	
操作过程	10	协助医生揭开IABP导管穿刺处敷料,注意有无渗血、红肿等现象;测量导管外露刻度,观察导管有无移位、打折;接头处有无松动	10	9~6	5~3	2~0	
	5	协助医生以穿刺点为中心,由内向外做环形消毒,消毒面积大于敷料面积	5	4	3	2~0	
	5	检查导管连接的紧密性,协助医生妥善固定,以穿刺点为中心粘贴敷料	5	4	3	2~0	
	5	观察反搏效果:血液循环是否改善(皮肤、面色可见红润,鼻尖、额头及肢体末端转暖),中心静脉压、肺动脉压力下降,尿量增多	5	4	3	2~0	
	10	与医生再次核对IABP机器各参数设置,如触发选择、反搏频率、充气阀门、充气时相、排气时相参数,熟练掌握充气和放气过早、过晚的波形变化,熟练掌握机器出现故障的处理方法	10	9~6	5~3	2~0	
	5	密切监测患者的生命体征	5	4	3	2~0	
	5	交代患者置管侧下肢不要弯曲,尽量制动	5	4	3	2~0	
	5	整理床单位,妥善安置患者	5	4	3	2~0	
操作后	5	整理用物,分类处理垃圾,洗手,记录	5	4	3	2~0	
质量控制	5	对患者的态度,与患者的沟通,对患者的关心,操作熟练程度	5	4	3	2~0	
总计	100						

第三节 主动脉球囊反搏维护技术风险防范流程

维护主动脉球囊反搏时,存在打折、移位、滑脱,出血倾向、穿刺部位渗血、血肿,血栓形成等风险,具体防范流程如下。

【打折、移位、滑脱】

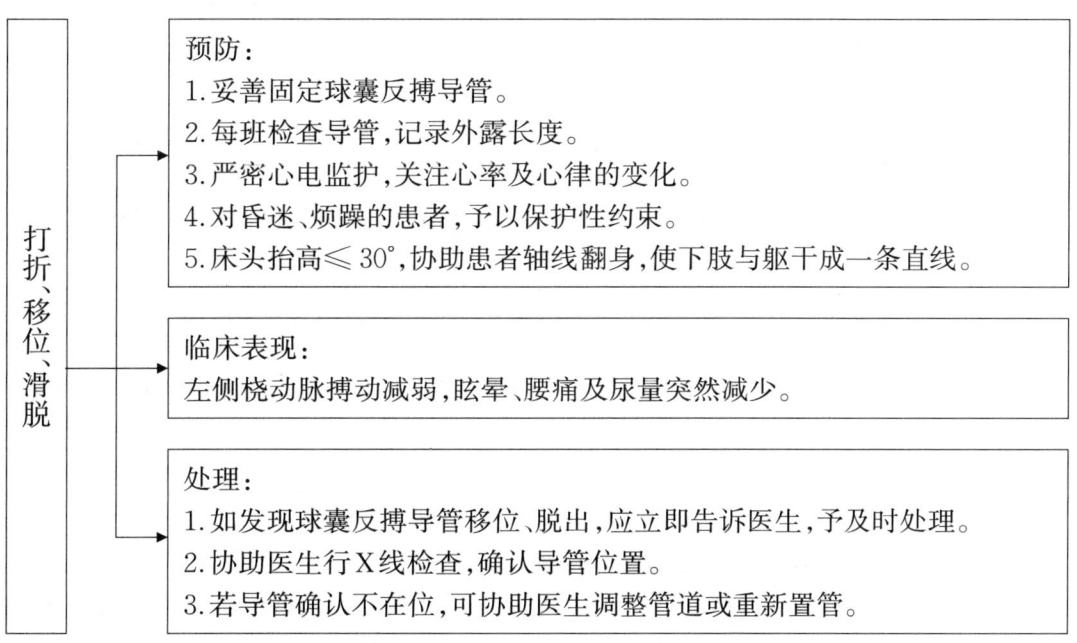

打折、移位、滑脱

预防：
1. 妥善固定球囊反搏导管。
2. 每班检查导管，记录外露长度。
3. 严密心电监护，关注心率及心律的变化。
4. 对昏迷、烦躁的患者，予以保护性约束。
5. 床头抬高≤30°，协助患者轴线翻身，使下肢与躯干成一条直线。

临床表现：
左侧桡动脉搏动减弱，眩晕、腰痛及尿量突然减少。

处理：
1. 如发现球囊反搏导管移位、脱出，应立即告诉医生，予及时处理。
2. 协助医生行X线检查，确认导管位置。
3. 若导管确认不在位，可协助医生调整管道或重新置管。

【出血倾向，穿刺部位渗血、血肿】

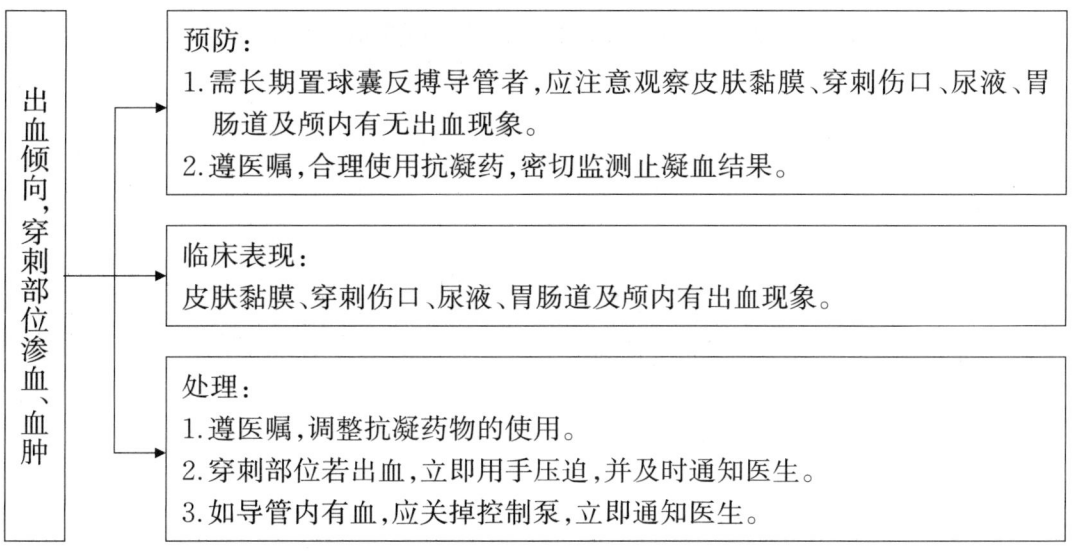

出血倾向，穿刺部位渗血、血肿

预防：
1. 需长期置球囊反搏导管者，应注意观察皮肤黏膜、穿刺伤口、尿液、胃肠道及颅内有无出血现象。
2. 遵医嘱，合理使用抗凝药，密切监测止凝血结果。

临床表现：
皮肤黏膜、穿刺伤口、尿液、胃肠道及颅内有出血现象。

处理：
1. 遵医嘱，调整抗凝药物的使用。
2. 穿刺部位若出血，立即用手压迫，并及时通知医生。
3. 如导管内有血，应关掉控制泵，立即通知医生。

【血栓形成】

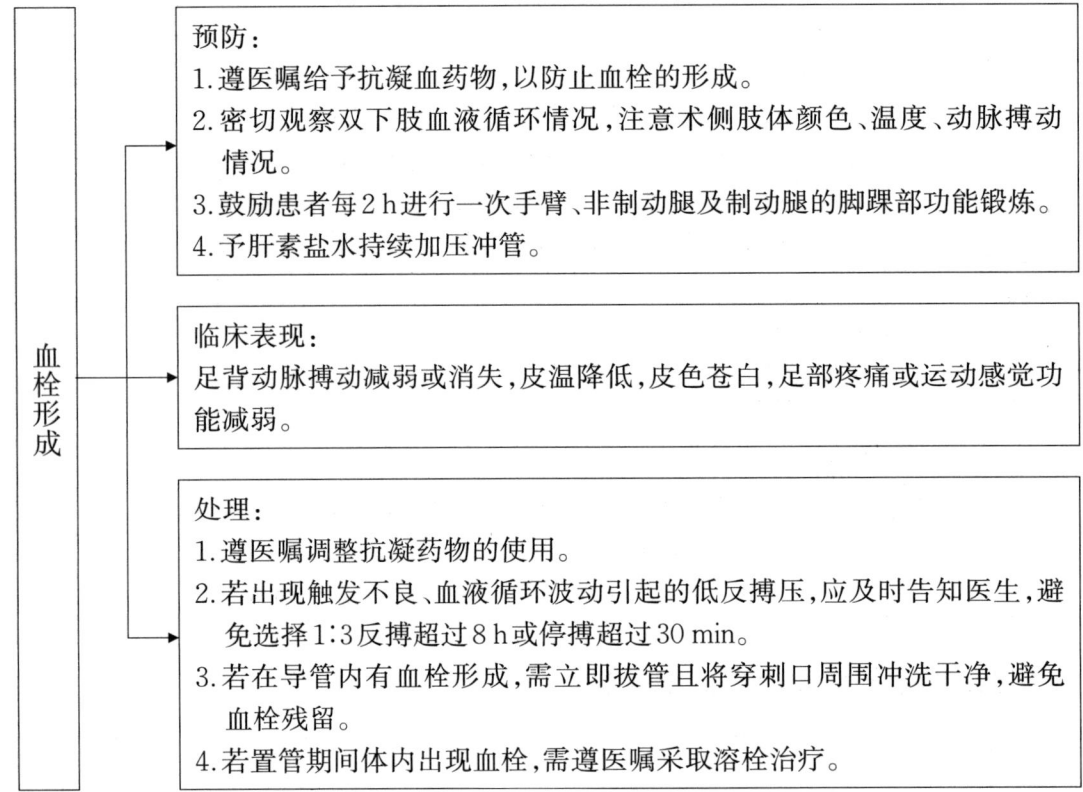

血栓形成

预防：
1. 遵医嘱给予抗凝血药物，以防止血栓的形成。
2. 密切观察双下肢血液循环情况，注意术侧肢体颜色、温度、动脉搏动情况。
3. 鼓励患者每2h进行一次手臂、非制动腿及制动腿的脚踝部功能锻炼。
4. 予肝素盐水持续加压冲管。

临床表现：
足背动脉搏动减弱或消失，皮温降低，皮色苍白，足部疼痛或运动感觉功能减弱。

处理：
1. 遵医嘱调整抗凝药物的使用。
2. 若出现触发不良、血液循环波动引起的低反搏压，应及时告知医生，避免选择1:3反搏超过8h或停搏超过30 min。
3. 若在导管内有血栓形成，需立即拔管且将穿刺口周围冲洗干净，避免血栓残留。
4. 若置管期间体内出现血栓，需遵医嘱采取溶栓治疗。

第三十章

体外膜肺氧合管路的维护

第一节 体外膜肺氧合管路维护技术

【适用范围】

无论因何种原因导致的威胁患者生命的呼吸和／或心脏功能不全的患者，为紧急支持其生命行体外膜肺氧合（extracorporeal membrane oxygenation，ECMO）辅助治疗。

【目的】

在驱动系统的作用下，通过管道引流静脉血液并使血液流经氧合系统、监测系统，再通过管道将氧合后的动脉血灌入体内，从而达到支持患者生命、为抢救赢得时间的目的。

【定义】

ECMO管路指的是一段串联有血液驱动装置、血液氧合装置及各类血液监测装置的具有抗凝涂层用于连接患者并为患者血液的引出和回输提供通路的特殊管道。

【操作前准备】

1.患者准备：了解操作目的、配合要点和注意事项，取平卧位。

2.环境准备：舒适、安静，光线充足，温湿度适宜。

3.人员准备：医生、循环灌注师（或ECMO专科护士）、护士。

4.设备准备：ECMO主机及所属附件、活化凝血时间（activating coagulation time，ACT）测定仪、B超机、血气机、电源、氧源、气源等。

5.用物准备：与ECMO机器配套套包、一次性使用动脉插管、一次性使用静脉插管、一次性动脉鞘管、其他手术所需各类无菌物品、生理盐水000 mL、灭菌注射水500 mL、2％氯己定、霍夫曼夹、扎带枪及无菌扎带，以及镇静镇痛药、肌松剂、抗凝药、血管活性药、强心剂、扩血管药、抗生素、胶体液、晶体液等。

【操作步骤】

1. 评估患者有无ECMO治疗指征,告知家属治疗方案及相关风险,家属知情同意并签字。

2. 协助患者取平卧位,术区备皮,用2%氯己定擦浴全身,充分镇静镇痛,予以保护性约束,暴露术区。

3. 外科洗手,戴好口罩、帽子,穿无菌手术衣,戴无菌手套,消毒术区,搭手术台,铺无菌巾。

4. 在B超机下确认血管位置,并做好标记。留置ECMO一次性动静脉插管;循环灌注师(或ECMO专科护士)预冲ECMO管路系统并配合体外循环转机;洗手护士配合医生手术;责任护士做好其他配合,监测患者生命体征,及时汇报病情变化,遵医嘱给药等。

5. 医生确认管路位置后,缝合切口,责任护士记录管路名称、型号、位置、置入深度、置入时间等。

6. 医生调整并确认管路,与患者身体长轴平行并在穿刺点后增加1~2处缝合,固定。

7. 洗手护士使用无菌扎带固定管路与ECMO插管连接处,并用无菌敷料覆盖穿刺处与连接处。

8. 手术结束后,使用无菌扎带固定ECMO管路所有接头。

9. 责任护士使用记号笔标记ECMO外露管路位置;以高举平台法二次固定管路;对靠近床沿位置的ECMO管路,使用弹力宽胶布缠绕一周(增加摩擦力)后,用血管钳将其固定于床单上(图30-1)。

10. 分类处理所有用物。

11. 洗手,记录。

【观察和护理要点】

1. 告知患者及家属留置管路的目的和重要性。

2. 管路系统布局合理、通畅,每班检查管路衔接处、接口螺旋帽有无松动,避免拖、拉、拽管路。

3. 每班观察敷料有无渗出,如有渗出应及时更换,无渗出可每日更换。更换敷料时,需确认管路置入深度有无改变。

4. 每班观察管路固定的情况(如有无压迫),标记位置有改变时,应及时汇报医生,如有必要,应协助医生调整;胶布松动或有污染时,应及时更换。

5. 每班动态观察管路内血液的颜色,回输管路血液颜色一旦由鲜红色转为暗红色,应立即提高患者吸入氧浓度,并寻找原因排除故障。

6.观察管路系统有无血栓形成,结合止凝血结果合理调整抗凝药物的剂量。

7.每班触摸穿刺侧远端动脉搏动情况,并观察末梢血液循环情况。

8.发现管路抖动,首先应排除管路有无过度弯曲、打折等,再及时汇报并处理。

9.备齐应急用物,如手摇泵、管道钳、无菌手套、消毒用物、生理盐水、输液装置等。

【注意事项】

1.无禁忌证患者,床头可抬高30°~45°。

2.动态评估镇静评分,予以保护性约束,避免因患者过度活动而致穿刺点出血、管路移位等。

3.二次固定管路方向应与身体长轴平行。

4.改变体位时,需2位以上医护人员协助患者轴线翻身。

5.发现管路抖动时,在排除梗阻原因后,及时通知医生并适当调低ECMO转速至不抖管,以减少对血细胞的破坏。

6.VA-ECMO侧支循环管路可用透明敷料覆盖,以便于观察有无血栓的形成。

7.减少管路的暴露,以减少温度的丢失。

【操作流程】

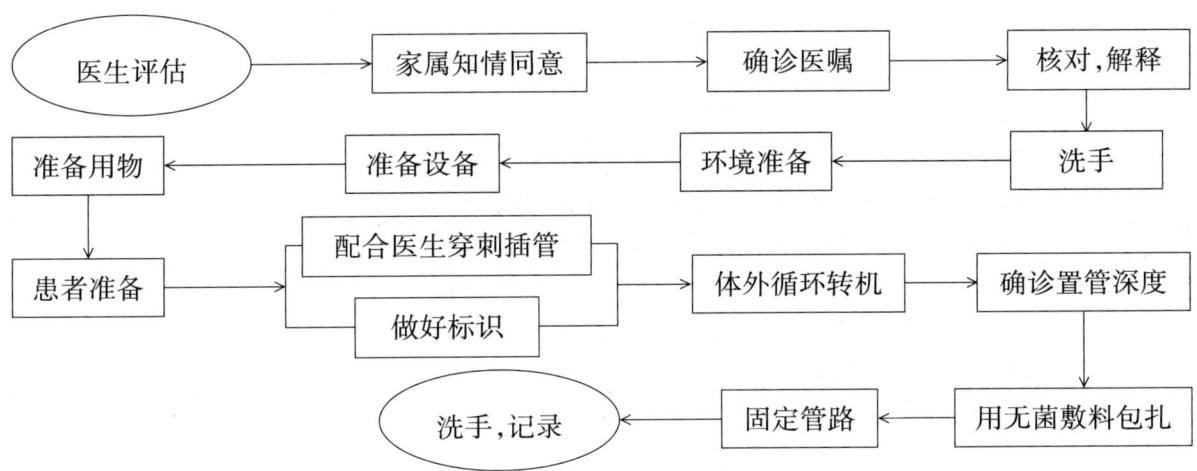

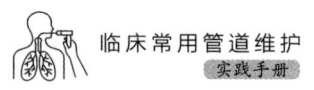

第二节 体外膜肺氧合管路维护技术评分标准

姓名_____ 层级_____ 科室_____ 得分_____

项目	项目总分	操作要求	评分等级及分值				实际得分
			A	B	C	D	
仪表	5	衣帽整洁,洗手,戴口罩	5	4	3	2~0	
操作前准备	5	确认清醒患者及家属知情同意,双人核对医嘱并签字	5	4	3	2~0	
	5	评估患者:①核对患者信息;②向清醒患者及家属解释ECMO管路留置的目的、方法、注意事项及配合要点;③评估患者病情、治疗情况、意识状态、配合程度;评估患者用药史、过敏史;评估患者肢体活动度;评估手术部位皮肤、血管情况(皮肤颜色、有无皮疹、感染、皮肤划痕阳性等);④询问患者有无其他要求	5	4	3	2~0	
	5	备齐用物,放置合理	5	4	3	2~0	
	3	患者取平卧位,术区备皮,用2%氯己定擦浴全身	3	2	1	0	
	2	环境舒适、安静,光线充足,温湿度适宜	2	1.5	1	0	
操作过程	5	双人核对患者信息	5	4	3	2~0	
	5	穿无菌手术衣,戴无菌手套,配合医生手术、转机	5	4	3	2~0	
	15	ECMO管路留置成功,协助医生缝合、固定;使用无菌扎带加固ECMO循环管路与动静脉插管衔接处;无菌敷料覆盖穿刺点直径≥15 cm	15~10	9~6	5~3	2~0	
	20	以高举平台法二次固定管路;保持管路方向与身体长轴平行;对靠近床沿位置的管路,使用弹力宽胶布缠绕一周(增加摩擦力)用血管钳将其固定于床单上	20~16	15~10	9~5	4~0	
	10	观察ECMO管路穿刺处有无出血,回血端管路血液是否鲜红,有无管路抖动,皮肤有无压迫,末梢动脉能否触及搏动,管路有无拖拽等	5	4	3	2~0	
		在皮肤与管路对应位置做标记,记录管路名称、型号、位置、置入深度、置管时间等	5	4	3	2~0	
	5	告知患者置管目的、重要性、注意事项等	5	4	3	2~0	
	5	整理床单位,妥善安置患者	5	4	3	2~0	
操作后	5	洗手,正确记录	5	4	3	2~0	
质量控制	5	严格无菌操作,关爱患者,有效沟通,操作熟练	5	4	3	2~0	
总计	100						

第三节　体外膜肺氧合管路维护技术风险防范流程

维护体外膜肺氧合管路时,存在穿刺处出血、血栓、动静脉血管损伤、抖管、移位、滑脱、进气、感染、器械相关性压力性损伤等风险,具体防范流程如下。

【穿刺处出血】

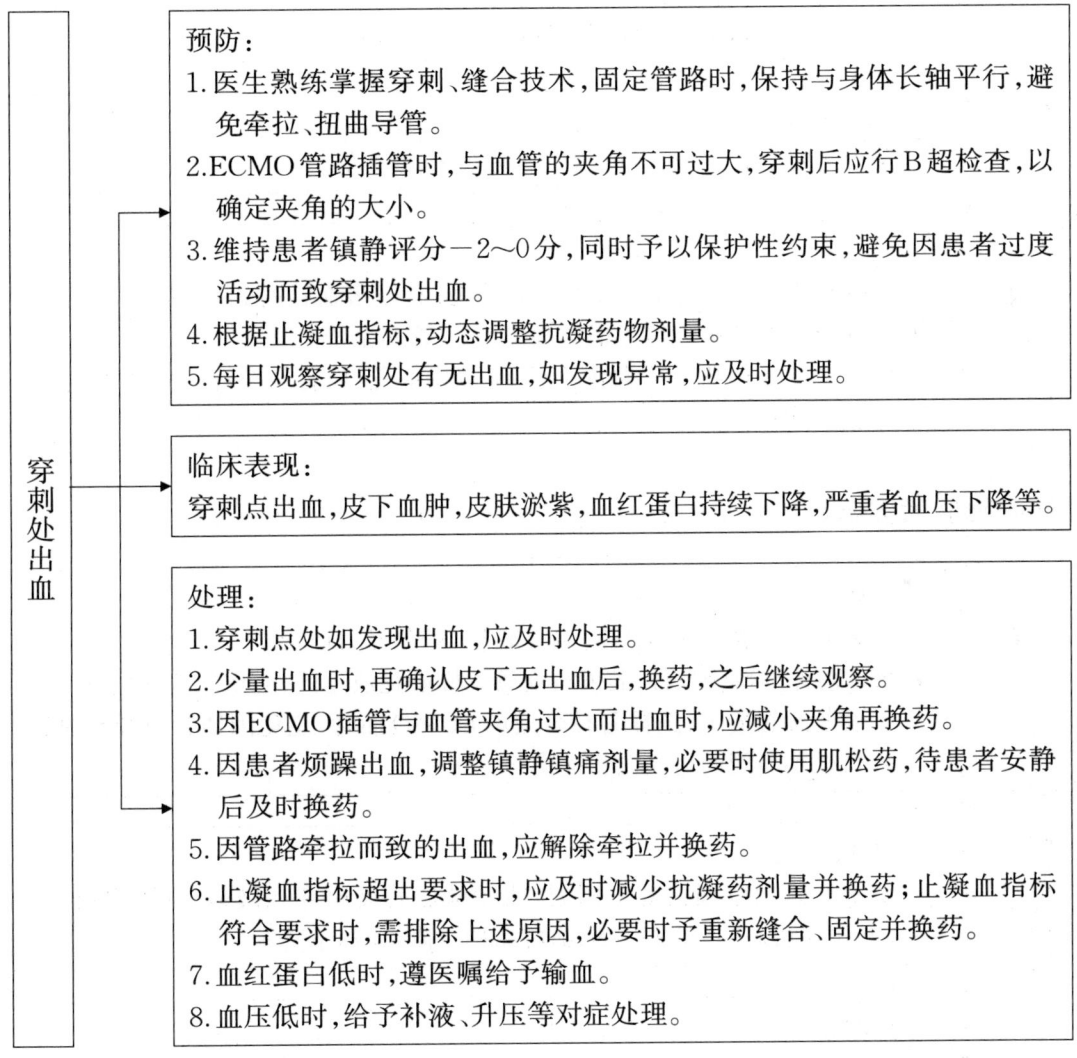

穿刺处出血

预防:
1. 医生熟练掌握穿刺、缝合技术,固定管路时,保持与身体长轴平行,避免牵拉、扭曲导管。
2. ECMO管路插管时,与血管的夹角不可过大,穿刺后应行B超检查,以确定夹角的大小。
3. 维持患者镇静评分-2~0分,同时予以保护性约束,避免因患者过度活动而致穿刺处出血。
4. 根据止凝血指标,动态调整抗凝药物剂量。
5. 每日观察穿刺处有无出血,如发现异常,应及时处理。

临床表现:
穿刺点出血,皮下血肿,皮肤淤紫,血红蛋白持续下降,严重者血压下降等。

处理:
1. 穿刺点处如发现出血,应及时处理。
2. 少量出血时,再确认皮下无出血后,换药,之后继续观察。
3. 因ECMO插管与血管夹角过大而出血时,应减小夹角再换药。
4. 因患者烦躁出血,调整镇静镇痛剂量,必要时使用肌松药,待患者安静后及时换药。
5. 因管路牵拉而致的出血,应解除牵拉并换药。
6. 止凝血指标超出要求时,应及时减少抗凝药剂量并换药;止凝血指标符合要求时,需排除上述原因,必要时予重新缝合、固定并换药。
7. 血红蛋白低时,遵医嘱给予输血。
8. 血压低时,给予补液、升压等对症处理。

【血栓】

血栓

预防：
1. 置入ECMO管路前，予首剂抗凝药。
2. 选择有抗凝涂层的ECMO管路系统。
3. ECMO管路安全上机后，遵医嘱予抗凝药物持续使用，根据止凝血指标动态调整抗凝药物的剂量。
4. 每班听诊泵头有无异响，用强光照射观察整个管道系统有无血栓。
5. ECMO管路运转过程中，血流速≥1.5 L/min。

临床表现：
管路可见血栓，严重者可发生肺栓塞、脑梗死等。

处理：
1. 管路内见少许小血栓，可暂不处理；有较多血栓时，且血栓＞5 mm或血栓仍继续扩大需考虑更换ECMO管路系统。
2. 一旦发现ECMO管路内血栓、血管内血栓、血管与插管间血栓，需予溶栓和取栓。

【动静脉血管损伤】

动静脉血管损伤

预防：
1. 医生熟练掌握穿刺技术，动作轻稳，避免暴力插管。
2. 术前评估血管条件，若发现血管粥样硬化或迂曲，应重新选择血管。
3. 根据血管情况，选择管径合适的ECMO插管，避免因插管口径与血管口径不匹配而造成血管损伤。

临床表现：
静脉血管内壁损伤甚至撕裂，或动脉血管夹层穿孔破裂，纵隔出血、血胸、腹膜后血肿，斑块脱落，血红蛋白下降，血压下降等。

处理：
1. 怀疑为血管损伤时，应立即行辅助检查，确认损伤性质，严重者需要改变穿刺位置，重新插管，同时对损伤血管进行修复。
2. 插管口径过粗时，应更换与患者血管条件匹配的ECMO插管。

【抖管】

抖管

预防：
1. 维持患者镇静评分-2~0分,同时予以保护性约束、轴线翻身,避免因患者过度活动而致管路引血不畅。
2. 床头抬高30°~45°,不可过高,避免下肢管路打折。
3. 医生熟练掌握穿刺缝合技术,动作轻稳,避免暴力插管而致尖端打折。
4. 保持管路布局合理、通畅,改变体位时予以轴线翻身,避免导管打折、过度弯曲。
5. 维持患者中心静脉压:5~12 cmH$_2$O,以保证患者血容量充足。
6. ECMO管路运转期间在维持患者足够氧供和灌注条件下,无须过高转速和血流量。
7. 维持止凝血指标在要求内,避免管道内血栓的形成。

临床表现：
ECMO管路颤动,心肺机显示血流量不稳定,患者血氧饱和度下降,血压下降,血细胞下降,严重者短期内可致溶血。

处理：
1. 发生抖管,应立即汇报医生,并缓慢调低转速至不抖管,同时提高呼吸机参数,快速寻找原因解除故障。
2. 若因管路弯曲、打折导致管道堵塞,应立即查明原因并进行处理。
3. 若插管尖端打折,必要时予以重新穿刺。
4. 若转速高、负压太大而致无钢性插管管口闭合,应降低转速。
5. 若容量不足,应遵医嘱边扩容边增加转速。
6. 若出现血栓堵塞,应及时清除血栓。

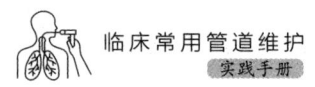

【管路移位、滑脱】

管路移位、滑脱

预防：
1. 医生熟练掌握穿刺、缝合技术，妥善固定管路。
2. 维持患者镇静评分-2～0分，同时予以保护性约束，避免因患者烦躁而致管路移位。
3. 缝合前后通过B超或X线确认管道在位。
4. 医护人员操作时，避免拖、拉、拽，避免非专业人员擅动管路。

临床表现：
管路刻度及标记位置改变，引血不畅，氧合前静脉血血氧饱和度＞80%。

处理：
1. 发现管路标记或刻度变化，应及时汇报，协助医生处理。
2. 一旦管路脱出，使用管道钳夹闭剩余另一侧管路，使心肺机停转，并按压穿刺点止血，尽最大努力抢救患者。

【感染】

感染

预防：
1. 严格执行无菌操作，穿刺时使用最大无菌屏障，做好手卫生。
2. 选择合适的穿刺部位，每日用2%氯已定擦浴全身。
3. 保持床单位清洁，每日以500 mg/L次氯酸擦拭2次，有条件的科室可将患者置于单间病房或负压病房，限制人员进出，避免交叉感染。
4. 每班观察穿刺点有无红、肿、热、痛、渗出等，每日更换穿刺处敷料，穿刺点如有渗出及敷料潮湿、卷边、松动等，应及时换药。
5. 做好血糖监测与管理。
6. 避免在管路系统接口处进行抽血、输液等操作。

临床表现：
局部表现包括红、肿、热、痛、渗出等；血流感染时除局部表现外，还会出现发热（＞38℃）、寒战或低血压等全身感染表现。

处理：
1. 疑似发生导管相关性血流感染时，首先评估ECMO管路留置的必要性，调整抗生素，同时遵医嘱留取血培养，并寻找病原学证据。
2. 确诊导管相关性血流感染发生时，协助医生拔除插管，如有必要重新行ECMO插管。

【管路相关性压力性损伤】

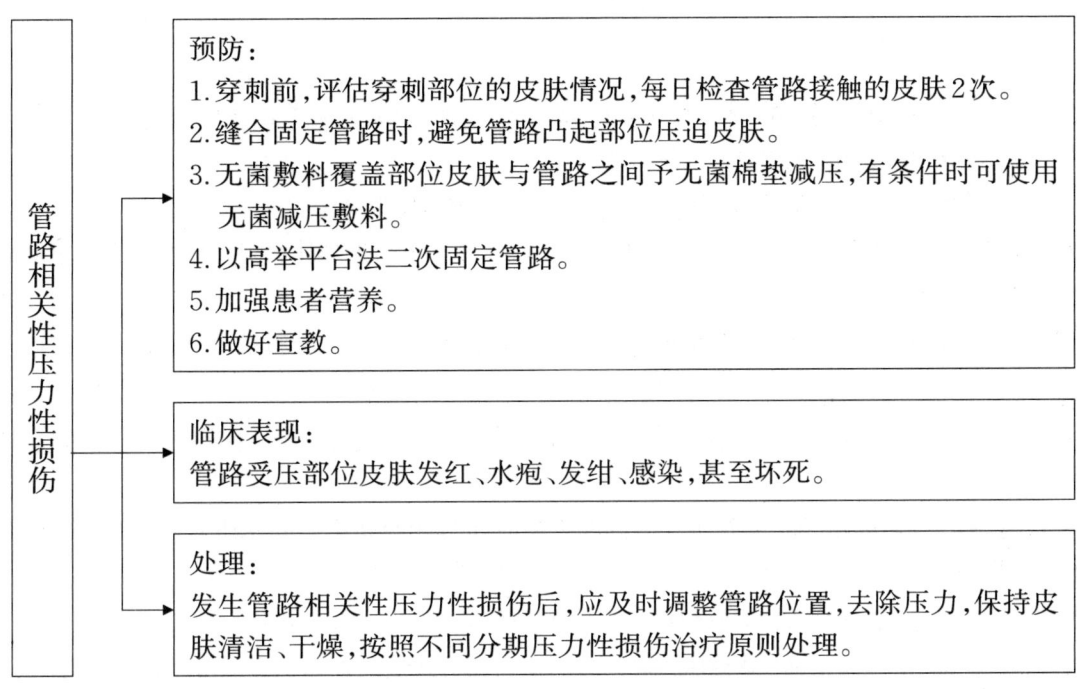

管路相关性压力性损伤
- 预防：
  1. 穿刺前，评估穿刺部位的皮肤情况，每日检查管路接触的皮肤2次。
  2. 缝合固定管路时，避免管路凸起部位压迫皮肤。
  3. 无菌敷料覆盖部位皮肤与管路之间予无菌棉垫减压，有条件时可使用无菌减压敷料。
  4. 以高举平台法二次固定管路。
  5. 加强患者营养。
  6. 做好宣教。

- 临床表现：
  管路受压部位皮肤发红、水疱、发绀、感染，甚至坏死。

- 处理：
  发生管路相关性压力性损伤后，应及时调整管路位置，去除压力，保持皮肤清洁、干燥，按照不同分期压力性损伤治疗原则处理。

参 考 文 献

[1] 李灵艳,王红雨,张艳芳,等.基于德尔菲法的经皮肝穿刺胆道引流术患者自护能力评价指标的构建[J].护理研究,2022,36(20):3716-3720.

[2] 李乐之,路潜.外科护理学[M].6版.北京:人民卫生出版社,2017.

[3] 赵雷雷.持续冲洗加VSD负压吸引对糖尿病足感染的效果与护理体会[J].反射疗法与康复医学,2020,29(3):1-5.

[4] 秦秋霞,汪红姣,杨婷,等.肾造瘘患者带管体验的质性研究[J].全科护理,2022,20(26):3717-3720.

[5] 魏莹莹,徐银铃,周金阳,等.成人胸腔闭式引流护理最佳证据总结及临床应用[J].护理研究,2021,35(12):2190-2194.

[6] 许庆珍,程兰,李从玲,等.胸腔闭式引流液更换时间与胸腔感染的临床研究[J].临床肺科杂志,2021,26(2):182-186.

[7] 冯华.浅谈心包纵隔引流管的观察及护理[J].智慧健康,2020,6(4):61-62.

[8] 赵香凤,黄瑞芬,金泷.Bakri球囊压力对产后出血产妇舒适度及疼痛的影响[J].护理研究,2020,34(18):3333-3335.

[9] 李华英,刘晖,黄赛玉,等.宫腔Bakri球囊填塞与宫腔纱布填塞治疗产后出血疗效和安全性的Meta分析[J].海南医学,2020,31(3):388-394.

[10] NAGINO M,HIRANO S,YOSHITOMI H,et al.胆道肿瘤临床实践指南(英文第三版)[J].中华消化外科杂志,2021,20(4):359-375.

[11] 邵凌杰,李东奇,韩向军,等.腹膜透析管漂管复位中DSA引导的价值[J].介入放射学杂志,2021,30(11):1137-1139.

[12] 刘雪梅,顾玉琴,于红静,等.经皮心包引流管护理的最佳证据总结[J].中华现代护理杂志,2021,27(32):6.

[13] 张勇强,邹灯秀,邓娟,等.改良桡动脉置管术在ICU患者中的应用效果研究[J].中华急危重症护理杂志,2022,3(4):341-344.

[14] 张偌翠,张转运,吕晓凡,等.动脉导管置管患者行血气分析的临床操作规范循证实践[J].国际麻醉学与复苏杂志,2022,43(5):490-495.

[15] 胡琴娜.主动脉内球囊反搏术护理质量评价指标体系的构建[D].湖州:湖州师范学院,2021.

[16] 熊小兰.主动脉内球囊反搏的护理进展研究[J].中外医学研究,2021,19(1):192-194.

[17] 蔡芬芬,王静,王洪俊,等.体外膜肺氧合联合经皮冠脉介入术用于急性心肌梗死伴心脏停搏1例的护理[J].中国乡村医药,2022,29(14):59-60.

[18] 陈子红,郁慧杰,曹伟中,等.疑似与中心静脉压测定相关体外膜肺氧合器集气1例的紧急处置[J].中国乡村医药,2020,27(21):43.

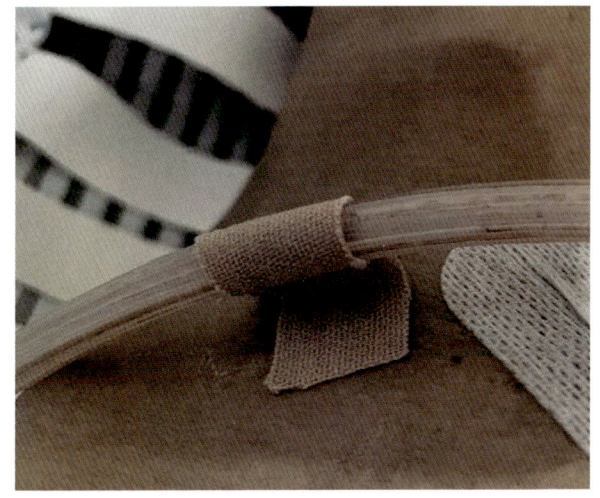

图1-1 以高举平台法固定腹腔引流管

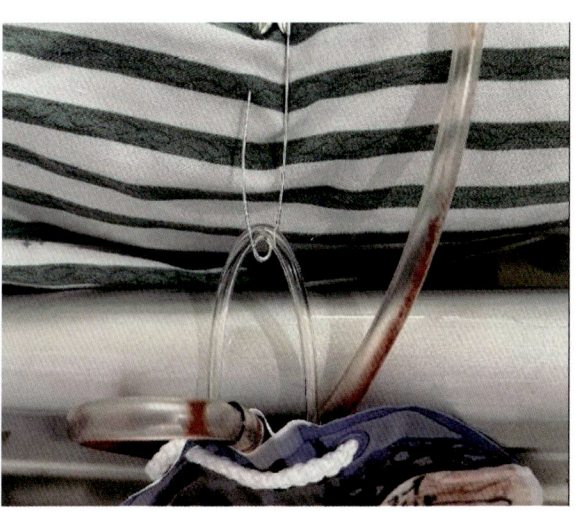

图1-2 以别针固定腹腔引流管

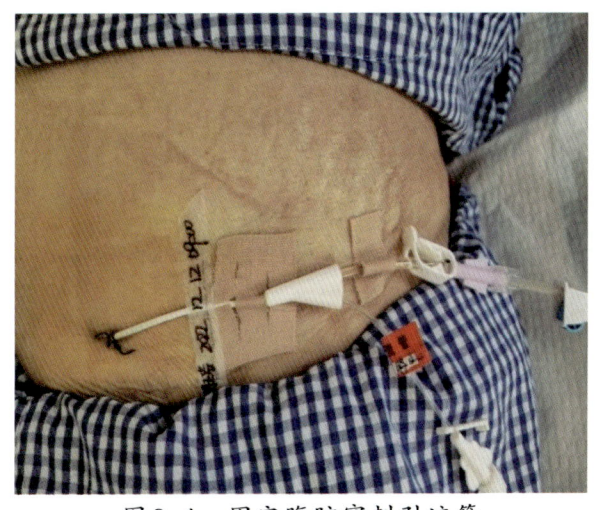

图2-1 固定腹腔穿刺引流管

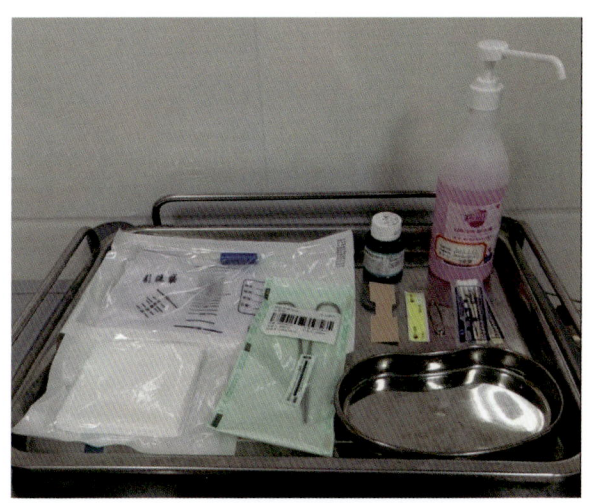

图3-1 准备盆腔引流管用物

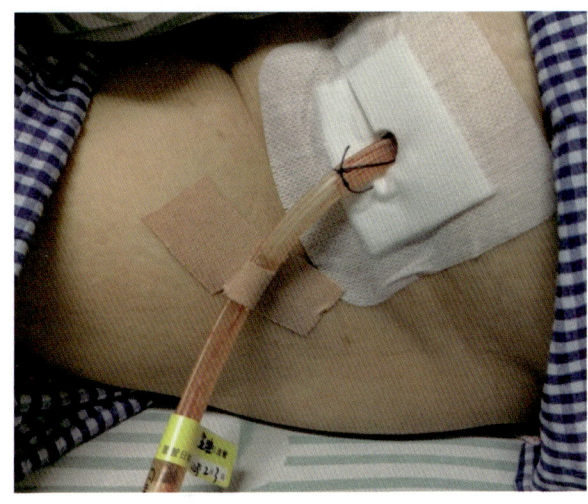

图3-2 固定盆腔引流管

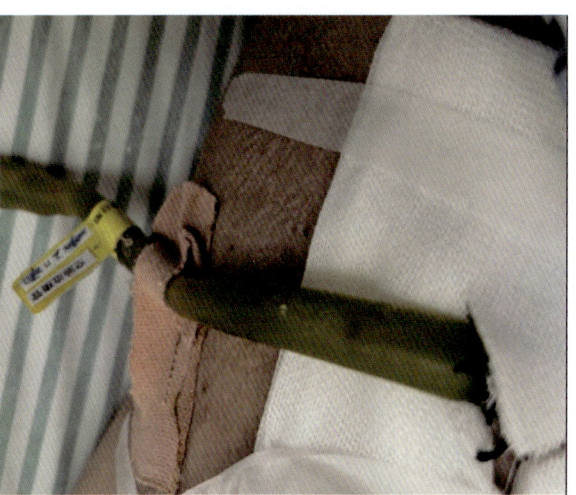

图4-1 固定空肠造瘘管

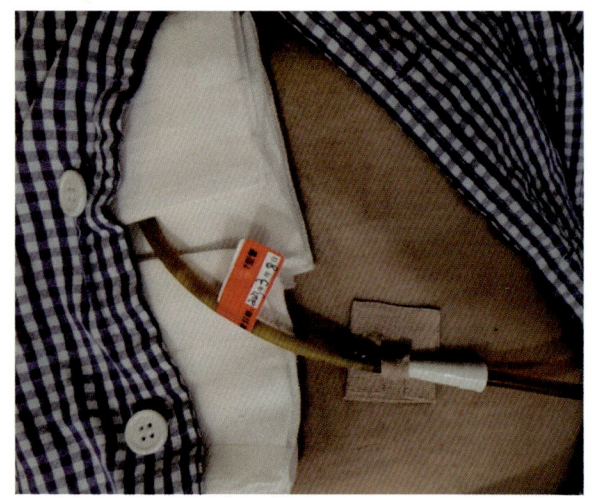

图5-1　固定T形引流管

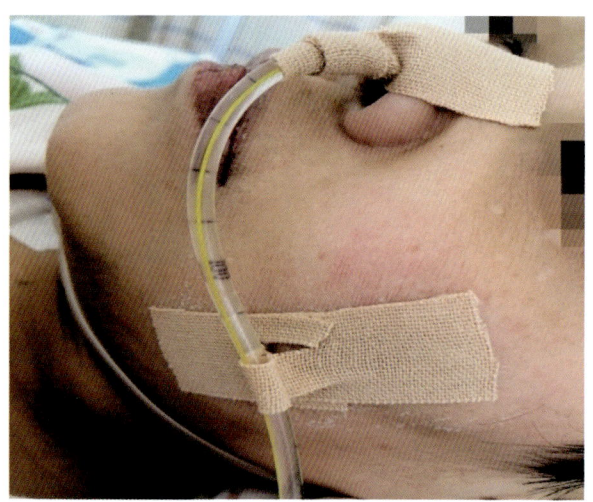

图6-1　固定鼻肠管

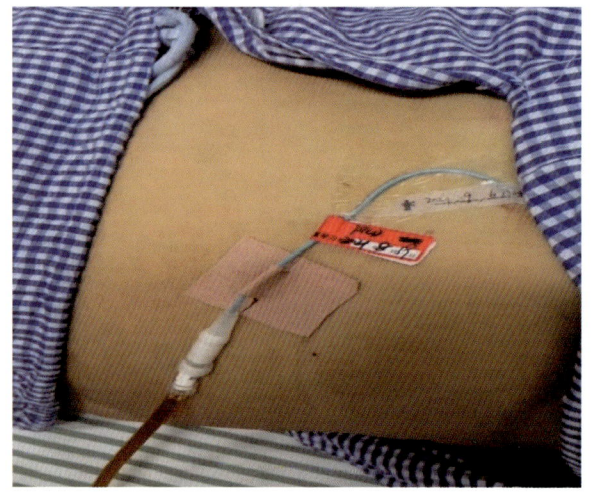

图7-1　固定PTCD引流管

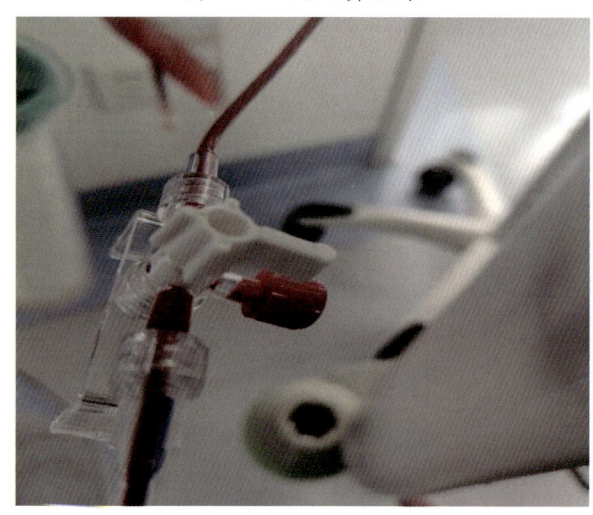

图8-1　脑室引流管三通接头处于打开状态

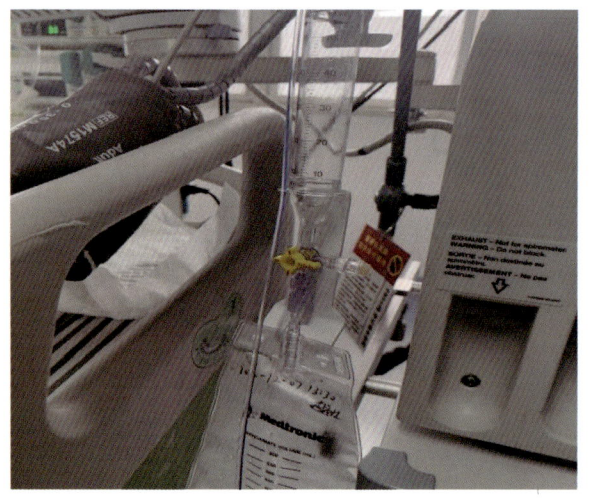

图8-2　脑室引流瓶悬挂高度

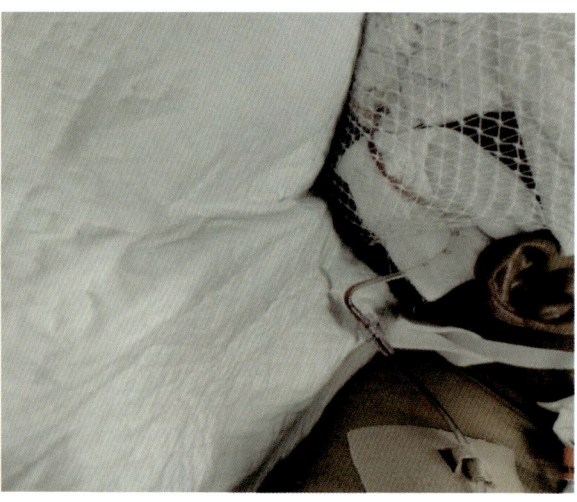

图8-3　二次固定脑室引流管

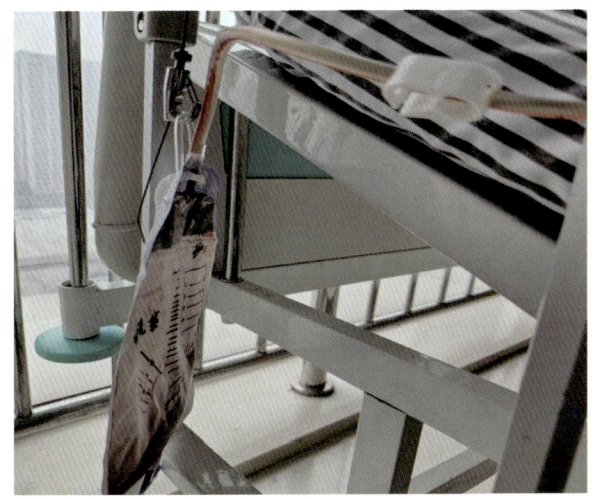

图 9-1　硬膜外引流管放置的位置

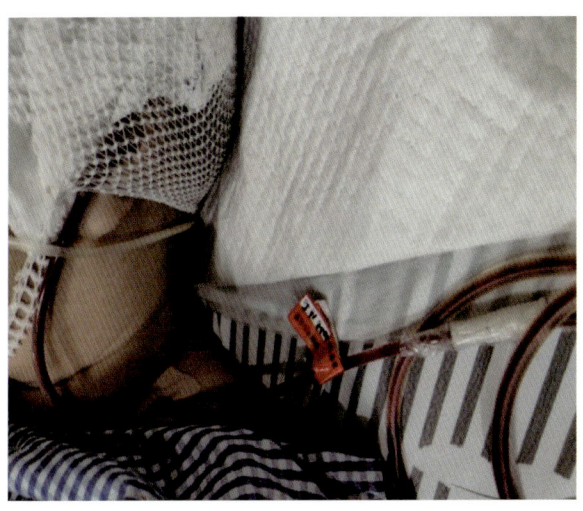

图 9-2　二次固定硬膜外引流管

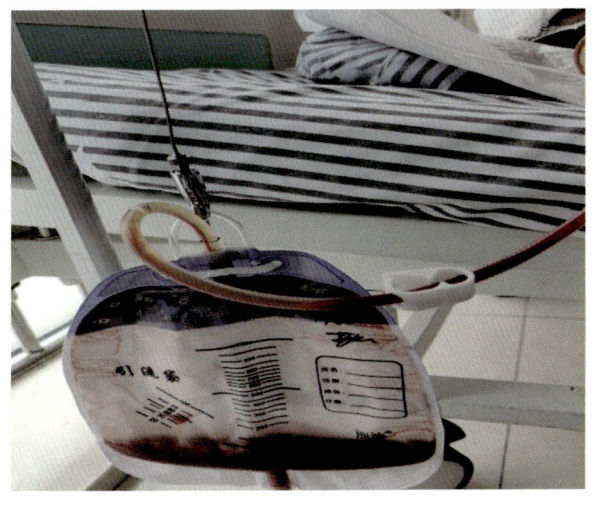

图 10-1　硬膜下引流管放置的位置

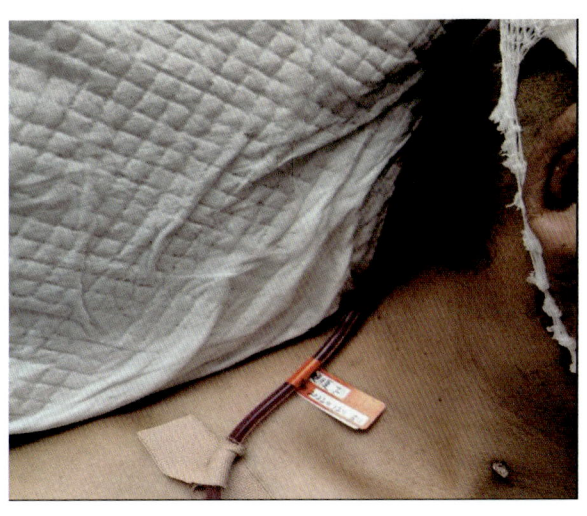

图 10-2　二次固定硬膜下引流管

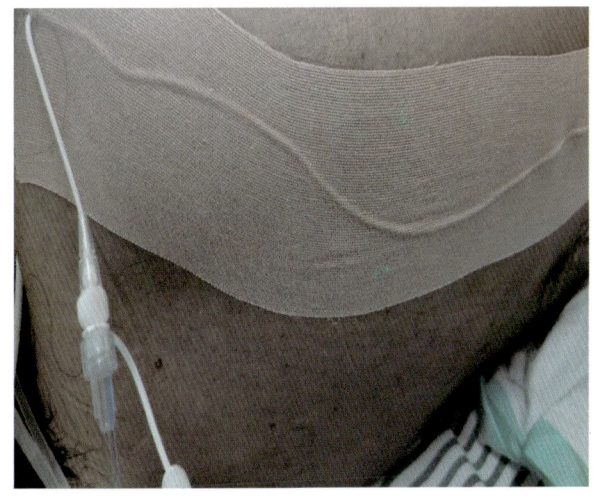

图 11-1　观察腰大池引流管敷料情况

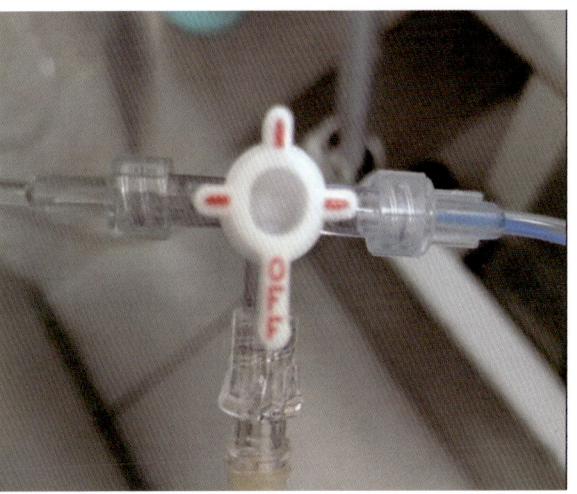

图 11-2　查看腰大池引流管的三通状态

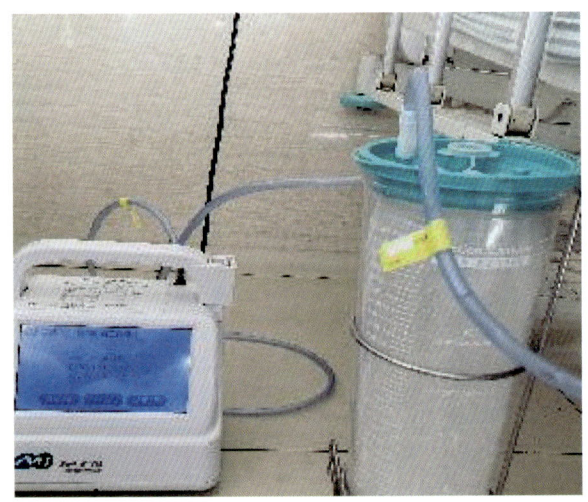

图 12-1　VSD 负压引流装置

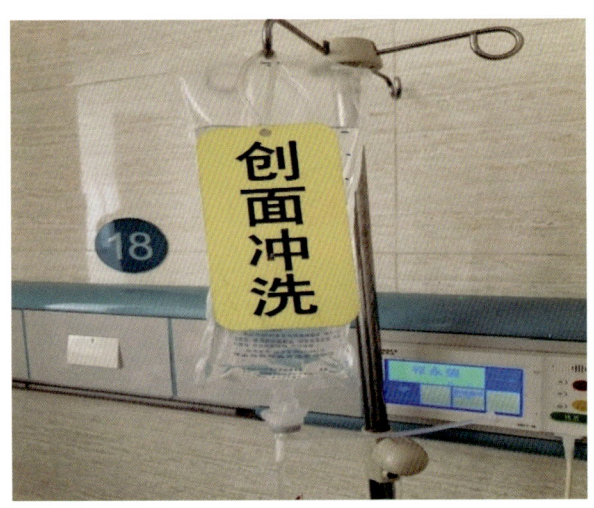

图 12-2　悬挂"创面冲洗"警示牌

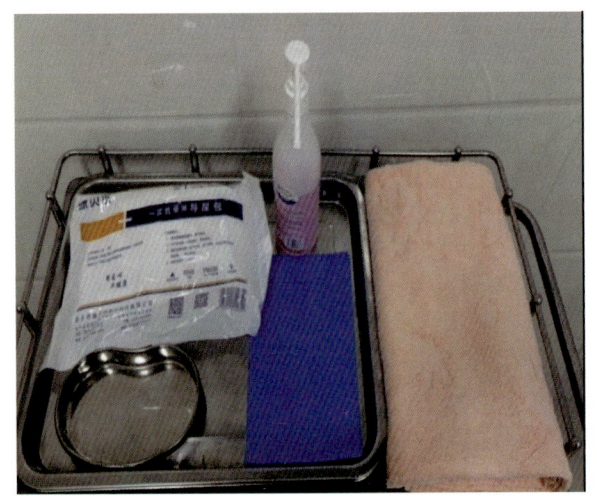

图 13-1　准备导尿管用物

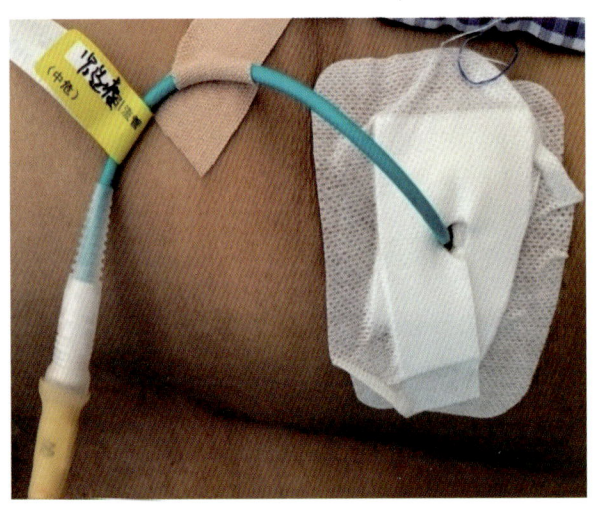

图 14-1　固定肾造瘘管

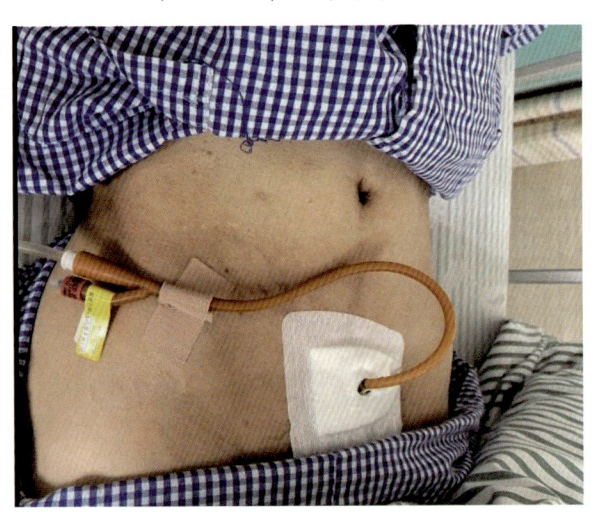

图 15-1　固定膀胱造瘘管

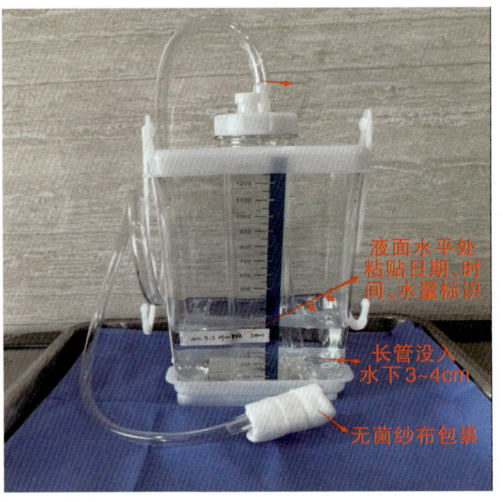

图 16-1　正确连接胸腔闭式引流装置

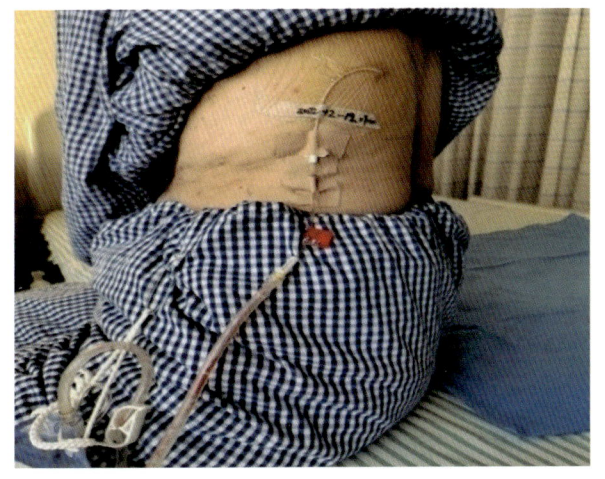

图 17-1　固定胸腔穿刺引流管

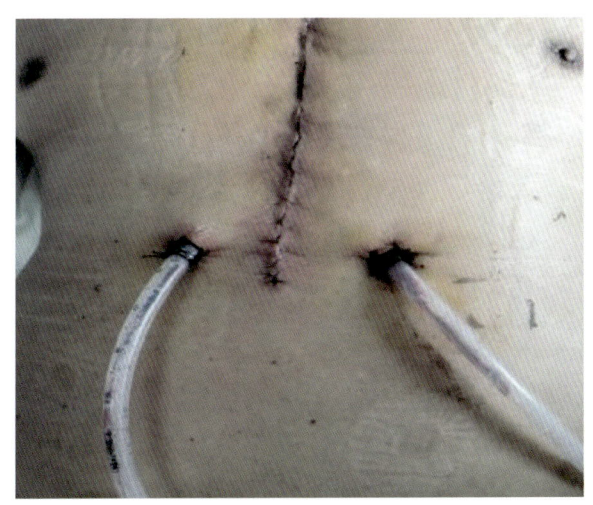

图 18-1　用缝线固定纵隔引流管

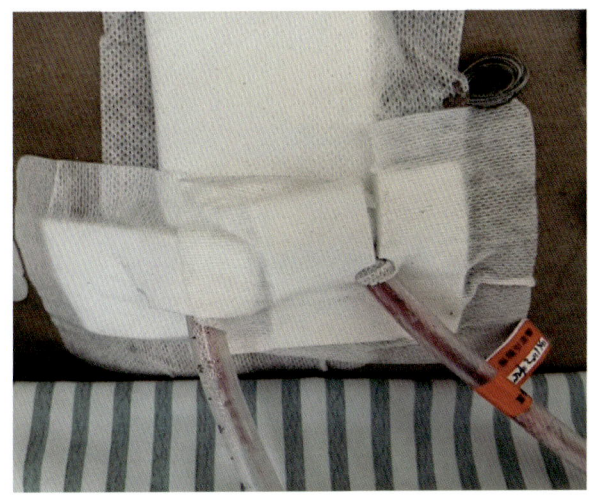

图 18-2　覆盖伤口敷料

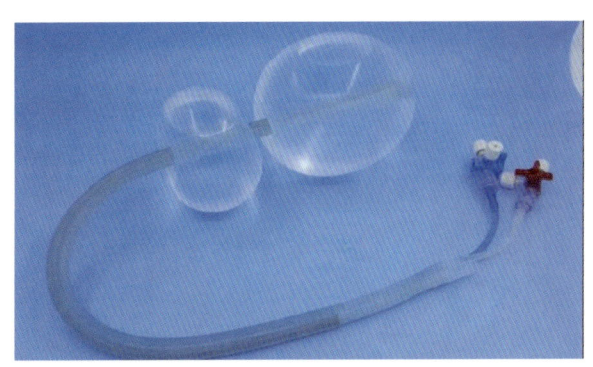

图 19-1　产后止血球囊

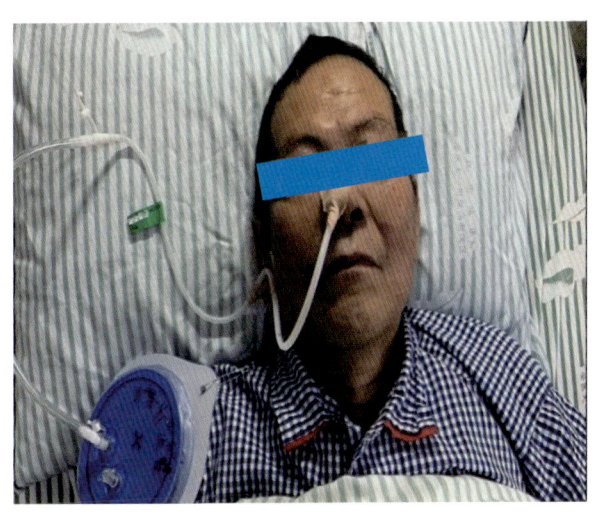

图 20-1　固定胃管

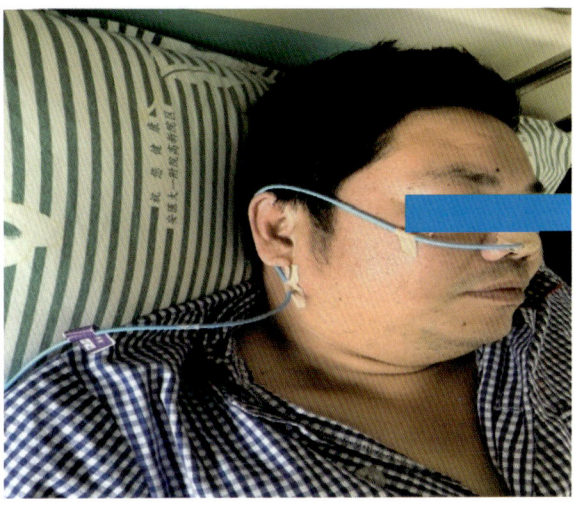

图 21-1　固定鼻胆管（过耳后）

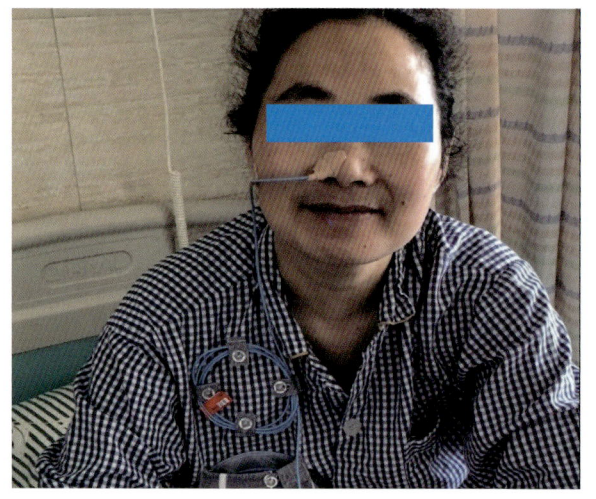

图21-2 固定胸前鼻胆管

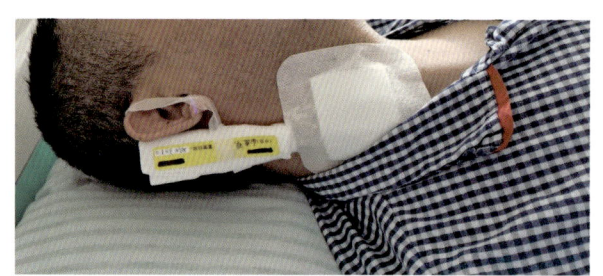

图22-1 包裹透析后管道

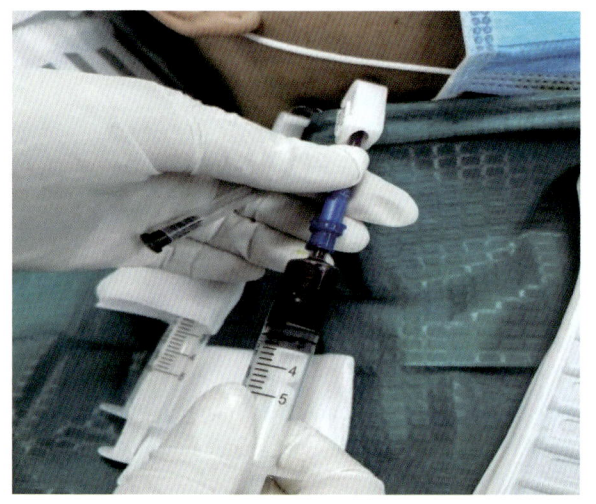

图22-2 颈静脉置管

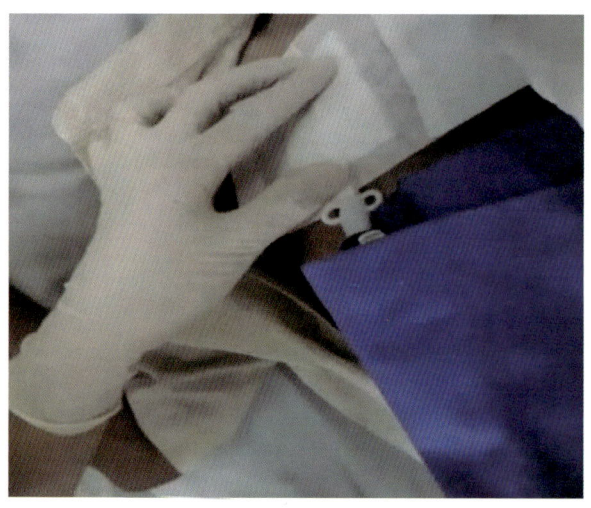

图22-3 血液透析颈静脉置管

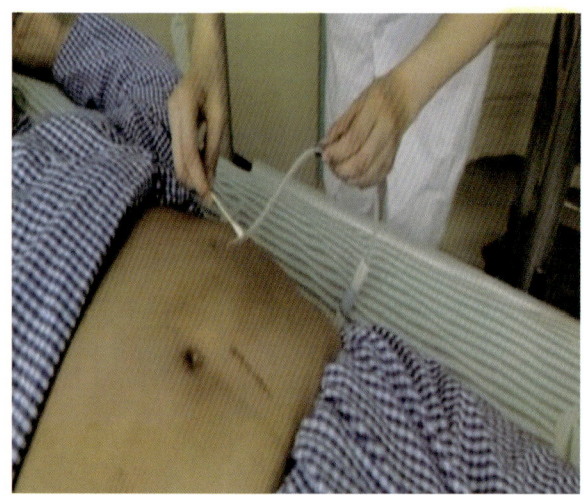

图23-1 腹膜透析管隧道口护理

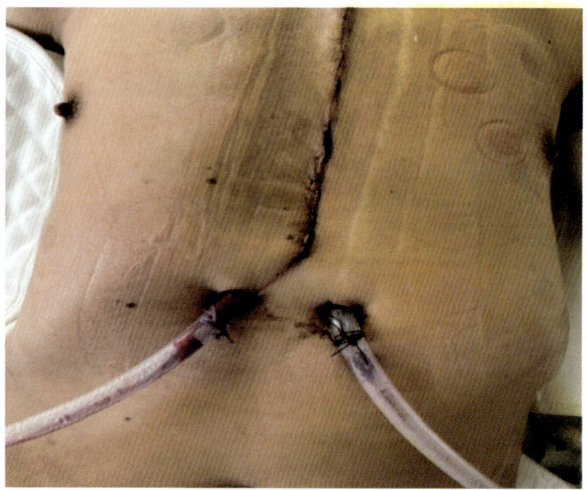

图24-1 用缝线固定心包引流管

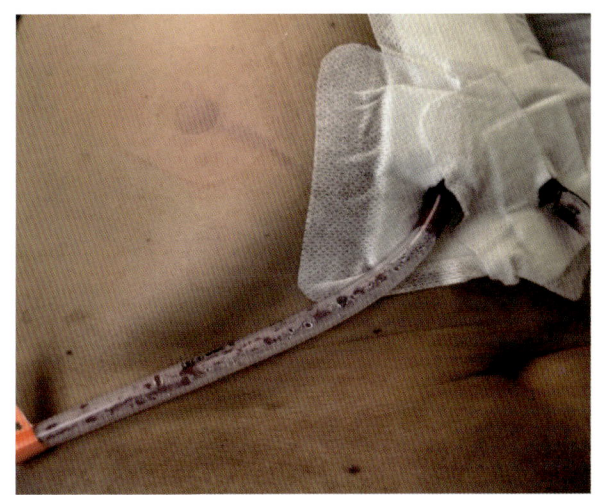

图 24-2　用敷料固定心包引流管

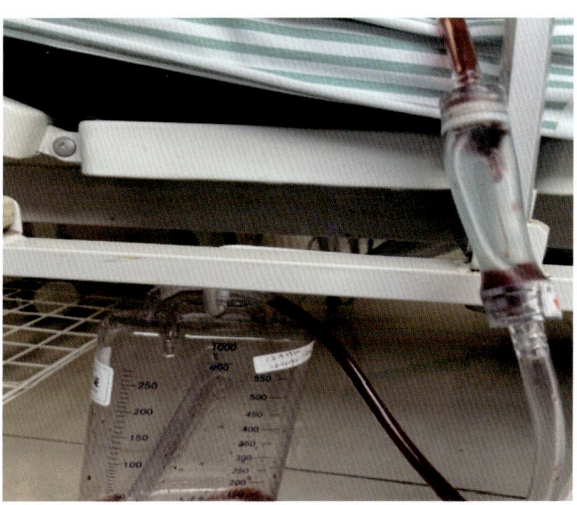

图 24-3　心包引流装置位置

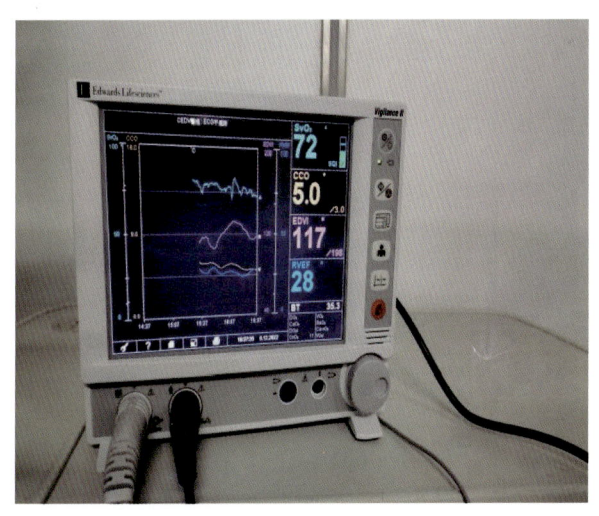

图 25-1　漂浮导管中连接监护仪

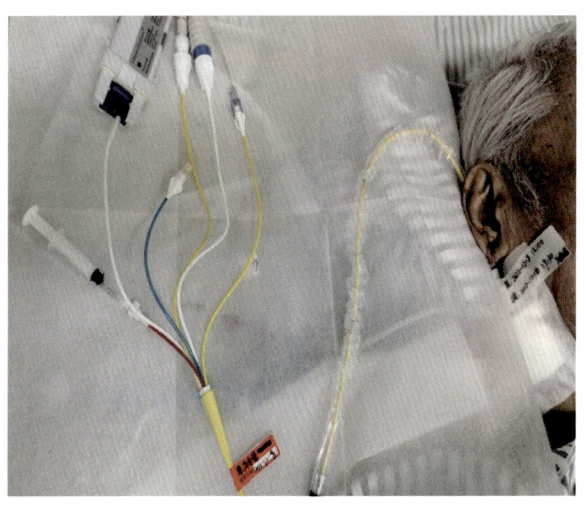

图 25-2　漂浮导管中"压力归零"

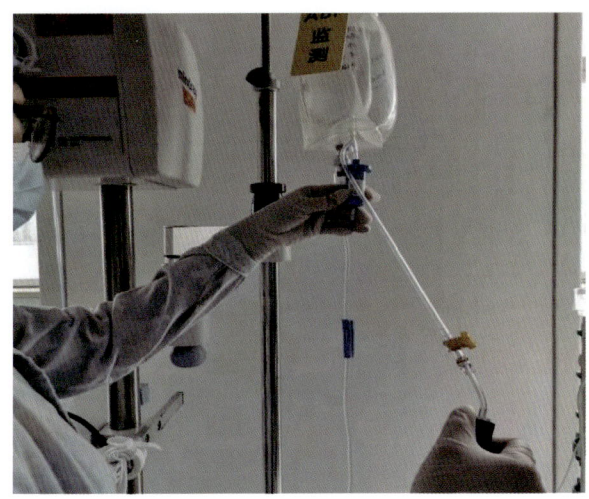

图 26-1　将动脉导管中压力传感器加压至 300 mmHg

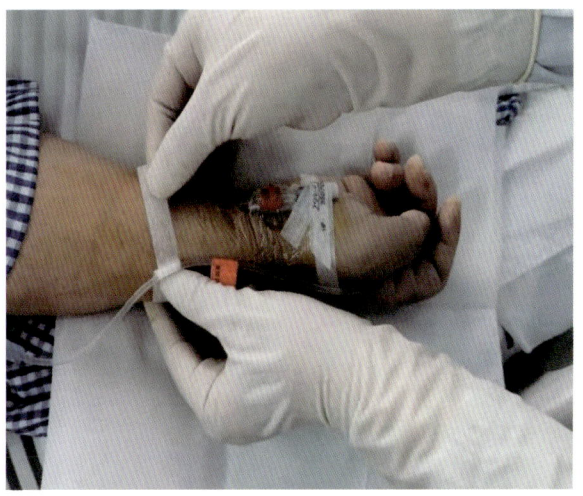

图 26-2　固定动脉置管

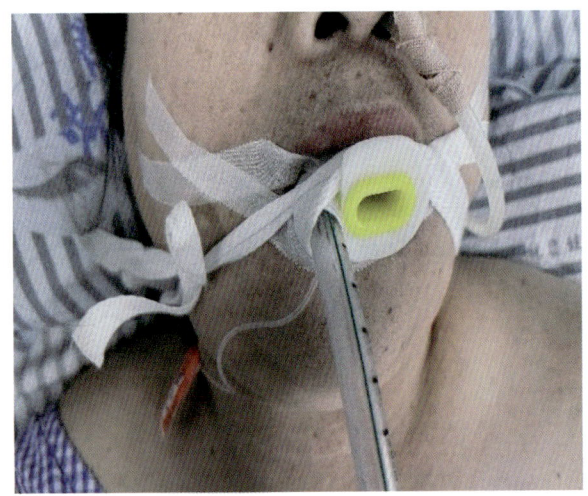

图27-1　固定经口气管插管

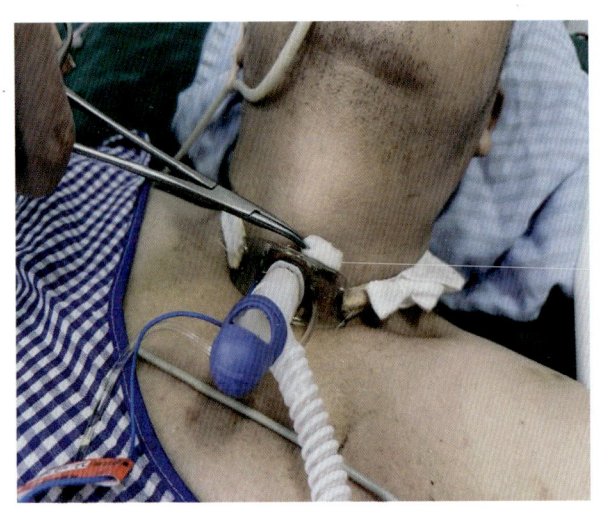

图28-1　消毒气管切开伤口

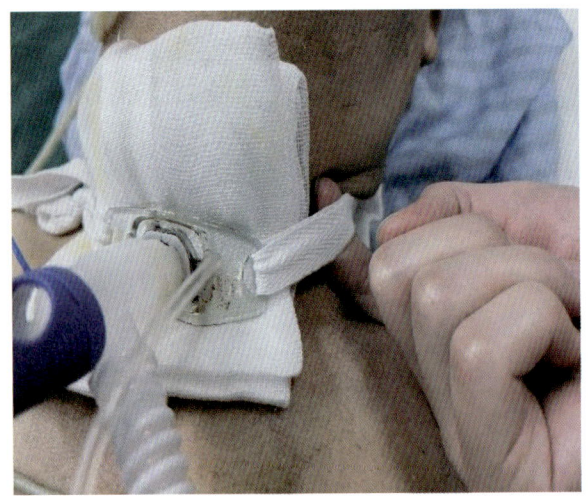

图28-2　固定气管切开寸带

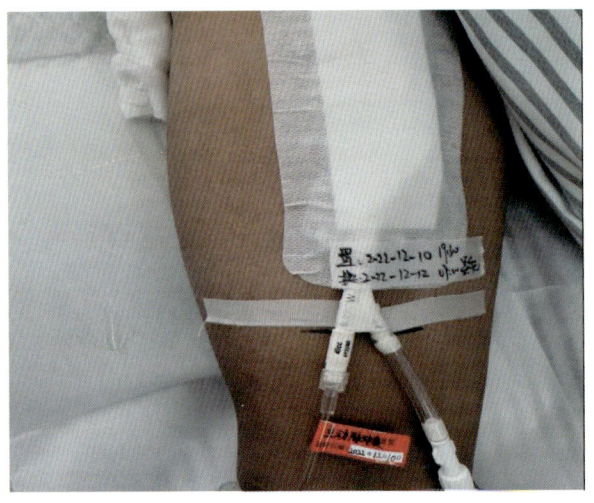

图29-1　固定主动脉球囊反搏（穿刺管路）

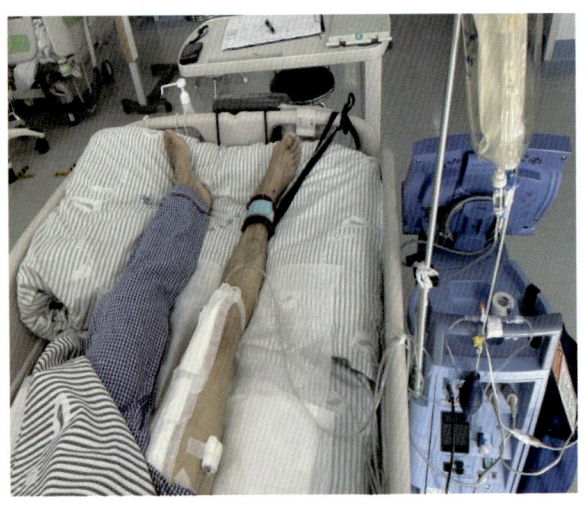

图29-2　保护性约束置管下肢

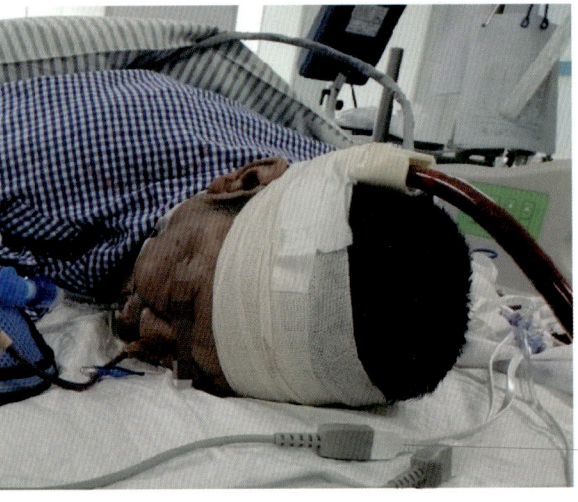

图30-1　二次固定管路